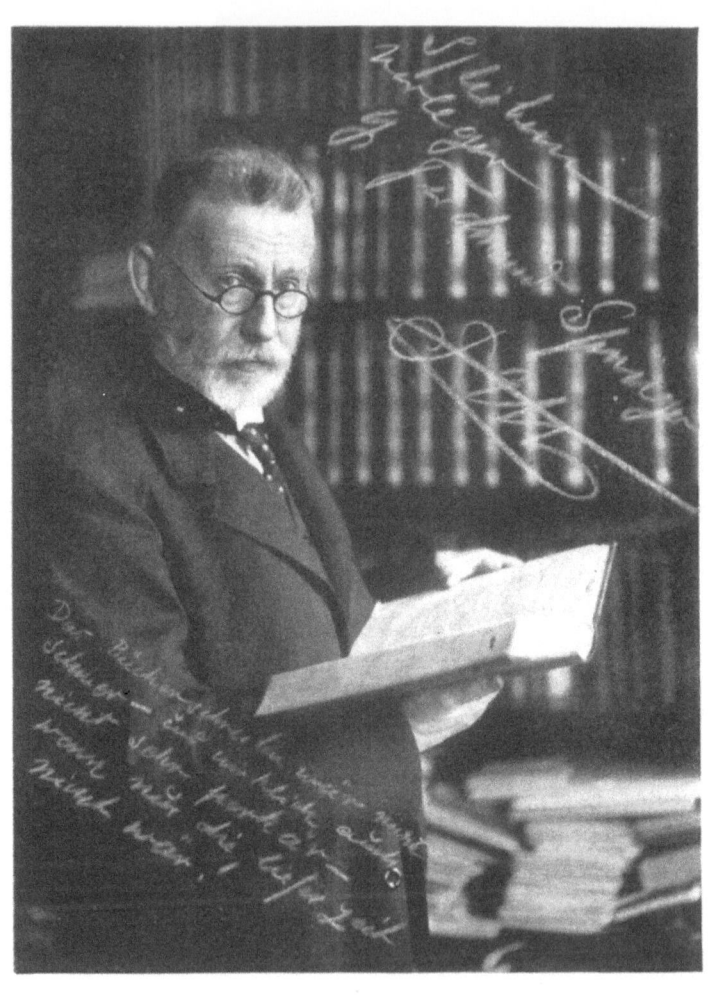

PAUL EHRLICH

VON

MARTHA MARQUARDT

MIT EINER EINLEITUNG VON

SIR HENRY H. DALE
O.M., G.B.E., M.D., F.R.S.

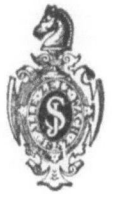

SPRINGER-VERLAG
BERLIN · GÖTTINGEN · HEIDELBERG
1951

ISBN 978-3-642-87799-5   ISBN 978-3-642-87798-8 (eBook)
DOI 10.1007/978-3-642-87798-8

Alle Rechte,
insbesondere das der Übersetzung in fremde Sprachen, vorbehalten.
Copyright 1951 by Springer-Verlag OHG., Berlin/Göttingen/Heidelberg.

Reprint of the original edition 1951

DEN MANEN
PAUL EHRLICHS

VORWORT

Dieses Buch ist gedacht als eine Erweiterung meiner ersten kurzen Schilderung „Paul Ehrlich als Mensch und Arbeiter", die zum 70. Geburtstage Ehrlichs, 14. März 1924, bei der Deutschen Verlagsanstalt Stuttgart erschienen war und von der nur noch wenig Exemplare in meinem Besitz sind. Ein großer Teil wurde während des nazistischen Regimes vernichtet. In dieser ersten Ausgabe hatte ich mich darauf beschränkt, die persönlichen Erinnerungen aus jenen dreizehn Jahren, (1902—1915), in denen es mir vergönnt war, für diesen großen Menschen und wissenschaftlichen Forscher zu arbeiten, niederzuschreiben. Ich habe das, was mir geeignet erschien, daraus in dieses Buch übernommen.

In all den Jahren seitdem ist das Interesse an diesem erstaunlichen Menschen- und Forscherschicksal wachgeblieben und hat sich vertieft. Aus kleinen Mitteilungen der Familie Paul Ehrlichs, aus Briefen oder Äußerungen seiner alten Freunde, aus vielen seiner eigenen Aussprüche, die mir wieder in Erinnerung kamen oder für die sich Niederschriften von ihm selbst fanden, aus seinen veröffentlichten Arbeiten ist ein mehr abgerundetes Bild entstanden über diesen eigenartigen Menschen, das zwar keineswegs Anspruch auf eine biographische Darstellung im strengen Sinne erheben kann und soll, doch aber unendlich viel fesselnde Einzelheiten aus seinem Leben wiedergibt, die — wie ich hoffe — manchen Leser interessieren, ihm ermöglichen, den einzelnen Etappen dieses reichen Lebens aus der Nähe zu folgen und ihm zeigen werden, wie Paul Ehrlich wirkte und arbeitete und zu der großen Erfindung seines Syphilis-Heilmittels „606" gelangte, die ihn in der ganzen Welt auf eine so bedeutende Höhe des Ruhmes stellte.

Als ich im Dezember 1946 ein paar Wochen in Frankfurt war, fand ich in seinen Instituten in der Paul-Ehrlich-Straße noch einige der früheren Angestellten an ihren Plätzen und war aufs tiefste gerührt zu sehen, welche Freude es bei ihnen auslöste, über die alten Zeiten und den unvergeßlichen und unvergessenen Meister, dem sie alle in treuer Erinnerung anhingen, zu sprechen. Alle halfen mir mit großer Bereitwilligkeit, in den Ecken und Winkeln des teilweise durch Bomben zerstörten Instituts nach Publikationen Ehrlichs, die ich brauchte, und nach kleinen Erinnerungsgegenständen herumzusuchen, die von historischem Wert sind.

Mein neues Buch konnte infolge der Kriegsereignisse im Jahr 1940 nicht erscheinen, wie es geplant war. Waffengetöse, Krieg und Vernichtung haben in den folgenden Jahren die Welt überzogen, Ausblutung aller Länder Europas bis zur Erschöpfung ist die Folge, und in der Trauer über so unerhörte Zerstörungen von Menschenleben und allem, was den Menschen wert und teuer ist, war kein Raum zu stillem, dankbarem Gedenken an einen einzelnen Menschen, selbst wenn er so Besonderes geleistet hat wie Paul Ehrlich.

Paul Ehrlichs ganzes Leben war Kampf, ein ständiges Ringen um den Fortschritt der Wissenschaft zum Heil des Menschen. Kampf und Arbeit voll ungeheurem, nie erlahmendem Optimismus, mit immer höher gesteckten Zielen, und getragen von unerschütterlichem Glauben an diesen Fortschritt. Er hätte der Welt noch viel mehr geben können, seine Zeit war noch nicht erfüllt, als er, erst 61 Jahre alt, die Augen schloß. Aber er hatte unter unerhörter Nichtachtung aller Naturgesetze seine physischen Kräfte überspannt, seine Kerze an beiden Enden zugleich verbrannt, alles in dem niemals versagenden Bemühen und mit dem Ziel, daß der Mensch glücklicher sein solle, als er bisher war. Sein Bild steht leuchtend in der Erinnerung aller, die ihn gekannt haben, und wird nie verlöschen.

>   Das Vergangene kehrt nicht wieder,
>   Aber ging es leuchtend nieder
>   Leuchtet's lange noch zurück.

. . . . .

Dem am 31. März 1947 leider verstorbenen Sir Almroth E. Wright, Direktor des Inoculation Department, St. Mary's Hospital, Paddington, London, dem treuen Freunde Paul Ehrlichs seit mehr als fünfzig Jahren, bin ich zu tiefstem Danke verpflichtet, daß er mir ermöglichte, nach London zu kommen und hier mein Werk über Paul Ehrlich zu vollenden.

Ich verdanke ihm und ebenso Sir Henry H. Dale, dem Vorsitzenden des Wellcome Trust, London, den mit Wright und Ehrlich jahrzehntelange Freundschaft verband, alle Ermunterung und Hilfe, die für meine schwierige Aufgabe erforderlich waren und für die ich von ganzen Herzen dankbar bin.

London, 1951

MARTHA MARQUARDT

INHALTSVERZEICHNIS

ERSTER ABSCHNITT
VON STREHLEN BIS STEGLITZ

I. ELTERNHAUS UND JUGEND 1
Die Familie. Ererbte Charaktereigenschaften. Frühes Interesse für Chemie und Latein. Schulzeit und Gymnasium. Schlesiens Geschichte. Ferienzeiten. Der deutsche Aufsatz. Das Abitur. Abneigung gegen Schulprüfungen.

II. AUF DER UNIVERSITÄT 12
Vorlesungen enttäuschend. Beginnt eigene Färbeversuche. Ermunterung durch seinen Lehrer Prof. Waldeyer. Erste Begegnung mit Robert Koch, als dieser die Universität Breslau besucht. Promotion in Leipzig. Ehrlichs Inauguraldissertation.

III. IN DER BERLINER CHARITÉ 17
Primitive Laboratoriums-Ausstattung. Prof. von Frerichs ermutigt Ehrlichs Forschungen. Ehrlich schon starker Raucher. Verheiratung mit Hedwig Pinkus. Das Sauerstoffbedürfnis des Organismus. Robert Koch entdeckt Tuberkelbazillus. Ehrlich arbeitet Färbungsmethode aus für Tbc. Zusammenarbeit mit Koch beginnt. Tod von Frerichs — für Ehrlich schwerer Schlag. Infiziert mit Tuberkulose. Geht nach Ägypten.

IV. ZUSAMMENARBEIT MIT ROBERT KOCH UND EMIL VON BEHRING 26
Nach zwei Jahren kommt Ehrlich geheilt nach Berlin zurück. Arbeit mit Koch. Mitarbeit in Behrings Diphtherie-Antitoxinforschung. Zerbrochene Freundschaft. Ehrlichs späterer Bericht über die Geschichte der Beziehungen zu Behring und Enttäuschung.

V. DAS INSTITUT IN STEGLITZ 36
Ehrlich zum Direktor des „Staatsinstituts für Serumforschung und Serumprüfung" ernannt. Sehr primitive Ausstattung und beschränkte Mittel, aber Ehrlich ist glücklich. Zwei Jahre später Gründung des viel größeren Instituts in Frankfurt a. M. und Ehrlich als Direktor.

ZWEITER ABSCHNITT
IN FRANKFURT AM MAIN

VI. DAS „SERUM-INSTITUT"... 42
Königlich Preußisches Institut für experimentelle Therapie. Ehrlichs laufende Tagesarbeit zu Hause und im Institut. Das Faktotum Kadercit. Ehrlichs „Blöcke" — handgeschriebene Aufgabekarten. Die Lohndroschke. Die „Röllchen". Leierkastenmusik. Verschwenderischer Raucher.

VII. VON „SEITENKETTEN" GANZ ERFÜLLT   56
   Besuche des Regierungsvertreters. Ehrlich beschreibt und erklärt seine „Seitenkettentheorie". „Doktor Phantasus". Ehrlich diktiert seiner Sekretärin.

VIII. EIN ABEND ZU HAUSE   66
   Eine Belohnung für den Droschkenkutscher. Musik nach dem Abendessen. Andere Ablenkungen: Detektivromane, Patiencen, mathematische Probleme. Ehrlichs gutes Gedächtnis. Seine scheinbare Zerstreutheit nur Zeichen seiner starken Konzentration. Neue Ideen bei den Klängen lebhafter Musik.

IX. „SEITENKETTEN" UND „ZAUBERKUGELN"   73
   Eine Reise nach Berlin. Unterhaltung im Eisenbahnzug: Erklärung der „Seitenketten". Sitzung in der Gesellschaft für innere Medizin in Berlin. Ehrlich widerlegt seinen Gegner Dr. Gruber. Rückfahrt nach Frankfurt mit Freunden. Eisenbahnschaffner macht Vorhaltungen über zu laute Unterhaltung. Beinamen für Freunde und drastische Bezeichnungen für Widersacher. Erklärung der „Zauberkugeln".

X. „STARKE REIZE" UND ABLENKUNGEN   80
   Ehrlichs Zigarren. Vorliebe für leuchtende Farben und starkduftende Blumen. Große Verehrung für Sherlock Holmes. Stichworte, chemische Formeln und Randbemerkungen in allen Büchern und Publikationen. Geliehene Bücher werden vergessen. Viele Bücher bestellt und gelesen. „Diagonal lesen". „Affinität" und richtige Auswahl der Lektüre. Beispiele völliger Abgekehrtheit — „absent mindedness" — und Konzentration. Ehrlichs unleserliche Handschrift.

XI. VORTRÄGE UND PUBLIKATIONEN   92
   Ehrlichs Abneigung gegen Feiertage und Ferien. Vorlesungen in England und Amerika. Ehrlich und fremde Sprachen. Vorlesungen und Publikationen werden erst in zwölfter Stunde präpariert. Ehrlichs Ansichten über Erziehung und Schule. Persönliche, liebenswürdige Note in allen seinen Briefen. Von größter Güte und Rücksicht gegen alle. Seine Sammlung seltener chemischer Präparate. Großzügigkeit in wissenschaftlichen Fragen. Ehrlichs Institute ein „wissenschaftliches Mekka".

DRITTER ABSCHNITT

DIE CHEMOTHERAPIE

XII. UNTERSCHIED ZWISCHEN „SERUMTHERAPIE" UND „CHEMOTHERAPIE"   102
   „Dosis curativa" und „Dosis tolerata". „Parasitotropie" und „Organotropie". Das Trypanrot, erster Erfolg in Chemotherapie. Dr. Shiga. Dr. Franke.

XIII. DAS GEORG-SPEYER-HAUS 113
    Wird gebaut und eröffnet. Ehrlichs Arbeitsmethode in seinen beiden Instituten. Sein Verhalten gegen Assistenten und Angestellte. Dr. Bendas Beschreibung von Ehrlichs Laboratorium. Große Anforderungen und Anspruchslosigkeit. Die Zeit wird vergessen über dem Arbeiten. Diktate und Experimente häufig durch neue Ideen unterbrochen.

XIV. DIE ATOXYLFORMEL 126
    Großer Fortschritt trotz Schwierigkeiten. Ehrlich beweist Béchamps Theorie der chemischen Konstitution des Atoxyls als falsch. Widerstand seiner Assistenten. Ehrlich bleibt fest und stellt mit Dr. Bertheims Hilfe Arsacetin und Arsenophenylglyzin her. Ehrlich findet „606", doch durch Nachlässigkeit eines biologischen Assistenten versagt es im Tierversuch und wird beiseite gelegt. Professor Hoffmann, Entdecker der Syphilisspirochaete, besucht Ehrlich. Ehrlich spricht über die „therapia sterilisans magna". Die Seitenkettentheorie in Chemotherapie. Ehrlich dekretiert Darstellung aller Präparate unter Sauerstoffausschaltung zur Vermeidung von Oxydation. Weitere Widerstände.

XV. WENIG ZEIT FÜR ZERSTREUUNGEN — DER NOBELPREIS 140
    Ehrlich großer Tierfreund und Sinn für Kleinnatur. Humorvolle Einstellung; liebt Scherze und Neckereien. Wenig Interesse für Religion und Politik. Besuch in Stockholm und Vortrag vor dem Nobel-Komitee. Ungezwungene Feier — Kommersabend — in Frankfurt.

XVI. DAS „606" 145
    Das Leben, die Arbeit geht weiter. Dr. Hata kommt aus Tokio und beginnt Syphilis-Heilversuche an langen Tierreihen. Ausprobierung aller älteren und neuen Präparate. — Fehler einer Laboratoriumsassistentin mit einer toten Maus und Ehrlichs Güte ihr gegenüber. — Hata berichtet nach ersten Versuchen, daß „606" allen anderen überlegen. Ehrlich sehr erfreut und erregt, aber ungläubig, weil früherer Assistent behauptet hatte, es sei wirkungslos. Fordert Wiederholung der Versuche an Tieren. Dr. Frankes Affe.

    DR. HATAS UNERMÜDLICHE TIERVERSUCHE ... 153
    Und nun...wirkt es doch!
    Berichte aus großen Krankenhäusern über Heilversuche an Patienten bestätigen die Wirkung im Tierversuch, und Ehrlich ist schließlich überzeugt von der überragenden Wirkung von 606. Er ist nun bereit, seine Erfindung der Welt bekannt zu geben.

VIERTER ABSCHNITT
DIE SALVARSANPERIODE

XVII. AUF DEM KONGRESS FÜR INNERE MEDIZIN IN WIESBADEN, 19. APRIL 1910, ... 157
berichtet Ehrlich über seine Erfindung, Hata über die Tierversuche und Dr. Schreiber, Magdeburg, über seine klinischen Erfolge. In der ganzen Welt Begeisterung und Widerhall. Viele Kongreßbesucher kommen nach Frankfurt, Ehrlich um das Präparat bestürmend, andere folgen, veranlaßt durch die Zeitungsberichte. Provisorisch wird Kleinfabrikation von 606 im Speyerhaus eingerichtet, aber hergestellte Mengen ungenügend für den großen Bedarf. 606 wird Salvarsan genannt. Ungeheure Arbeitserfordernisse. Ehrlich überwacht alles. Ehrlich fast zu generös, versucht allen zu helfen, die kommen und bitten.

XVIII. SALVARSAN — NEBENERSCHEINUNGEN UND IHRE URSACHEN 168
Vor kaum zu lösenden Schwierigkeiten und weiteren internen Widerständen. Veranlaßt durch Oxydation der Salvarsanlösungen und Ungeschicklichkeit bei der intramuskulären Injektion, entstehen bei Patienten nicht selten Nekrosen an der Einstichstelle. Gefahr von Infektion durch Verunreinigungen im destillierten Wasser der Apotheken. Ehrlich versendet an alle Salvarsanbehandler genaue Vorschriften für Lösung und Injektion von 606. Zahllose Artikel über Ehrlich und Salvarsan in allen medizinischen Zeitschriften und Tageszeitungen.

XIX. KONGRESS DER NATURFORSCHER UND ÄRZTE IN KÖNIGSBERG, SEPTEMBER 1910. 174
Ehrlich besucht das Stettiner Krankenhaus auf seinem Wege nach Königsberg. Vom Königsberger Kongreß durch einen übereifrigen Türhüter fast ausgeschlossen, aber bald mit Begeisterung von den Kongreßteilnehmern begrüßt.
EHRLICH ERZWINGT DIE INTRAVENÖSE INJEKTION 176
Weitere Aufregungen mit Salvarsan. Ein Fall von Ertaubung — ,,Neurorezidiv" — veranlaßt durch zu kleine Dosis 606. Ehrlich unermüdlich Tag und Nacht. Fabriktorische Herstellung von Salvarsan beginnt. Weitere neue chemotherapeutische Theorien.

XX. EHRLICH MIT SEINEN ENKELKINDERN 184
Freundliche Familienbilder. ,,Chemische" Versuche früh am Morgen. Der Wetterfrosch. Tee auf der Terrasse. Fütterung der Vögel. Reime, Märchen und der Zauberer mit grünem Haar.

XXI. WEITERE FESTSTELLUNGEN ÜBER SYPHILIS 191
Viele Heilungen bei Syphilis mit 606 berichtet. Gelegentlich schlechte Nachrichten. Ein hartnäckiger Besucher. Neosalvarsan wird ausgearbeitet und eingeführt.

Ehrlichs große Bescheidenheit. Professor Noguchi aus
New York demonstriert in Frankfurt a. M. den Nachweis
von Syphilisspirochäten im Gehirn und der Rückenmarks-
flüssigkeit von Paralytikern und Tabikern. Er preist
Ehrlichs Genius.

XXII. DER SECHZIGSTE GEBURTSTAG 200
Gratulationen aus aller Welt. Kleine Feier in Ehrlichs
Haus. Stiftung seiner Mitarbeiter und Freunde von Anbau
zum Institut mit Laboratorium und Arbeitszimmer für
Ehrlich. Jugenderinnerungen.

XXIII. EHRUNGEN UND AUSZEICHNUNGEN 204
Ehrenmitgliedschaften und andere Auszeichnungen. Die
frühere Sandhofstraße, die an den Instituten vorbeiführt,
wird ihm zu Ehren ,,Paul Ehrlich Straße" genannt, und er
erhält die Ehrenbürgerschaft der Stadt Frankfurt a. M.
Die Preußische Regierung ernennt ihn zum Wirklichen
Geheimen Rat mit dem Titel Excellenz. — Ein Besuch
von Emil Fischer. Dankbezeugung von geheilten Patienten.

FÜNFTER ABSCHNITT
DEM ENDE ZU

XXIV. VERLEUMDUNG UND SCHMÄHUNG 208
Ehrlich ist verärgert über alle übertriebenen Zeitungsberichte, Lobpreisungen wie unverantwortliche Anfeindungen. Warum manche Ärzte sich feindlich gegen 606
verhalten. Naturapostel Waßmann veröffentlicht heftige
Angriffe gegen Ehrlich und 606 in seinem kleinen Frankfurter Lokalblatt ,,Die Wahrheit". Gerichtliche Schritte
des Frankfurter Krankenhauses.

XXV. DAS LETZTE LEBENSJAHR 212
Ehrlich sehr ermattet und kampfmüde. Durch Kriegsausbruch 1914 sehr niedergedrückt. Mancherlei Ände-
rungen im Institut durch den Krieg. Ehrlichs Anschauungen über Desinfektion. Seine Gesundheit sehr ver-
schlechtert. Über den Reichtum der Ideen Ehrlichs, die
aus Zeitmangel niemals entwickelt werden konnten. Ein
leichter Schlaganfall. Wachsende Depression und Müdig-
keit. Das letzte Krankheitsstadium. Ehrlichs Beispiel für
die Nachwelt.

ANHANG 224
PERSONALDATEN 224
DOCTORATE HONORIS CAUSA 225
EHRENBÜRGER 225
EHRENPREISE 226
ORDEN UND EHRENZEICHEN 226
EHRENMITGLIEDSCHAFTEN, MITGLIEDSCHAFTEN 226

EINLEITUNG

Paul Ehrlich starb 1915, im zweiten Jahr des ersten Weltkrieges. Es mag seltsam erscheinen, daß wir bis jetzt noch keine ausführliche und gut dokumentierte Biographie dieses Mannes haben, dessen Ideen und Werke so viel bedeuten für die medizinische Wissenschaft und durch diese Wissenschaft für die Menschheit. Denn ich glaube nicht, es kann irgendein Zweifel darüber bestehen, daß es gerade Ehrlichs Denkweise und die von ihm vertretene wissenschaftliche Richtung war, welche er der Forschung erschloß, die den Anstoß gab für die rapide, fast revolutionäre Umwälzung auf dem Gebiet der präventiven und kurativen Behandlung von Infektionskrankheiten, eine Umwälzung, die selbst in einem Zeitalter eines so großen allgemeinen Fortschrittes auf wissenschaftlichem Gebiet, als eine der hervorragendsten Errungenschaften in dem jetzt zu Ende gegangenen halben Jahrhundert zu werten ist.

In der weiten Welt sind wahrscheinlich viele, die durch den Paul-Ehrlich-Film und auf andere Weise dazu geführt wurden, an Ehrlich als einen Mann zu denken, der das Salvarsan („606") erfand und damit der Welt die erste wirkliche und radikal wirkende Kur gegen Syphilis gab. Nicht so viele, glaube ich, werden wissen, daß fast zwanzig Jahre früher die *Möglichkeit*, die durch die natürlichen Immunitätsreaktionen des Körpers ausgelösten Substanzen, Antitoxine usw. als wirkliche Heilmittel anzuwenden, durch Ehrlichs wissenschaftliche Studien und meisterhaften Versuche zu jener Zeit zur *Wirklichkeit* wurde. Das Hauptverdienst für diese Großtat wurde — wie es nicht selten geschieht — anderen zugesprochen, wie z. B. Emil von Behring, der die grundlegenden doch verhältnismäßig leichten Beobachtungen machte, daß in der Tat solche natürlichen Abwehrkräfte im Körper gebildet werden. Aber es war Ehrlich, der zeigte, wie diese Antikörperbildung so stimuliert werden konnte, daß die zur Abwehr dienenden Substanzen in einer für die praktische Behandlung genügenden Stärke produziert werden. Und er war es ferner, der genaue, zuverlässige Methoden für die Messung der kurativen Kräfte dieser Substanzen ausarbeitete, einen dauernden, unveränderlichen Standard dafür aufstellte und fand, wie diese Wirkungswerte in unwandelbaren Immunitätseinheiten zum Ausdruck gebracht werden konnten, — Einheiten, die noch heute in der ganzen Welt Gültigkeit haben. Indem er dies vollbrachte, hat Ehrlich gleichzeitig, ein für allemal, die wissenschaftlichen Prinzipien festgelegt, die grundlegend sind für die Wertbemessung und Dosierung einer großen Klasse moderner Heilmittel. Und hiermit, gewissermaßen als ein Beiprodukt seiner Gedankenrichtung und seines Interesses an der Lösung derartiger praktischer Probleme, hat Ehrlichs geniale Intuition eine wunderbare und erstaunliche Theorie dargeboten für die Art der Reaktionen, durch die der Körper des Patienten sich selbst immun macht gegen eine weitere ähnliche Infektion, dadurch, daß er Substanzen produziert, die mit absoluter Präzision, und daher durch Auswahl, mit dem besonderen Agens oder Gift, das bekämpft werden soll, eine enge Verbindung eingehen und es neutralisieren, d. h. unschädlich machen. Diese ,,Seitenketten''-Theorie Ehrlichs fand überall rasche Verbreitung und Aufnahme und gab den Arbeiten auf diesem Forschungsgebiet in allen Ländern Gestalt und Richtung; und sie blieb ein Hauptfaktor in der raschen Ausbreitung der Erkenntnis und Kenntnis der Immunitäts-, Überempfindlichkeits- und verwandter Phänomene. Natürlich meldete sich die Kritik, worauf Ehrlich, nicht ohne eine gewisse Freude, wirkungsvolle Antworten gab. Ich glaube, es trifft zu, daß manche selbst von denen, die froh waren, Ehrlichs Konzeptionen als Stimuli zu gebrauchen, bereit waren, sie als ingeniöse und passende Arbeitsbasis für ihr Denken und ihre ferneren Versuchspläne zu verwerten, eher als einen dauernden Beitrag zum Aufbau der Wissenschaft. Zurückblickend von unserer gegenwärtigen Position mögen wir allerdings erstaunt sein zu entdecken, wie gut sie sich gehalten haben. Es ist in der Tat von besonderem Interesse zu sehen, was die Männer, die in all den Jahren seit Ehrlichs Tode über dieses Thema gearbeitet haben, und die in der Lage waren, über einen großen Reichtum an chemischem Wissen — neu seit seiner Zeit — zu verfügen, jetzt aus diesen Reaktionen machen, durch die der Organismus die spezifischen Antikörper der Immunität produziert. Forscher wie der verstorbene Karl Landsteiner und in jüngster Zeit Linus Pauling scheinen in der Tat zu Schlüssen über diese Phänomene zu gelangen, die, obwohl in moderne Terminologie gefaßt, eine immer größere Ähnlichkeit aufweisen mit den Konzeptionen, die Ehrlichs blendende und prophetische Imagination bereits vor etwa fünfzig Jahren zutage brachte. Selbst das Salvarsan könnte ja aufgefaßt werden als *nur der erste* große Erfolg — obwohl der letzte in Ehrlichs eigener Lebenszeit — in einer neuen Art wissenschaftlichen Unternehmens, das er selbst schon zwanzig Jahre früher begonnen hatte. Das war die Suche nach Substanzen, die auf Grund ihrer chemischen Struktur und ihrer bindungsfähigen Eigenschaften sich direkt an die infizierenden Organismen verankern und diese dadurch töten oder schwächen, aber die Gewebe des infizierten Patienten ungeschädigt lassen! Schon so früh wie 1891 hatte Ehrlich, mit diesem Ziel im Auge, die Möglichkeiten von Methylenblau, dem wohlbekannten Farbstoff, als Heilmittel für Malaria erprobt. Er wurde eine Zeitlang von dieser Versuchsrichtung abgelenkt, zum Teil durch die Schwierigkeit, Malariainfektionen dafür zu bekommen, da diese damals nur erreichbar waren für Versuche am Menschen, nicht aber an Tieren; zum Teil durch die offizielle Aufforderung, die an Ehrlich erging, Ordnung und Genauigkeit in den Gebrauch der Antitoxine zu bringen. Ehrlich selbst würde letztere kaum als eine „Ablenkung" betrachtet haben, insbesondere da er sofort erkannte, daß diese natürlichen Abwehrmittel genau die Eigenschaften besaßen, die er suchte, und zwar in viel größerer Vollkommenheit als jemals von den besten künstlichen Produkten der chemischen Synthese erwartet werden konnte. Denn vermöge ihrer selektiven bindenden Eigenschaften waren sie die vollkommensten spezifischen Antagonisten der infektiösen Organismen und ihrer Gifte, mit keiner Verwandtschaft zu und keiner Wirkung auf den infizierten Körper. Hier hatte Paul Ehrlich, wie Martha Marquardt in ihrer biographischen Skizze so klar zeigt, sein ideales Heilmittel, seine „Zauberkugel" gefunden.

Es dauerte nicht lange, bis Ehrlich erkannte, daß dem Gebrauch dieser von der Natur selbst in Abwehrreaktion gebildeten Immunkörper in der praktischen Medizin Nachteile und Begrenzungen entgegenstanden. Die logische Entwicklung solcher Methoden — das können wir jetzt klarer erkennen — liegt vielmehr in der Produktion einer dauernden Immunität, durch Schutzimpfung, im Körper selbst, wo immer dies möglich ist, als in der weiteren Verbesserung fertiger Antitoxine und dergleichen, die zur Anwendung bestimmt sind, nachdem die Krankheit durch Infektion zustande gekommen ist. Auf jeden Fall war Ehrlich bereits klar geworden, daß eine große Reihe von Infektionsarten bestand, bei denen keine dieser Methoden der „Immunotherapie" irgendeine Hoffnung ließ auf wirkungsvolle Anwendung. Schon 1902 war Ehrlich daher bereit, auf die Spuren seiner allerersten Arbeiten zurückzugehen, um so mehr, da er nun als Versuchsmaterial Trypanosomeninfektionen (Afrikanische Schlafkrankheit usw.) und später Spirochäteninfektionen (Rückfallfieber, Syphilis usw.) zur Verfügung hatte, die im Laboratorium auf Mäuse, Ratten, Kaninchen und Vögel (Hühner) in beliebiger Zahl übertragen werden konnten. So ausgerüstet, nahm er die Suche nach künstlichen Heilmitteln von solcher chemischen Struktur wieder auf, daß der Gegensatz möglichst groß war zwischen starker Affinität zu und schädlicher Wirkung auf die infizierenden Parasiten einerseits, und vollkommenem Fehlen oder nur schwachem Vorhandensein solcher Wirkung auf die Gewebe des infizierten Körpers andererseits. Ehrlich warf sich nun mit aller Kraft auf diese neue Versuchsmethode, die er „Chemotherapie" nannte, zum Unterschied von der Pharmakologie jener Zeit die, wie er behauptete, sich ganz der Aufgabe gewidmet hatte, die Wirkung von chemischen Substanzen auf den Patienten und die Krankheitssymptome zu analysieren, dagegen aber keine Auskunft oder Hilfe geben konnte, um bessere Heilmittel auffindig zu machen mit direkter Wirkung auf die Ursachen einer Infektion. Diese neue Kampagne sollte nach kleineren und weniger dauernden Erfolgen für Ehrlich selbst in der Auffindung von Salvarsan und dessen Einführung als Heilmittel — ein Heilmittel zwar — ihren Gipfelpunkt erreichen in einer neuen Wirkungsordnung mit der Fähigkeit, direkt und radikal mit einer der schrecklichsten Geißeln der Zivilisation fertig zu werden. Für Martha Marquardt, deren Buch dem Leben und dem Wirken Ehrlichs gewidmet ist und worüber sie mit der genauen Kenntnis einer zuverlässigen Sekretärin berichtet, muß der Bericht in einer Beziehung hier natürlich enden.

Aber, wenn so auch Salvarsan als die letzte von Ehrlichs direkten und persönlichen Errungenschaften in seinem Forschungsgebiet, und bestimmt eine seiner größten, zu werten ist, so stellt sie dennoch nicht das Ende und nicht den Höhepunkt dessen dar, was seine Forschung und seine Ideen für die Wissenschaft und die Menschheit bedeuten. Neue Heilmittel für Schlafkrankheit, für Malaria und andere durch Protozoen verursachte Krankheiten, viel bessere als die, von denen Ehrlich selbst Kenntnis hatte, wurden seit seinem Tode aufgefunden, indem man seiner Führung auf diesen Gebieten und den von ihm niedergelegten Prinzipien gefolgt ist. Seine Methoden der Chemotherapie haben jetzt eine sehr große Erweiterung erfahren und werden mit über alles Erwarten großem Erfolge in der spezifischen Behandlung von Infektionskrankheiten, die in unserer gemäßigten Zone verbreiteter sind, den durch Bakterien verursachten Erkrankungen angewandt. Zu Ehrlichs Zeiten, und während zwanzig Jahren nach seinem Tode hatten die Versuche, eine wirksame Chemotherapie für diese zu finden, so wenig Erfolg oder Aussicht auf Erfolg gebracht, daß man fast zu der Annahme kam, diese Methode sei aus unbekannten Gründen für die Behandlung der Bakterienkrankheiten nicht geeignet. Dann aber kam 1933 Domagks Entdeckung der Wirkung von ,,Prontosyl", die die Bahn eröffnete für die große Reihe der Sulfanilaminderivate; und die umwälzenden Verbesserungen, die hiermit in der Behandlung einer Reihe von gewöhnlichen Infektionskrankheiten einsetzten, spielten eine besondere Rolle in der Entschließung Floreys und seiner Mitarbeiter, die chemotherapeutischen Möglichkeiten des halbvergessenen Penicillins, das Fleming zehn Jahre früher fand, von neuem einer Untersuchung zu unterziehen. Diese neuen chemotherapeutischen Versuche, inspiriert durch die großen, wunderbaren Erfolge mit Penicillin, haben nun wiederum zur Entdeckung des Streptomyzins geführt, und weitere Entdeckungen sind bereits in Sicht. Aber die zentrale, tragende Idee der experimentellen Chemotherapie, und der erste anfängliche Impuls zu diesem jetzigen triumphierenden Vorwärtsdringen, kamen von Paul Ehrlich; und wie Martha Marquardt so klar uns zeigt, der Keim dafür ist schon in Ehrlichs allererster Publikation von 1877 erkennbar, bevor er noch sein medizinisches Studium beendet hatte.

Wie ist es aber dann gekommen, daß wir noch keine umfassende Biographie eines Mannes haben, dessen Leben und Werke immer noch so viel bedeuten für Gesundheit und Wohlbefinden der Menschen in Gegenwart und Zukunft? Mir scheint, es gibt dafür verschiedene Gründe. Der erste und offensichtlichste ist, daß es wohl natürlich erscheint, den Autor eines solchen biographischen Berichtes unter den hervorragenden deutschen Forschern auf dem Gebiet der medizinischen Wissenschaften, die Ehrlichs Freunde und Mitarbeiter waren, zu suchen. Selbst aber wenn einer oder der andere von ihnen eine besonders hohe Begabung für biographische Darstellung gehabt hätte, konnten sie zu der Zeit, da eine solche Darstellung im normalen Zeitverlauf hätte unternommen werden können, nichts unternehmen, denn sie wurden durch die Hitler-Revolution in alle Winde zerstreut. Als dann die Zeit kam, da Ehrlichs Name öffentlich überhaupt wieder genannt werden durfte in seinem Vaterlande, das er geliebt und dem er mit Hingebung gedient hatte, war der zweite große Weltkrieg gekommen und vergangen, und die Möglichkeit, ein Buch über Ehrlichs Leben und Wirken in seinem eigenen Deutschland erscheinen zu sehen, in eine unbekannte ferne Zukunft gerückt.

Dann aber auch bin ich geneigt zu denken, daß ein Versuch, eine umfassende Paul-Ehrlich-Biographie mit reichlichen Zitaten aus seiner umfangreichen Korrespondenz — von der der größte Teil vernichtet ist —, aus seinen wissenschaftlichen Publikationen und anderen wichtigen Dokumenten zusammenzustellen, ganz besonderen Schwierigkeiten begegnen würde. Denn es kann wohl nur ganz selten, wenn überhaupt je, ein Leben wie das Paul Ehrlichs, so vollkommen absorbiert in wissenschaftlicher Tätigkeit und Ideen, so weit seiner Zeit vorauseilend gewesen sein; und in den Einzelheiten viel Interesse zu erwecken und über einen Kreis von Experten hinaus sogar verständlich zu machen, wäre sicher fast unmöglich. Ich bin sicher, es werden viele Martha Marquardts Erinnerungen und meine eigenen Erfahrungen bestätigen können, daß, obwohl Ehrlich bisweilen kurze Ruhepausen in seinem Leben hatte, in denen er mit fast kindlichem Entzücken Freude fand an simplen Späßen und naiven Zerstreuungen, seine normalen Tagesstunden doch mit ganz außergewöhnlicher Konzentration ausschließlich seinen wissenschaftlichen Ideen und Forschungsplänen dienstbar gemacht wurden. Jeder, der in dieser Zeit Ehrlich besuchte, wurde nach einem kurzen herzlichen Willkommengruß sogleich hineingerissen in eine wilde Strömung erregter Darlegungen von Ehrlichs neuesten wissenschaftlichen Funden und Theorien, reichlich illustriert durch Farbstoffdiagramme an irgendeiner verfügbaren Oberfläche, so daß der Besucher, selbst wenn seine eigenen Interessen und Arbeiten auf einem nicht entfernten Gebiet wissenschaftlicher Forschung lagen, sehr bald das Gefühl hatte, den Boden unter den Füßen zu verlieren und ihm nichts übrig blieb, als resigniert die Fluten der Beredsamkeit über sich ergehen zu lassen. Als ich zuerst Ehrlich aufsuchte, wurde ich bei ihm eingeführt durch einen deutschen Freund, der gern die Gelegenheit benutzen wollte, über seine eigenen Arbeiten mit Ehrlich zu sprechen in der Hoffnung, ihn dafür zu interessieren. Als wir beide dann wieder auftauchten und uns auf normalem Boden befanden, mußte ich kleinlaut gestehen, daß — wahrscheinlich weil ich Ehrlichs Redefluß in deutscher Sprache nicht schnell genug zu folgen vermochte, ich nicht viel von seinen enthusiastischen Monologen verstanden hätte; worauf mein Freund mir die überraschende Antwort gab: ,,Ich auch nicht!" —

Jeder, so scheint mir, der es unternähme, eine vollständige und systematische Biographie eines solchen Menschen zu schreiben, und der allen Hauptarbeiten und Interessen seines Lebens Gerechtigkeit widerfahren lassen wollte, würde es bald sehr schwierig finden, die Darstellung nicht mit einem Material zu überlasten, das nur für Spezialisten geeignet wäre; und er würde auf der anderen Seite Gefahr laufen, in den leichteren, nichtwissenschaftlichen Teilen der Darstellung der persönlichen Beziehungen, des Charakters, der Gewohnheiten und Eigenschaften, namentlich in der allgemeinen Art, seine Lebensaufgaben in Angriff zu nehmen und mit ihnen fertig zu werden, zu leicht den Eindruck einer Karikatur zu erwecken.

Alles in allem könnte es daher vielleicht vorteilhaft erscheinen, das Problem einer Ehrlich-Biographie durch Teilung zu lösen. Wir würden dann einerseits einen genauen Bericht über Ehrlichs wissenschaftliche Arbeiten und deren Bedeutung haben, dargestellt von Spezialisten für einen verhältnismäßig *kleinen* Kreis von Experten. Und auf der anderen Seite hätten wir eine intime Beschreibung seiner Persönlichkeit, der Art seines Wirkens und Schaffens, seiner Pläne, seiner Freuden, Erfolge und Enttäuschungen, die jemand schreiben müßte, der eng mit ihm in seinen persönlichen und wissenschaftlichen Aktivitäten verbunden war, der ohne ein besonderes spezialisiertes vorheriges Wissen seine Eindrücke darlegen konnte, nicht blind gegen seine Schwächen, seinen Eigensinn und trotziges Festhalten an kleinen nichtigen Eitelkeiten, alles Absonderliche dieser großen Persönlichkeit aber mit gütigem Verstehen als Züge eines komplexen Charakters umfassend. Und mir will scheinen, daß wir jetzt Berichte dieser zwei verschiedenen Arten über Paul Ehrlich und sein Werk wirklich haben.

Der Bericht von Spezialisten über seine wissenschaftlichen Errungenschaften und deren große Bedeutung, dargestellt ein Jahr vor seinem Tode, wurde von einer Zahl von Fachleuten zusammengestellt, die als Ehrlichs Assistenten und Mitarbeiter ihrem Meister zu seinem 60. Geburtstage am 14. März 1914 mit diesem Festband ihre Verehrung und Dankbarkeit bewiesen haben[1]. Jeder von ihnen hatte ein besonderes Kapitel seiner Forschungen bearbeitet und in einem umfassenden Artikel auseinandergesetzt, was Ehrlich und sie, seine Mitarbeiter, auf diesem besonderen Gebiet erreicht haben. Die Artikel sind im Stil und in dem Grade verschieden, wie Ehrlichs persönliche Neigungen und die besondere Bedeutung seiner Ideen hochtechnischer Details erkennbar gemacht wurden. Das Buch hat einen großen und bleibenden Wert; ich kann mir in der Tat nur eine erwünschte Ergänzung unserer Informationsquellen über Ehrlich und sein Werk denken, das auf dem gleichen Niveau spezialisierten Wissens stehen würde: eine komplette Ausgabe aller seiner eigenen nicht umfangreichen wissenschaftlichen Publikationen. Vielleicht werden wir sie eines Tages haben.

Andererseits haben wir jetzt hier Martha Marquardts Buch, das ich für eine so gute, sympathische und lebendige Darstellung halte, wie es überhaupt möglich ist, sie zu geben; so voll von verständnisvoller Würdigung des Menschen Paul Ehrlich und aller wichtigen Faktoren seiner Herkunft, Erziehung und Erfahrung, die zusammenwirken, diesen Charakter und diese Persönlichkeit voll überraschender Kontraste und faszinierender Rätsel aus ihm zu machen. Sie hat mit Geschicklichkeit und Mut alles, was sie finden konnte, zusammengetragen, um in ihr Lebensbild Paul Ehrlichs möglichst viele Details hineinzuweben, trotz aller Schwierigkeiten und Gefahren der Nazi-Revolution, ihres freiwilligen Exils, des zweiten Weltkrieges, der sie im feindlich besetzten Paris traf, und trotz der Verheerungen, die über Frankfurt hereinbrachen. Sie hat uns nicht eine vorhergeplante, formvollendete Biographie geschenkt; man hat eher den Eindruck, daß sie versucht hat, ihren Bericht in chronologischer Folge zu geben, dabei aber der Verlockung nicht widerstehen konnte, durch Einflechtung von Anekdoten und kleinen Abschweifungen die gerade Linie zu verlassen, wenn dem Gesamtbild mehr Leben gegeben werden konnte durch charakterische Züge von besonderer Herzensgüte, Begeisterung, Abgekehrtheit von der Außenwelt, Humor, Verdrießlichkeit, gute und schlechte Laune bei dem Menschen, den sie bewunderte und für den sie mit so tiefer Verehrung viele Jahre arbeitete. Meine eigene Kenntnis Ehrlichs war verhältnismäßig fragmentarisch, wenngleich die Erinnerung an ihn zurückgeht fast bis zu den Tagen, da Martha Marquardt vor mehr als fünfundvierzig Jahren ihre Tätigkeit als Ehrlichs Sekretärin begann. Aber ich sah doch so viel von ihm, daß ich sicher bin, Martha Marquardt hat uns hier ein lebensvolles, authentisches Bild von ihm entworfen. Ich könnte mir vorstellen, daß mancher Leser, der Ehrlich nicht gekannt hat, sie vielleicht der Übertreibung ver-

---

[1] Paul Ehrlich, Eine Darstellung seines wissenschaftlichen Wirkens, 14. März 1914 (Gustav Fischer, Jena).

dächtigt, indem er es schwierig findet zu glauben, daß irgend jemand leben und große Taten tun kann in einem solchen Zustand sich überstürzender Erregung bis zum äußersten, aufbrausender Gemütsbewegung; der seinem Redefluß mit so unglaublich vielen Abschweifungen und Interjektionen herunterrasselte und sich denen, die ihn kannten, trotzdem verständlich machen konnte; oder der fast ausschließlich von starken Zigarren und Mineralwasser für seine Ernährung abhängig war. Ich kann nur sagen, daß, trotzdem in mancher Hinsicht der Anschein, wie ich vermute, trügerisch gewesen sein mag, Ehrlich in der Tat mir genau ebenso erschienen ist. Sein Bild, wie es hier gezeichnet ist, ist für mich sehr getreu und sehr lebendig. Als Martha Marquardt mir ihr Manuskript zu lesen gab, habe ich mir überlegt, ob sie nicht besser getan und ob es nicht ihrer Arbeit zum Vorteil gereicht hätte, gewisse Einzelheiten — seinen Groll, Zorn, Enttäuschungen, gelegentlichen Ärger über Mitarbeiter, die nicht bis aufs i-Tüpfelchen seinen Anweisungen folgten — zu unterdrücken und auszuschalten, um nicht dem Eindruck seiner Größe Abbruch zu tun. Martha Marquardt war jedoch überzeugt, daß diese genauen Berichte aktueller und bedeutsamer Geschehnisse in seinem Leben nur dazu beitragen könnten, das Bild des wirklichen Paul Ehrlich zu vervollkommnen; sie war sicher, daß sein Groll, Zorn und Ärger wohl berechtigt und auf jeden Fall von ebenso wesentlicher Bedeutung für sein getreues Abbild waren wie die liebenswerten und gütigen Reaktionen seines Lebens. Ich zweifle nicht, daß sie theoretisch recht hat und daß sie uns alles das zugängig machen muß, was charakteristisch für Ehrlich ist und was in ihrer Erinnerung fortlebt, sonnenüberstrahlt, wie es in der Tat ist, mit lächelndem Humor und schonender Güte. Und so hat sie nun Dornen und Blüten zusammen zum Kranz ihrer Erinnerungen verwoben, und mir will scheinen, als sei wirklich ein Gewinde voll Schönheit und Duft daraus entstanden. Ich hoffe, daß viele diesem Zauber erliegen werden und daß sie einen neuen Kreis von Bewunderern, viel weiter gezogen als der Kreis seiner medizinischen und anderen wissenschaftlichen Anhänger ohnehin schon ist, veranlassen wird, den Ruhm Paul Ehrlichs als eines wundervollen Menschen und eines großen Forschers und Entdeckers auf das Piedestal zu heben, das er einnehmen sollte in der Wertschätzung einer dankbaren Welt.

H. H. D.

Biographisches Blatt.

Ergänzung zu nehmen
1) Bevorzug elementarer ner Schulen — einfach & denkrichtig.
2) Solidität & Zuverlässigkeit der Arbeiten — es pusumierte doppelt u. 3 fach gesichert — nicht schnell & vorläufig publicirt. Sinde fein heit der Deutung bei den weiten Möglichkeiten — Sinn für realis & den einfachen (wichtig)
3) Wenn ich einmal von der Standorte aufsehe, ist es nicht ein bloßer nachgriff, sonder eine wohl geschonte action mit sehr viel reserven. Das nun genau nachweisen. Habe immer die positive haben können! Nachingo vergleich mit der Sorbsmelichkeit der seiten hellen theorie eines heikelen Kunstwerkes, die hoch sich aber von geländen Stahl ernenen.

Biographischer Block
Copiert 18. 3. 1909?
Ergänzung zu Wassermann.

1. Bevorzugung elementarer recherchen — einfach und durchsichtig

2. Solidität und zuverlässigkeit der arbeiten — experimentell doppelt und 3-fach gesichert — nicht schnell und vorläufig publicirt. Auch feinheit der deutung bei den vielen möglichkeiten — sinn für natur und den einfachen (richtigen) weg. („Weg" ausgelassen.)

3. Wenn ich einmal wo die standarte aufstecke, ist es nicht ein bloßes wagnis, sondern eine wohl vorbereitete action mit sehr viel reserven. — Daher nunquam retrorsum. Habe immer die position halten können! Naunyns Vergleich von der zerbrechlichkeit der seitenkettentheorie eines heikelen Kunstwerkes, sie hat sich aber von federndem stahl erwiesen. E.

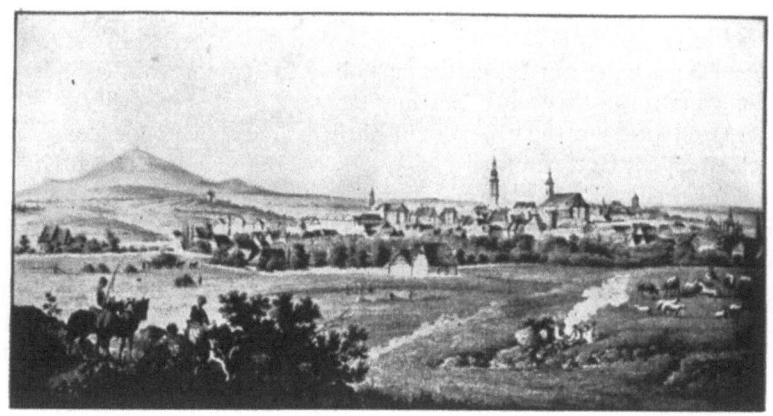
Strehlen. Oberschlesien

ERSTER ABSCHNITT

VON STREHLEN BIS STEGLITZ

KAPITEL I

ELTERNHAUS UND JUGEND

„Das Antlitz ist der Spiegel der Seele." Elternhaus, Familie, Umwelt haben einprägsame, bildende Wirkung auf die Seele des Kindes, die zurückstrahlt in Blick, äußerem Wesen, Charakter und in den Werken des Menschen. An einem Menschen, der große Taten vollbracht hat und dessen hohe Auffassung von Pflichten und Rechten, dessen schöne Menschlichkeit wir verehren, interessiert uns besonders: Wie nahm diese merkwürdige Laufbahn ihren Anfang? Wie war seine Kindheit, sein Elternhaus?

An einem schönen Vorfrühlingstage, da selbst im strengen östlichen Klima Deutschlands die Natur erwacht, Schneeglöckchen mit ihren weißen Köpfchen die winterliche Hülle durchstoßen, um den Frühling einzuläuten und Osteranemonen zu unzählbar Tausenden sich aus dem dunklen Laub der Wälder emporrecken, am 14. März 1854 wurde Paul Ehrlich, nach vorher gekommenen Schwestern, seinen Eltern in Strehlen, Oberschlesien, als einziger, liebevoll erwarteter Sohn geschenkt. Er war der Sprößling einer gut bürgerlichen jüdischen Familie von besonderer Bildung und charaktervoller Erziehung.

Der Großvater und die Eltern Paul Ehrlichs sind bedeutende Menschen ihrer Zeit. Vom Großvater wird gesagt, daß er mit seinem schönen Kopf, von schneeweißen Locken umrahmt, mit klugem, lebhaftem Blick, an den „Gelehrtenkopf" Alexander von Humboldts erinnert habe. Er interessierte sich lebhaft für die Geschichte Strehlens, in dessen Umgebung sich im achtzehnten Jahrhundert unter Friedrich dem Großen die Hugenotten angesiedelt hatten, und für Naturwissenschaften. Noch mit achtzig Jahren hielt er populärwissenschaftliche Vorträge.

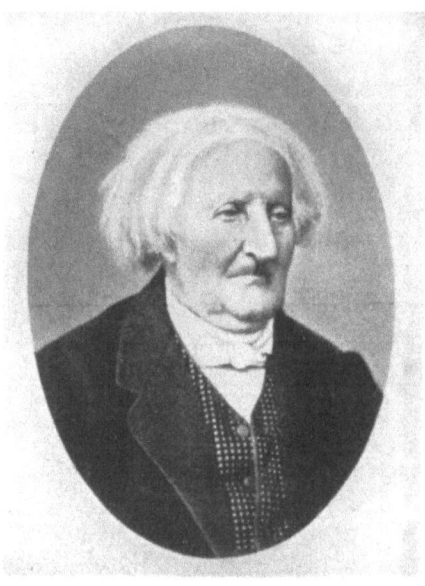

Ehrlichs Großvater

Paul Ehrlichs Vater wird als ein Mann von scharfem Verstande beschrieben, mit lebhaftem Temperament, heiterer Lebensauffassung und gutem Humor. Trotz dieser lebhaften Eigenschaften konnte er stundenlang am Fenster sitzen, Selbstgespräche führend, die von Bewegungen der Lippen und des Kopfes, aber auch ganz merkwürdigen Bewegungen der Hände begleitet waren. Beim Sprechen mit anderen pflegte er in eigenartiger Hast die Worte zu überstürzen, einen Witz einzuflechten, den er dann im Gespräch oft und laut wiederholte. Er hatte eine Vorliebe für Schnupftabak und schnupfte viel.

Für das Alltägliche, namentlich die geschäftlichen Angelegenheiten des Hauses, hatte der Vater wenig Sinn. Er war viel eher der Typ eines Menschen, von dem man gewöhnlich sagt: „Er spinnt" oder „Er ist im Mond daheim". Um so eifriger und geschickter wurden sie von Pauls Mutter besorgt, die das eigentliche Haupt der Familie war. Sie war es, die nicht nur den Haushalt in meisterhafter Weise versah, sie nahm sich auch persönlich der Kundschaft an und stand bei den Gästen ihres Hauses, des „Krug zum Rautenkranz" wegen ihres heiteren Temperaments und edelmütigen Charakters in großem Ansehen. Wohlwollend gegenüber ihren Leuten, konnte sie, wenn es sein mußte, streng und energisch auftreten.

Der junge Paul hatte viele dieser elterlichen und großväterlichen Eigenschaften: Ähnlichkeit mit dem Großvater, dessen Vorliebe für Natur-

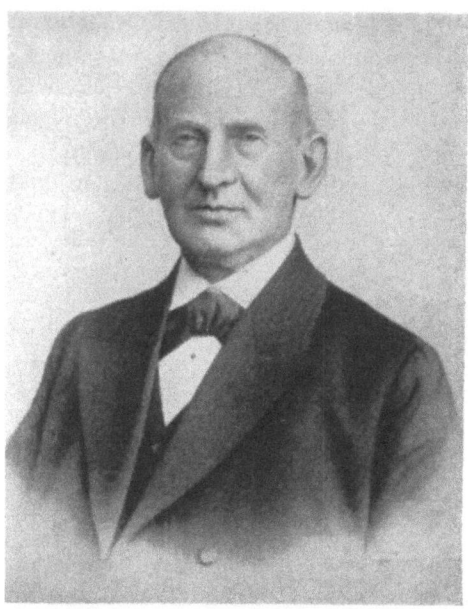

Ehrlichs Vater

wissenschaften er teilte — vielleicht war auch Pauls besondere chemische Begabung ein Erbteil vom Großvater —; wie sein Vater sprunghaft in der Rede, die er mit lebhaften Gesten begleitete, und die von häufigen Interjektionen durchsetzt waren. In seinem späteren Leben gebrauchte er alle diese Einschaltungen, wie: „wissen Sie, verstehen Sie"..., „ja, natürlich... natürlich!"... „ja, wieso denn... wieso denn"... „Wundervoll!"... „Großartig!"... „re vera"... „eo ipso"... oder, wenn er ungehalten war über irgend jemand: „Ungeschickter Taperkerl"[1]... „Fauler Kopf"... „caput pigerrimum"... so viel, daß man von ihm sagte, er könne nicht einen Satz sprechen, oder schreiben, in dem nicht eine lateinische Sentenz oder wenigstens ein solcher Ausdruck enthalten sei. Diese Einschaltungen waren ganz

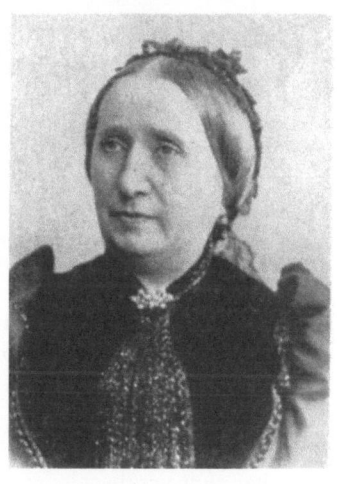

Ehrlichs Mutter

---

[1] „Ungeschickter Taperkerl", ein selbstgeschaffenes Wortgebilde zur Bezeichnung eines „ungeschickten, taperigen oder tappigen Menschen".

charakteristisch und zeigten deutlich seine Stimmung. Jede hatte eine tiefere Bedeutung, weit hinausgehend über das, was das bloße Wort zu sagen schien. Um nur einige Beispiele zu erwähnen: Das schnelle, sich fast überstürzende „Wieso denn... wieso denn?" oder „ja, wieso denn... wieso denn?" drückte Überraschung, Erstaunen aus, vorwärts drängende Ungeduld, nervöse Erregung; während das langgezogene „A—l—s—o" zögernd, nachdenklich, überlegend geäußert

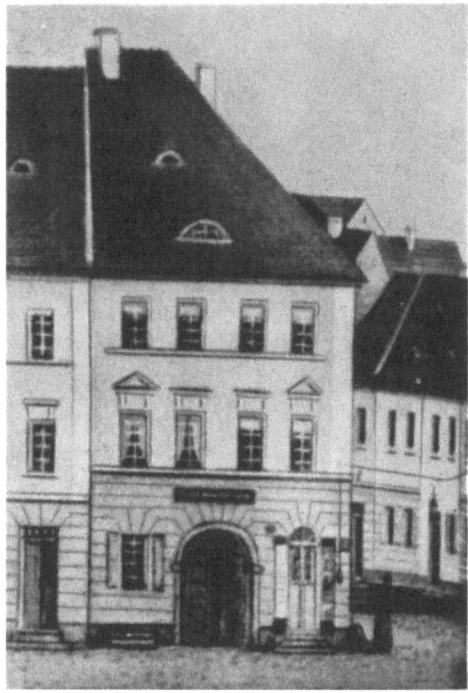

Ehrlichs Geburtshaus

wurde; und er pflegte zu sagen: „A—l—s—o, was hatten wir gesagt?"... „A—l—s—o, jetzt wollen wir mal schreiben."... Sein stets freundliches „Tag ook", worin das „g" nach schlesischer Mundart ganz hart, wie ein „k" gesprochen wurde, bedeutete viel mehr als bloß „guten Tag" oder „guten Morgen"; es war ein Willkommengruß, wie: „Nett, daß Sie gekommen sind,"...; „freut mich, Sie zu sehen" und er hatte dieses joviale „Tag ook" für jeden, der kam ihn zu sehen. Wenn ein Besucher sich verabschiedete, sagte er stets freundlich „Addio", das er sich selbst gebildet hatte nach dem damals in Deutschland viel gebräuchlichen französischen „adieu", soviel wie „Gott befohlen". In allgemeinen Dingen des täglichen Lebens machte er nicht viel Worte, sprach im „Telegrammstil"; aber, wie wir später in seiner Entwicklung sehen werden, fand er für alle wissenschaftlichen Ideen und Begriffe einen plastischen Ausdruck, nahm alles visuell in sich auf und seine Beschreibungen zur Erklärung der wissenschaftlichen Vorgänge, wie er sie sieht, und über die er lebendig, beredsam, mitreißend sprach, erregten bei geistig nicht sehr leichtbeschwingten Personen nicht selten ein spöttisches Lächeln und Kopfschütteln und trugen ihm sogar den Spottnamen „Doktor Phantasus" ein.

Als ein Erbteil vom Vater muß auch wohl seine frühe Vorliebe für starkes Rauchen, die schon bei dem jungen Assistenzarzt als ungewöhn-

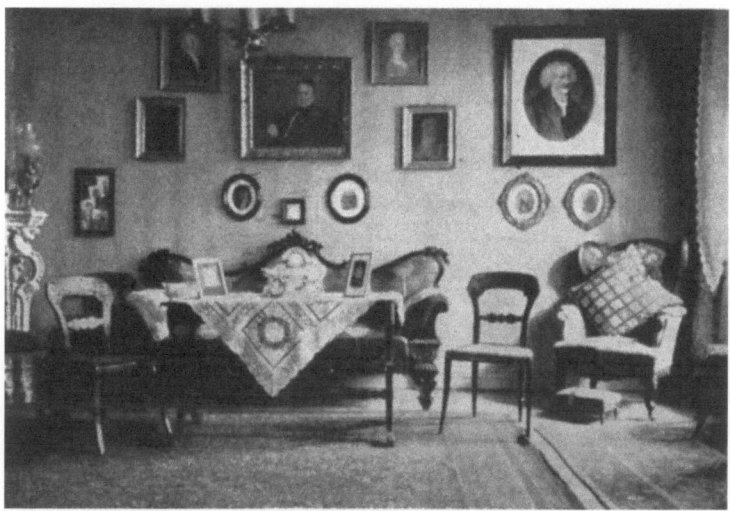

Wohnzimmer

lich bezeichnet wurde, erwähnt werden, während seine Gewissenhaftigkeit in der Arbeit, Verantwortungsgefühl, Organisationstalent, Güte und Edelmut auf die Mutter zurückzuführen ist.

Auf dem Gymnasium zu Breslau

Über die Schulzeit Pauls in seiner Heimatstadt ist nichts Besonderes zu erfahren, als daß er sich als außergewöhnlich begabter Junge entwickelt, daß er schon im Alter von acht Jahren sich von dem Apotheker in Strehlen Hustenbonbons nach seinem eigenen Rezept herstellen ließ, auf dem Gymnasium in Breslau chemische Versuche anzustellen liebte und in den Ferien zu Hause, in der Waschküche allerlei Mixtürchen zusammenbraute, sehr zum Ärger seiner Mutter. Sein neun Jahre älterer Vetter Karl Weigert — seine Mutter war eine geborene Weigert —, der sich schon auf dem Wege zur Autorität als Pathologe befindet, wird ihm Vorbild und beeinflußt ihn stark in den verschiedenen Etappen seines Studiums. Beide blieben ihr ganzes Leben hindurch in treuer Freundschaft verbunden.

Auf dem Breslauer Gymnasium lernt Paul ausgezeichnet Latein und zeigt große mathematische Begabung. Aber die Ferien waren ihm stets eine besondere Freude, die Bücher flogen in die Ecke und sein Sinn war auf ganz andere Dinge gerichtet. Kaum war er zu Hause angelangt, — so

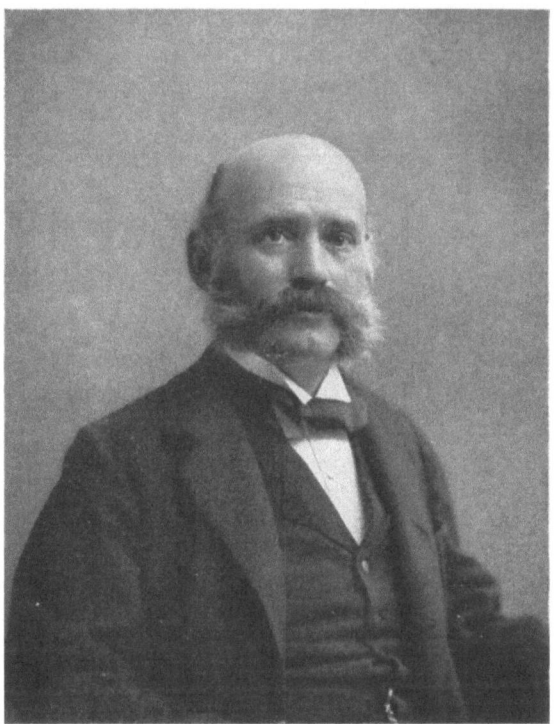

Karl Weigert

erzählte später ein Jugendgespiele von ihm, der damals erst sieben Jahre alt war — hatte Paul, sobald es ruchbar wurde, „der Studente" sei da, die ganze männliche Schuljugend von Strehlen von 7 bis 16 Jahren um sich geschart und zog mit einem ganzen Schwarm von Jungens herum. Sie waren bald hier, bald dort, trieben allerlei Allotria, suchten und fingen alles mögliche Getier, Salamander, Eidechsen, Frösche, Mäuse, wobei Paul stets die Führerrolle zufiel, spielten Räuberspiele in den Steinbrüchen der Umgebung, und es ist nicht zu verwundern, daß Paul bei einem solchen Anlaß einmal gehörig verhauen wurde. Das war wohl nur eine kleine „Auseinandersetzung" der körperlich stärkeren „Untertanen" mit dem geistig überlegenen Oberhaupt — „Revanche", wenn man so sagen darf, für seine größere Geistigkeit, die aber der Liebe und Verehrung aller seiner „Anhänger" nicht im mindesten Abbruch tat. Daß aber Paul gelegentlich mit gleicher Münze vergalt, soll nach der Fama ebenfalls feststehen.

Sein ganzes Leben war ja Kampf. Er ließ sich nichts gefallen, vertrug kein Unrecht. Er war stets bereit, sich zu verteidigen, und wenn es nötig war, anzugreifen. Diese „militante" Einstellung lag in der Zeit, war aus ihr geboren. Das Schicksal seiner schlesischen Heimat war nie leicht gewesen. Im dreizehnten Jahrhundert waren es die feindlichen Einbrüche der Mongolen vom Osten her; im fünfzehnten Jahrhundert, nach dem Verbrennungstode von Johann Hus die Hussitenkriege. Im achtzehnten Jahrhundert kam die Losreißung Schlesiens von Österreich unter Friedrich dem Großen in den drei Schlesischen Kriegen und der darauf folgende Siebenjährige Krieg — zusammen fast zwanzig Jahre Krieg und Verheerung — die das Land nicht zur Ruhe kommen ließen. Zu Anfang des neunzehnten Jahrhunderts überfluteten Napoleons Truppen das Land auf dem Wege nach Rußland und auf der Flucht zurück. Die niedergeschlagene 1848er Revolution, die sich freilich im Westen und Südwesten Deutschlands austobte, hatte sicherlich auch ihre Wellen weit in den Osten hinein geworfen. In diese Zeit hinein ward Paul Ehrlich geboren. Dann kam der deutsch-österreichische Krieg von 1864—1866 und der deutsch-französische Krieg von 1870—1871 und es kann gar keinem Zweifel unterliegen, daß alle diese Ereignisse auf den zehn- bis siebzehnjährigen Jungen einen starken Einfluß gehabt haben müssen.

Paul Ehrlich nannte sich „timid", — das war er keineswegs. Wohl aber trug er in seinem Innern einen unerschöpflichen, nie versagenden Born unsagbarer Zartheit und Güte, auf die man sich absolut verlassen konnte; empfand er ein so starkes Mitgefühl mit den Leiden anderer, daß er sie fast als eigene Leiden miterlebte. Hierzu ein kleines Beispiel: Ich fühlte mich einmal — nur einmal in all den Jahren — während der Arbeit krank und bat, nach Hause gehen zu dürfen. Ehrlich sah, daß ich litt. Er sagte nichts, nickte nur, aber sein Antlitz nahm einen so tiefen Leidenszug an, als ob er selbst Leid empfinde. Wir werden später noch weitere Beispiele sehen.

Aus den oben erwähnten Tagen der Schulferien ist noch ein interessanter Bericht seines siebenjährigen kleinen Anhängers zu erwähnen:

Eines Morgens geht das Mädchen im Elternhause in die Waschküche um Feuer zu machen. Mit einem Schrei des Entsetzens fährt sie zurück. Sie läuft zur Mutter Pauls und kann sich vor Aufregung kaum verständlich machen, daß in der Waschküche etwas Schreckliches los sei. Die Mutter voraus, eilen beide hinunter. In der Waschküche wimmelt und krabbelt alles durcheinander, Molche, Frösche, Salamander und anderes Getier, das die Jungens am Abend vorher — natürlich ohne Wissen der Mutter — schön nach Arten getrennt in den vorhandenen Waschbütten mit Wasser untergebracht hatten. In der Nacht aber war der ganze Hexensabbath ausgebrochen und durcheinander geraten. Paul kommt gerade dazu, wird von der Mutter am Ohr genommen, wogegen er lebhaft protestiert, und bringt aus seinen Taschen und seiner Mütze alles mögliche „lebendige Zeug" zum Vorschein weil doch „seine Tiere" gefüttert werden müssen. Und die Mutter wird ihm den strengen Auftrag erteilt haben, das Getier im nächsten nicht zu nahen Tümpel wieder auszusetzen. Sie wird mit leisem Schmunzeln in den Mundwinkeln ihrem Sprößling gesagt haben, er solle sich lieber mit seinen Ferienarbeiten beschäftigen, womit es stets haperte, und in ihren liebevollen Augen wird die nachdenkliche Frage zu lesen gewesen sein, was wohl aus „ihrem Jungen" einmal werden würde.

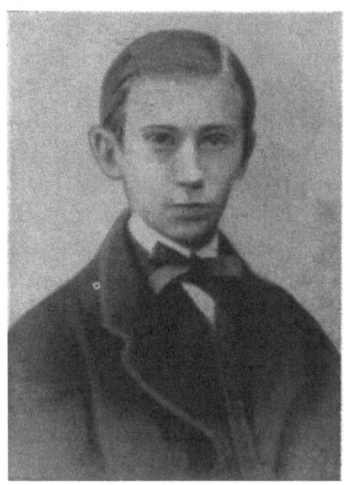

Der junge Paul

Der Jugendgespiele erzählt noch, Paul sei einmal in den Ferien nach Hause gekommen, habe in einem Koffer nichts als Zylinderhüte und in jeder Rocktasche eine Kleiderbürste gehabt, die er — absent minded — bei Freunden eingesteckt hatte. Wenn Ferien kamen, wurde nicht erst lange gepackt oder nachgesehen, was in den Koffern war; sie wurden einfach ergriffen und es ging „auf und davon". Diese Ferienzeiten seien herrlich gewesen; Paul habe auch mit den Strehlener Jungens und ihren Schwestern Tänze im Freien einstudiert und ein Theaterstück aufgeführt.

. . . . .

Aus den Ferien nach Breslau zurückgekehrt, wo er bei seinem Klassenlehrer Dr. Munck in Pension war, wird der junge Paul sogleich vor unangenehme Pflichten gestellt. Natürlich hat er seine Ferienarbeiten nicht gemacht, sie überhaupt nicht angesehen. In seinem primitiven Zimmerchen packt er seine Sachen aus, vieles, was ihm die gute Mutter mit gab, darunter eine lange Wurst. Die kommt gleich auf den Tisch, dazu seine Bücher und Hefte. Halb noch übermütig in Ferienstimmung, halb widerwillig nach den Heften schielend, gibt er seinem Koffer auf dem Fußboden einen Tritt und setzt sich resigniert an den Tisch zur Erledigung der Ferienarbeiten. Denn morgen ist der erste Schultag.

Die *Lateinaufgaben* gehen wie immer flott und ohne Unterbrechung. Er spricht lateinische Zitate und Sätze vor sich hin — er hat sie auch im späteren Leben viel angewandt —, denn Latein ist sein Steckenpferd.

Er liebt die lateinische Sprache wegen ihres logischen Aufbaues. Große mathematische Rätsel werden ebenfalls leicht gelöst. Er war seiner sicher und hatte es ja nicht nötig, sich in seinen Ferientagen und -Wochen mit Schulaufgaben abzuplagen.

Dann aber kommt *der deutsche Aufsatz*, und da hapert es gewaltig. Er kaut am Federhalter, kratzt sich hinter dem Ohr, fährt durch seinen blonden Haarschopf mit allen fünf Fingern und reibt auf den Haaren herum bis sie platt anliegen — eine Angewohnheit, die er auch später noch hatte, wenn er, ganz von seinen wissenschaftlichen Gedanken gefangen, einem Besucher oder Kollegen etwas erklären wollte, was außerhalb dieser Ideen lag. — Es hilft alles nicht viel. Dazwischen beißt er wiederholt in die neben ihm liegende Wurst, und bis der Aufsatz sich seinem Ende nähert, ist die ganze Wurst aufgeknabbert. Gegen Ende der Arbeit, spät in der Nacht, muß er sich die eine Backe halten und reibt sie verzweifelt. Er hat Zahnschmerzen bekommen.

. . . . .

Vor dem Abitur

Paul „büffelt" auch nachts bei Petroleumlampe und spärlicher Ofenheizung. Er muß aber auch einen Brief an die Eltern schreiben und — schon wieder — einen deutschen Aufsatz machen. Keines von beiden liebt er. Sein Lehrer Dr. Munck kommt spät am Abend, nach ihm zu sehen und findet Paul, am Federhalter kauend, noch immer vor dem erst angefangenen Brief an die Eltern.

„Na, Paul, ist der Brief an die Eltern *so schwer?*"

Paul macht eine Grimasse.

„Dann schreib' doch *historisch*... schreib' was Du die ganze Zeit getrieben hast," sagt Dr. Munck lächelnd und mahnt: „Sitz' nicht zu lange auf..."

Bei Dr. Munck sind noch mehrere Gymnasiasten in Pension. Einer von ihnen erzählte später:

„Als Dr. Munck am nächsten Morgen in Pauls Zimmer kommt, weil alle anderen schon fortgegangen sind, nur Paul nicht, findet er auf dem Bett einen dicken Ballen. Er tritt näher, hebt einen Zipfel und findet: eine Steppdecke (Federbett gab es nicht), einen Schlafrock, einen Gehrock, einen zweiten Rock, einer über dem andern — einen Kopf. Der Kopf gehört Paul, der in dieser Vermummung tief eingeschlafen war und den Schulbeginn verschlafen hatte. An dem Tage ging er erst gar nicht zur Schule."

Aber Dr. Munck fragt: „Hast Du den Aufsatz fertig?"... Paul schüttelt den Kopf: „Nein."

„Was wirst Du tun?"...

„Ich werde es dem Direktor sagen..."

Dr. Munck hat Mühe, ernst zu bleiben: „Gut, dann sag' es ihm..."

Im Gymnasium sagt am nächsten Morgen Paul zum Direktor: „Herr Direktor, ich habe meinen deutschen Aufsatz nicht fertig... ich werde ihn in 14 Tagen nachliefern."

„Gut, Ehrlich", sagt der Direktor mit leichtem Zucken der Mundwinkel. Der Aufsatz wurde *nicht* nachgeliefert. Der Direktor weiß das...

. . . . .

Examensnöte

Die schriftliche Lateinarbeit war hervorragend und die Arbeiten in den naturwissenschaftlichen Fächern so, daß Paul vom mündlichen Examen hätte befreit werden können. Aber das Deutsche... Er mußte also in die mündliche Prüfung; es blieb ihm nicht erspart. Und Prüfungen waren ihm stets ein Greuel. Sein ganzes Leben lang hatte er Mitleid mit jedem, der ein Examen machen mußte.

Wir finden nun die Abiturienten beim Klausuraufsatz. Das Thema: „Das Leben ein Traum"... wird an die Tafel geschrieben. Paul grübelt, greift an sein Ohrläppchen... kaut am Federhalter... grübelt... bearbeitet seinen Haarschopf... grübelt, den Kopf in die Hand gestützt.

Der Lehrer sagt aufmunternd: „Na, Paul, ist's so schwer?

Paul macht einen Flunsch. Dann, nach einer Weile, hebt er den Kopf etwas, überlegt... fängt an zu schreiben und liefert innerhalb der gestellten Frist als letzter seinen Aufsatz ab. Der Lehrer schmunzelt.

In der mündlichen Prüfung fiel Latein, wie immer, glänzend aus. Auch in den übrigen Fächern hatte Paul befriedigende Noten. Aber nun die Prüfung in Deutsch:

Die Lehrer stehen da mit verzweifelten Mienen. Der Prüfungsleiter hat Pauls deutschen Aufsatz, der mit vielen Randbemerkungen versehen ist, in der Hand, überfliegt ihn nochmals prüfend und sagt streng:

„Nun erklären Sie einmal, Ehrlich, was Sie da zusammengeschrieben haben. Was soll das heißen?"...

Paul stottert: „Ja... a—l—s—o... wissen Sie, verstehen Sie... Das Leben ist — *re vera* — *ein chemischer Vorgang... eine normale Oxydation...* und der Traum... der Traum *ebenso*... der Traum ist... (schnell) *eine Fluoreszenz des Gehirns*"...

Die Lehrer möchten am liebsten die Hände ringen. Der Prüfungsleiter spricht leise mit ihnen, alle sind erregt. Er deutet mehrmals nachdrücklich auf einige Stellen im Aufsatz. Alle zucken die Schultern und Paul steht da wie ein armer Sünder. Schließlich sagt der Prüfungsleiter zu ihm:

„Ehrlich, Sie haben eine *ausgezeichnete lateinische Leistung* vollbracht... und auch sonst... aber *Ihr deutscher Aufsatz ist...* (er schüttelt nachdrücklich den Kopf)... *unter aller Kritik!*... Das hätten Sie einem humanistischen Gymnasium nicht antun dürfen!... Um Ihrer guten lateinischen und auch sonstigen Arbeiten willen wollen wir... Ihre Examina... *gerade eben noch anerkennen...*"

Die Lehrer machen eine Bewegung, die andeuten soll, daß es nicht anders geht. Paul steht da mit hochrotem Gesicht, verbeugt sich verlegen und verläßt das Prüfungszimmer.

Aber dann stürmt er davon, meldet telegraphisch nach Hause: „Prüfung bestanden", die Bücher fliegen in die Ecke. Die Koffer... es geht „nach Hause".

KAPITEL II

AUF DER UNIVERSITÄT

Von der Universität Breslau ist Paul sehr enttäuscht. Er findet nicht alles so interessant und wissenschaftlich, wie er es sich gedacht hatte und weiß mit vielem nichts anzufangen. Er interessiert sich nur für die Biologie, die er in außergewöhnlichem Maße beherrscht, für die Chemie mit ihren Konstitutionsformeln, für mikroskopische Anatomie, Gewebslehre. Noch im ersten Semester entschließt er sich, Breslau zu verlassen und an die erst neugegründete Universität Straßburg überzusiedeln.

In dieser Zeit, Mitte der siebziger Jahre, bringt die Anilinfarbenindustrie in Deutschland neuartige Präparate auch für die biologische Analyse heraus, die den jungen Studenten Paul Ehrlich besonders interessieren. Er unternimmt auf eigene Faust histologische Färbeversuche und ist von seinen Experimenten so eingefangen, daß er die eigentlichen Universitätskurse und Kollegs darüber vergißt und schwänzt.

Sein Lehrer an der Universität Straßburg, Professor Waldeyer, der als einer der ersten die chemische Denkweise in die Medizin einführte — zu einer Zeit, als die Chemie an den deutschen Universitäten überhaupt noch nicht als selbständige Disziplin anerkannt war —, hat volles Verständnis für Paul Ehrlichs Eigenheiten und läßt ihn gewähren. Er hatte seinen Studenten gegenüber den Wunsch geäußert, daß die Teilnehmer an seinen Kursen auch nach Schluß des Kursus noch weiter arbeiten sollten, und der junge Ehrlich machte von dieser Erlaubnis häufig Gebrauch. So findet ihn Professor Waldeyer eines Tages noch spät an seinem Arbeitstisch im Laboratorium, eifrig bei der Experimentierarbeit. Er tritt näher und sieht, daß es auf dem Tisch wüst aussieht, daß der Tisch in allen möglichen Farben schillert und mit Flecken bedeckt ist. Lächelnd sagt Professor Waldeyer:

„Was machen Sie denn da Schönes?"...

Ehrlich hat bei Eintritt seines Lehrers in das Laboratorium den Versuch nicht unterbrochen und sagt jetzt erst, indem er sein Reagenzglas mit Farblösung — beide Hände voll Farbflecken, von denen auch verschiedenes in sein Gesicht geraten ist — Professor Waldeyer hinreicht:

„Ich probiere, Herr Professor..."

Waldeyer betrachtet die Lösung, sieht sich einige gefärbte Präparate, die Ehrlich ihm zeigt, aufmerksam an und überzeugt sich, daß der junge

Student Paul Ehrlich nicht nur die angegebenen Färbemethoden anwendet, sondern auch andere Färbungen versucht und dabei schöne Präparate erzielt. Und er sagt nur, ihm zunickend:

„Dann probieren Sie nur weiter..."

Bei diesen Versuchen entdeckte Paul Ehrlich eine neue Zellart, die er „Mastzellen" nannte. Er konnte durch seine Färbeversuche zeigen, wie die Zellen sich abgrenzten, wie die Körnchen im Innern der Zelle (sogenannte Granula) sich färbten. Diese Arbeiten waren der Auftakt zu seinen umfassenden *farbenanalytischen Studien*.

Professor Waldeyer hat sich später über den jungen Studenten Ehrlich dahin geäußert, daß er ein schüchterner, sehr junger Mensch von angenehmem Wesen und großem Interesse gewesen sei. Schon damals aber hatte er den Eindruck, daß etwas Besonderes aus diesem jungen Menschen werden würde.

Im dritten Semester, nach bestandenem Physikum, ging Paul Ehrlich an die Universität Breslau zurück, wo er im pathologisch-anatomischen Laboratorium weiter studierte. Diese Rückkehr nach Breslau war offenbar auf einen Rat seines Vetters Karl Weigert zurückzuführen. In autobiographischen Notizen, die ich kürzlich fand, sagt Ehrlich, daß er dort — in Breslau — Gelegenheit hatte, in den Laboratorien „so prominenter Lehrer wie Professor Cohnheim und Professor Heidenhain" zu arbeiten. Er sagt aber auch in diesen Notizen mit Bezug auf Straßburg:

„Ich habe damals gar keine Chemie gehört, aber als ich zum Examen einpaukte, mich gleich kolossal für das Fach interessiert, so daß ich im Examen vorzüglich bekam, trotzdem der Examinator Adolf von Beyer mich gar nicht kannte. Beyer hatte auch zu meinem Lehrer Waldeyer gesagt, daß ich zwar sein Kolleg stets geschwänzt hätte, aber trotzdem eine große Begabung für Chemie besitzen müsse. — Ich glaube auch, daß re vera meine wirkliche Begabung auf chemischem Gebiet liegt, und zwar ist sie eine chemisch-plastische. Die Benzolkerne und die chemischen Formeln schweben wirklich räumlich vor meinem geistigen Auge und ich glaube, daß gerade dieser Faktor mir in meinen späteren Studien von allergrößtem Wert gewesen ist. Ich darf wohl sagen, meine chemische Phantasie war sehr stark ausgebildet und mit Hilfe dieser Begabung habe ich viele Dinge, die erst viel später von der reinen Chemie erkannt worden sind, damals schon vorausgeahnt."

Von der Breslauer Zeit wird erzählt, daß eines Tages ein Kreisphysikus aus Wollstein in Schlesien nach Breslau kommt, um den dortigen Universitätsprofessoren seine Untersuchungen über den Milzbrandbazillus zu demonstrieren. Man führt den Besucher durch das Laboratorium und kommt auch an dem Tisch des Studenten Paul Ehrlich vorbei. Dabei sagt man dem Besucher:

„Das hier ist der kleine Ehrlich... er ist ein sehr guter Färber, aber sein Examen wird er nie machen..."

Dieser Besucher, der Kreisphysikus aus Wollstein, war kein geringerer als Robert Koch, dessen Name später weltberühmt wurde. Er ist in seinem weiteren Forscherleben noch oft mit dem „kleinen Ehrlich" in Berührung gekommen und hat mit ihm zusammen gearbeitet.

Seine Examina machte er doch, trotz dieser pessimistischen Voraussage... In Leipzig, wo er den letzten Teil seiner Universitätszeit verbrachte, panschte und färbte er weiter, zum großen Teil in... einem kleinen Wirtshause, in dem er verkehrte und seine Mahlzeiten einnahm. Die Tochter der Wirtsleute erinnerte Paul Ehrlich später, in der Salvarsanzeit, als er „berühmt" geworden — d. h. für die große Öffentlichkeit berühmt geworden war, wie im Wirtshause ihrer Eltern die Handtücher in den Gastzimmern, im Billardzimmer usw. zum Schrecken der Wirtsleute und der Gäste stets alle Schattierungen von Rot und Blau aufwiesen, große Farbflecken, die sich auch in der Wäsche nicht entfernen ließen. Sogar das Billard, auf dem er in Ermangelung eines Tisches seine Farbenexperimente vornahm, zeigte als Spuren seiner Tätigkeit große Farbflecken.

1878, mit 24 Jahren, promovierte Paul Ehrlich an der Universität Leipzig zum Dr. med. mit einer Dissertation, die auf diesen seinen allerersten farbenanalytischen Versuchen basiert und das Wesen und die Bedeutung der Färbung mit Anilinfarben in der Medizin behandelt.

Niemand kannte diese Arbeit. Ehrlich selbst wußte später nicht mehr, wohin sie gekommen, was aus ihr geworden war. Gedruckt war sie jedenfalls nicht. Erst nach seinem Tode gelang es den Bemühungen seiner Gattin und seines Freundes Prof. Leonor Michaelis, das Original der Dissertation ausfindig zu machen. Sie fand sich im Archiv der Universität Leipzig und trägt den Titel:

„Beiträge zur Theorie und Praxis der histologischen Färbung. I. Teil: Die chemische Auffassung der Färbung. II. Teil: Die Anilinfarben in chemischer, technologischer und histologischer Beziehung." (Leipzig, 17. Juni 1878)

Sie ist für die Erkennung seiner wissenschaftlichen Entwicklung sehr wertvoll und Ehrlich rügt darin, „daß die Histologen sich um die *Theorie* der Färbung noch so wenig kümmerten, obwohl von einer richtigen Theorie auch praktische Rückwirkungen für die Färbetechnik zu erwarten seien[1]."

---

[1] Nachdem das Manuskript dieser biographischen Darstellung abgeschlossen war, fand ich in der Bibliothek des Londoner Britischen Museums das „Archiv für mikroskopische Anatomie" von 1877, in dem die *allererste* Arbeit Ehrlichs über das gleiche Thema abgedruckt war, — ein Jahr bevor er die unveröffentlichte Dissertation einreichte. Diese frühere allererste Arbeit zeigt in knapperer Form die Hauptgedanken der Dissertation. 1877 war Ehrlich noch „cand. med." an der Universität Freiburg

Der Freundlichkeit des Dekans der Medizinischen Fakultät an der Universität Leipzig, Geheimrat Prof. Dr. Kruse ist es zu danken, daß von diesem eigenartigen Schriftstück eine Abschrift genommen werden konnte. In dem von fremder Hand geschriebenen Manuskript findet sich eine Anzahl von Randbemerkungen, Inhaltszusammenfassungen, sogar ein Abschnitt von einigen Seiten im Text von Ehrlichs eigener Hand. Dieser Abschnitt ist in deutschen (gothischen) Lettern geschrieben und man merkt es der Schrift an, wie sehr Ehrlich sich dabei Zwang antun mußte; dagegen sind die Randbemerkungen im späteren Teil mit lateinischen Buchstaben, und zwar alles klein geschrieben. In diesen jungen Jahren also zeigt Ehrlich in diesem Schriftstück schon die ihm eigene merkwürdige Schreibweise, nicht ganz so ausgeprägt zwar wie in späteren Jahren, doch schon die großen, kräftigen Buchstaben seiner charakteristischen Schrift.

Professor Leonor Michaelis äußerte sich wie folgt über diese Dissertation:

„Paul Ehrlich hat seine entschiedene Stellungnahme zur rein chemischen Auffassung des Färbeprozesses ausgesprochen und die ‚*Idee der chemischen Verankerung von fremden Stoffen an das Protoplasma*‘ ist beim Nachdenken über das Wesen der Färbung bei ihm entstanden. Diese Idee ist ihm folgerichtig zur *Seitenkettentheorie* ausgewachsen und für diese Idee hat er sein Leben lang gekämpft und in diesem Kampf alle seine Entdeckungen gemacht.

„Fragen wir nun: War diese Idee richtig? Verschiedene Zeiten, verschiedene Forscher werden verschieden darauf antworten. Ideen kommen, vergehen und werden durch neue ersetzt. Aber sie war bei ihm bei seiner Arbeit notwendig und nützlich, sie leuchtete ihm bei seinen Entdeckungen voran. Er arbeitete sein Leben lang daran, zu beweisen, daß diese Idee richtig sei, und *dabei* entdeckte er alle die *Tatsachen*, die nicht vergehen können und die Zeit überdauern werden[2]."

Professor Julius Morgenroth, Berlin, der durch seine Arbeiten auf dem Gebiet der Chemotherapie bekannte Schüler Ehrlichs, dem ich eine Abschrift der Dissertation schickte, schrieb mir darüber:

„Ich bin Ihnen besonders dankbar, daß Sie mir die Dissertation Ehrlichs zugängig gemacht haben. Sie ist auch für denjenigen, der die Frühreife als einen wesentlichen Zug des Genies kennt, ganz erstaunlich. Es tritt hier die Erscheinung zutage, daß die großen Männer mit einer

---

i. B., 23 Jahre alt. Es ist bemerkenswert, wie in diesen jungen Jahren Ehrlich bereits begann, seine Ideen aufzuzeichnen, die ihm später Wegweiser wurden, wie Keime offenbar wurden, die in vielen seiner späteren Werke zur Blüte kamen.

[2] Zur Erinnerung an Paul Ehrlich: Seine wiedergefundene Doktordissertation. Von Prof. Dr. Leonor Michaelis, Berlin. (Die Naturwissenschaften, Heft 11, 14. März 1919, S. 167).

ganz rätselhaften Kraft auf ihr eigenstes Arbeitsgebiet gedrängt werden. Wie viele Keime späterer Arbeiten stecken schon in dieser Mitteilung des jungen Mannes, die auch schon in der Form die Charakteristika von Ehrlichs Stil fast völlig entwickelt dartut."

In dem „Buch der Großen Chemiker"[1] sagt Richard Koch, Professor für Geschichte der Medizin an der Universität Frankfurt über diese Dissertation:

„Sie enthält im Keim bereits die ganze Lebensarbeit Paul Ehrlichs, die in der Entdeckung des Salvarsans gipfelte... sie beweist, daß Paul Ehrlich, als er die Universität verließ und noch ehe er klinischer Assistent war, sich bereits auf dem Wege befand, der Begründer der Chemotherapie zu werden... Diese lang verloren gewesene Doktorarbeit gehört zweifellos zu den klassischen, zu den epochemachenden Werken der medizinischen Weltliteratur. Ihr Inhalt ist nicht annähernd ausgeschöpft und sie gewährt uns einen unersetzlichen Einblick in die wissenschaftliche Seele Paul Ehrlichs; sie ist zudem besonders geeignet als Schlüssel zu dem Gegenstand ‚Paul Ehrlich als Chemiker'[2]... Schon ein Jahr vor seiner Dissertation (also 1877) hatte Paul Ehrlich über das gleiche Thema im „Archiv für mikroskopische Anatomie" geschrieben".

Das, was Paul Ehrlich hier niedergelegt hat, ist später immer wieder irgendwie aufgetaucht und zieht sich „wie ein roter Faden" durch alle seine Arbeiten.

---

[1] Bugge: Das Buch der Großen Chemiker (1929) Bd. II. S. 425ff.

[2] Paul Ehrlich, Eine Darstellung seines wissenschaftlichen Wirkens, a. a. O. Kapitel E. „Chemie und Biochemie", S. 411—505.

KAPITEL III

IN DER BERLINER CHARITÉ

Noch im gleichen Jahr, also mit 24 Jahren, legte Paul Ehrlich die ärztliche Staatsprüfung ab und wurde gleich nach Beendigung seiner Studien Assistent und später Oberarzt in der II. Medizinischen Klinik der Charité unter Professor von Frerichs.

„In das ‚sogenannte Laboratorium‘ — so ist dem Brief eines früheren Kollegen Ehrlichs zu entnehmen, — „gelangt man durch einen dunklen Vorraum über Besen, Aufspannbretter für Tiere, und Eimer stolpernd. An den Wänden des Laboratoriums sind lange Borde mit Gläsern und Fläschchen mit Farbstoffen. Auf einem Bord stehen nur zwei Töpfe. Es ist ein Brutapparat vorhanden, Aufspannbretter für Versuchsobjekte, auf einem der Bretter ist eine Maus aufgespannt zur Untersuchung. Ein langer Arbeitstisch mit Bunsenbrenner und Wasserleitung... das ist die ganze Ausstattung."

„Die zwei Töpfe auf dem einen Bord stellt Ehrlich lachend vor: ‚Meine anatomische Sammlung‘... nimmt einen Topf herunter, hebt den Deckel ab und zeigt dem Besucher oder Kollegen, der voll belustigter Neugier fragt: ‚Was haben Sie denn da Schönes?'"

„Hier ein seltenes Karzinomstückchen...",

„Aus dem anderen Topf holt er mit der Pinzette ein anderes Stück: ‚Hier ein extirpierter Primäraffekt'...[1] wissen Sie, verstehen Sie'... (mit schelmischem Lachen): ‚Wenn der Lues-Erreger gefunden wird; muß ich doch gerüstet sein...'[2]"

Paul Ehrlich hatte hier reichlich Gelegenheit, die von ihm gefundenen Reaktionen anzuwenden, seine farbenanalytischen Studien weiter zu verfolgen und seine später oft gerühmten Qualitäten als Diagnostiker zu üben. Er konnte sich in dieser Weise nur entwickeln, weil sein Chef, Professor von Frerichs, die Bedeutung Ehrlichs sofort erkannt hatte, ihn nicht zu sehr mit laufenden klinischen Arbeiten belastete und ihm in seinen wissenschaftlichen Experimenten vollkommen freie Hand ließ. Von Frerichs pflegte zu sagen: „Nur freie Vögel singen, gefangene nicht".

---

[1] Erstes Syphilisgeschwür im Frühstadium der Krankheit. Anm.

[2] Der Erreger der Syphilis wurde bekanntlich erst 1905, also mehr als 25 Jahre später entdeckt, und zwar durch Prof. Schaudinn im Reichsgesundheitsamt Berlin und Dr. Hoffmann, damals Oberarzt der Klinik für Haut- und Geschlechtskrankheiten der Universität Berlin (Direktor Prof. Lesser).

Ehrlich ist vergnügt, voll Illusion und Phantasie. Jeden Vormittag sagt er zu seinem Laboratoriumsdiener:

„Karl, ein Kaviarbrötchen..."

worauf dieser verschwindet und regelmäßig mit einer alten Schrippe mit

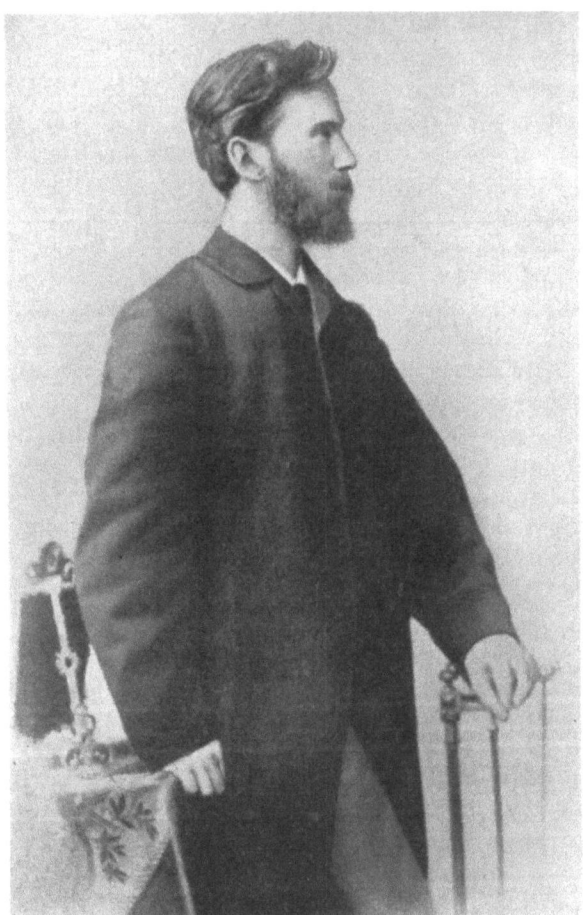

Paul Ehrlich 24 Jahre

wenig Butter und noch weniger trockenem Schinken wiederkommt. Von seinen Kollegen geneckt, sagt Ehrlich lachend:

„Kinder, Ihr wißt ja nichts... in dem Moment, da ich bestelle, habe ich wenigstens die Illusion des Vorgeschmacks, es könnte — ausnahmsweise — doch vielleicht einmal ein Kaviarbrötchen sein."

Schon damals, so sagt sein früherer Kollege, sei Ehrlich ein starker Raucher gewesen und Karl mußte ihm in einem bestimmten Geschäft

Unter den Linden immer 20 Zigarren zu 50 Pfennig das Stück (eine enorme Ausgabe für einen jungen Assistenten) kaufen. Als seine Kollegen ihn aufmerksam machen, Karl könne doch gerade so gut 20 Stück zu 40 Pfennig oder gar zu 25 Pfennig bringen und ihm dafür 50 Pfg. anrechnen, sagt Ehrlich:

„Ich habe mir genau ausgerechnet, um wieviel Karl mich bemogelt. Wenn ich ihn wegschicke und einen anderen nehme, sind die Schmugelder vielleicht noch höher... *das auszurechnen... lenkt mich zu sehr von der Arbeit ab!*"

Zuweilen, wenn es ganz schnell gehen soll, fährt er selbst per Droschke zu seinem Zigarrenlieferanten, um sich neuen Vorrat zu holen.

. . . . . .

Die beiden Krankensäle, die zur Frerichschen Klinik gehören, sind mit ausgesucht schwerem Krankenmaterial belegt und es ist oft trostlos, in den weiten, überfüllten Räumen das Leiden der vielen Kranken zu sehen und ihr Klagen anzuhören. Hier ausschließlich klinische Ar-

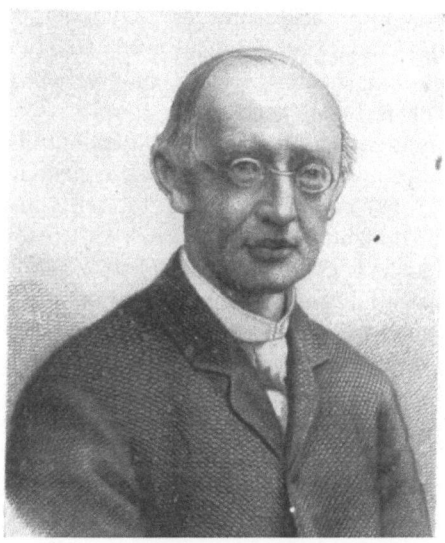

Professor von Frerichs

beit zu leisten, ist natürlich für einen weichen, zart empfindenden Menschen wie Ehrlich unerträglich. Und doch versagt er auch nicht bei diesen schweren Aufgaben. Sein früherer Kollege berichtet, daß Ehrlich die schwierigsten Eingriffe wie Leberpunktion zur Bestimmung des Glykogens bei einem Tabiker mit äußerster Gewissenhaftigkeit und

Zartheit vornahm, um den Patienten möglichst zu schonen. Und daß er, als es einmal notwendig wurde, ohne jede Vorbereitung bei einem Mädchen eine Tracheotomie zu machen, die Trachealwunde mit einer Gabel so lange auseinanderhielt, bis aus der Chirurgischen Klinik die Kanüle geholt wurde.

Nach der täglichen klinischen Visite mußte der Urin fast aller Kranken mit der Diazoprobe in Ehrlichs Laboratorium untersucht und daraufhin die Prognose gestellt werden. Bei der großen Übung, die Ehrlich in der Anwendung seiner Reaktionen hatte, gelang es ihm häufig im Verlauf der Erkrankung, im Urin eines Typhuskranken schwere Wendungen vorauszusehen zu einer Zeit, da sonst noch nichts Alarmierendes beobachtet werden kann. Oft glauben ihm die Kollegen nicht, aber der Verlauf der Krankheit gibt ihm stets recht.

Dann müssen Blutpräparate gefärbt werden. Ehrlichs Ruf als „guter Färber" hat zur Folge, daß sich ein kleiner Kreis eifriger Studenten zu ihm, der inzwischen Privatdozent geworden ist, findet, die sich von ihm in seinen Methoden unterweisen lassen. In der Gewinnung von Blutpräparaten muß aufs peinlichste Ehrlichs Methode eingehalten werden und manche herbe Kritik bekommt der zu hören, der von den Vorschriften abweicht. Paul Ehrlichs Unermüdlichkeit und Ausdauer bei dieser Arbeit läßt damals unter seinen Schülern das geflügelte Wort entstehen „Ehrlich färbt am längsten".

Aber auch befreundete oder bekannte Professoren kommen oft, manche täglich, zu Besuch und es ist ergötzlich, bei denen, die den primitiven Arbeitsapparat Ehrlichs noch nicht kennen, das Staunen zu sehen über die Exaktheit und Vollkommenheit seiner Arbeit, trotz dieser primitiven Hilfsmittel. Es macht Ehrlich besonderen Spaß, einen Neuling an seinen Experimentiertisch zu führen. Dort steht auf dem Tisch an einer Seite ein Dreifuß, darüber liegt eine Eisenplatte. Und unter dem überragenden Ende der Eisenplatte befindet sich eine Gasflamme. Er stellt lachend vor:

„Meine Vorrichtung zum Färben von Blutpräparaten... wissen Sie... verstehen Sie..."

Er läßt die Eisenplatte über dem Dreifuß in der Gasflamme heiß werden. Dann gibt er in ein Reagenzglas etwas Leitungswasser und läßt Tropfen davon auf das durch die Flamme erhitzte Ende der Eisenplatte fallen, die aufzischt.

„Sehen Sie,... wenn der Tropfen kocht, haben wir 100°... dann..." er legt ein paar Glasplättchen mit Blutpräparaten auf dieses erhitzte Ende... „werden die Blutpräparate angewärmt... fixiert"... Er nimmt ein Glasplättchen auf mit der Pinzette, legt es vorsichtig in eine danebenstehende Schale mit Farbflüssigkeit, die anderen Plättchen ebenfalls, eins nach dem andern: „gefärbt"..."

„Genial... einfach genial" kann der Besucher nur voll Bewunderung bemerken.

„Was macht Ihre Arbeit über *das Sauerstoffbedürfnis des Organismus?*" wird er gefragt.

Ehrlich hat schon wieder mit etwas anderem begonnen und antwortet nur, mit einer Kopfbewegung nach einem der Borde an der Wand,

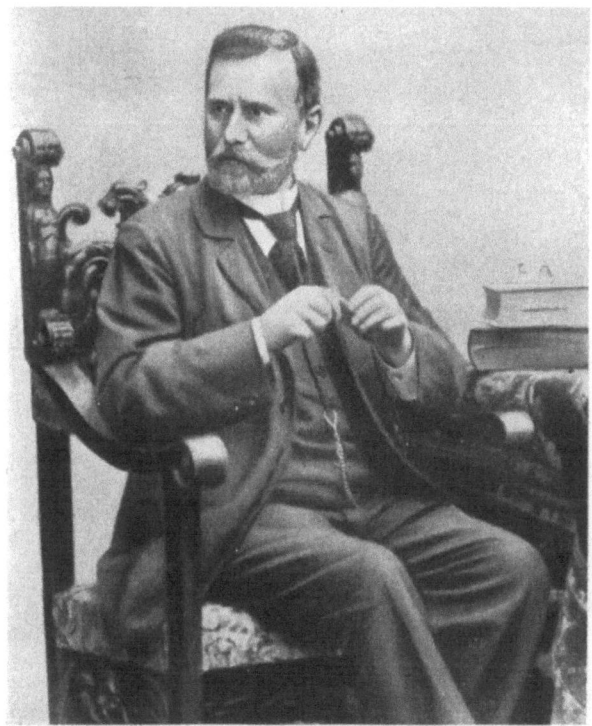

Paul Ehrlich 29 Jahre

in dessen äußerster Ecke ein Stoß Manuskripte liegt:

„Bald... in den Ferien...", und während er mit seiner Arbeit fortfährt, zitiert er aus seiner neuen, demnächst zu erscheinenden, Aufsehen erregenden Publikation:

„*Wie* der Farbstoff in die Zelle gelangt, ist mir noch nicht klar, aber unzweifelhaft bedingt die Größe des Moleküls das Eindringen in die Zelle. Ich stelle mir das so vor... *wie die Meteore durch den Dunstkreis der Erde dringen, so werden im Kleinsten die Moleküle in das Plasma der Zelle geschleudert... sie bleiben dort... irgendwie nutzbringend,... werden zum Beispiel als Sauerstoffträger verwendet und dann wieder... ausgeschieden...*"[1]

Aber die Publikation der großen Monographie muß zunächst einmal noch etwas zurückgestellt werden, sie wird auch in den Ferien noch nicht druckreif. Paul Ehrlich vermählt sich (1883) mit dem 19jährigen liebreizenden Töchterchen einer schlesischen Großindustriellen-Familie, Hedwig Pinkus, in der er während des ganzen Lebens eine treue, verständnisvolle Gefährtin findet.

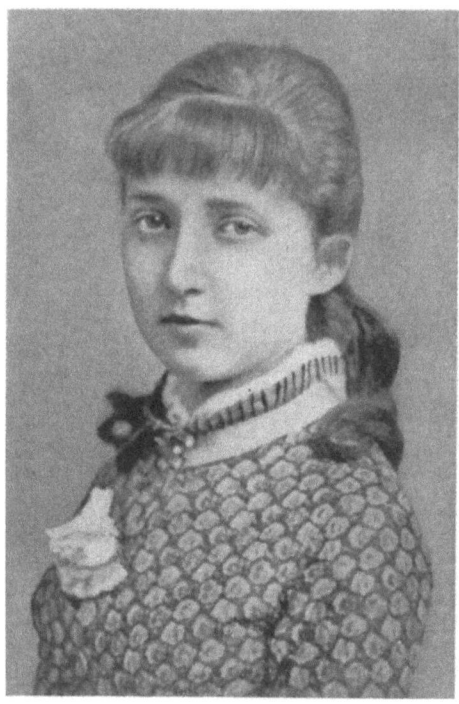

Hedwig geb. Pinkus 19 Jahre

Was Paul Ehrlich in den folgenden Jahren, schon als junger Assistent, wissenschaftlich leistete, ist ungeheuer. Früh schon, sobald ihm Tiermaterial für seine Versuche zur Verfügung standen, verlegte er den Färbungsakt, anstatt nur totes Gewebe zu färben, in den lebenden Organismus, wo seiner Meinung nach die Färbe-Ergebnisse noch viel beweisender sein würden. Hierbei fand er, daß z. B. Methylenblau sich im Organis-

---

[1] Aus Ehrlichs Monographie: „Das Sauerstoffbedürfnis des Organismus". Eine farbenanalytische Studie. Berlin: Hirschwald 1885. (Hierfür wurde ihm im Jahre 1887 von der Senckenbergischen Naturforschenden Gesellschaft in Frankfurt a. M. der „Tiedemann"-Preis zuerkannt.)

mus des Tieres in den Nervenendigungen speicherte, während ein roter Anilinfarbstoff sich im Gehirn ansetzte. Damit sah er seine Annahme bewiesen, daß zwischen den chemischen Substanzen und den lebenden Organen „Affinitäten", Verwandtschaften bestehen müssen, und basierte darauf ausgedehnte Versuche, die schon damals zu den „Seitenketten" und zur „Chemotherapie" hinleiteten. In diesen ersten Leistungen, die ihm schon in jungen Jahren Weltruf in der medizinischen Wissenschaft eintrugen auf Gebieten, in denen er Pfadfinder war, die alle dem Ziel zustrebten: *Erkenntnis des biologischen Geschehens und als Folge Erkenntnis der Heilung von Krankheiten,* liegen die Wurzeln zu all seinem späteren so erfolgreichen Wirken zum Wohl der Menschheit. Ohne selbst eine medizinische oder chemische „Schule" durchgemacht zu haben — denn er verfolgte schon als Student, wie wir gesehen haben, seine eigenen Ideen, die seine ganze Lebensarbeit durchzogen —, schuf auch er keine „Schule" im eigentlichen Sinne, und doch hatte die Wissenschaft in ihm einen gewaltigen Förderer und Lehrer. Aus der ganzen Welt strömten junge Forscher zu ihm, ließen sich begeistert mitreißen in seine Gedankenwelt und seine Arbeitsmethoden und trugen seine Lehren wieder hinaus in die ganze Welt.

. . . . .

Robert Kochs weltbewegende Entdeckung des Tuberkelbazillus

In diese Zeit fällt Robert Kochs weltbewegende Entdeckung des Tuberkelbazillus, die er im Jahre 1882 in einem Vortrag in der Berliner Physiologischen Gesellschaft unter großem Aufsehen bekannt gibt.

Paul Ehrlich erinnert sich während des Vortrages, daß er schon einmal bei seinen Färbeversuchen von Organ- und Sputumpräparaten von Tuberkulosekranken vereinzelte Stäbchen gesehen hatte, die er damals nicht deuten konnte. Er eilt gleich nach dem Vortrag in sein Laboratorium in der Charité und beginnt zu färben...

Im Laboratorium steht ein kleiner eiserner Ofen, in dem das Feuer längst ausgegangen ist. Er legt die gefärbten Präparate aus Bequemlichkeit, und weil er nicht gleich ein passendes Gestell findet, in der Eile auf die eiserne Platte des niedrigen Ofens zum Trocknen.

Am nächsten Morgen macht die Wartefrau Feuer im Ofen, ohne die Glasplättchen mit den Präparaten auf der Ofenplatte zu bemerken.

Ehrlich kommt früh ins Laboratorium, um nach seinen Präparaten zu sehen. Das Feuer im Ofen bemerkend, stürzt er entsetzt auf den Ofen zu, nimmt die Präparate, hält sie ans Licht und bemerkt zu seiner Überraschung, daß sie wunderschön gefärbt sind, und bei Prüfung unter dem Mikroskop kann er feststellen, daß die Tuberkelbazillen in Haufen sich darin abheben. Ein merkwürdiger Zufall war ihm hier zu Hilfe gekommen — oder nennen wir es „Glück", eines der „vier großen G":

Geduld, Geschick, Geld und „Glück", die Paul Ehrlich stets als Erfordernis für erfolgreiches Arbeiten bezeichnet. Die Wärme der Ofenplatte hatte den Färbungsprozeß begünstigt und dieses fabelhafte Resultat hervorgebracht, das der Ausgang war zu allen weiteren hochwichtigen Studien über die Tuberkulose.

Paul Ehrlich eilt sofort zu Robert Koch, ihm seine Befunde zu zeigen. Und nun folgt intensivste Arbeit auf diesem neuen Gebiet. Koch selbst hat in einer Veröffentlichung[1] der spezifischen Färbung durch Ehrlich große Bedeutung zuerkannt. Er sagt darin:

„Es hatte sich bald herausgestellt, daß mit Hilfe des Ehrlichschen Färbungsverfahrens der Nachweis der Tuberkelbazillen diagnostisch zu verwerten sei und *allein diesem Umstand ist es zu danken, daß man sich allgemein mit dem Aufsuchen der Bazillen im Sputum beschäftigt hat, während sich sonst wohl nur wenige Forscher mit den Tuberkelbazillen befaßt haben würden.*"

Das durch Kochs Arbeiten bedingte Entstehen einer rein ätiologischen Forschungsrichtung erweckt nun Ehrlichs Interesse, vor allem *die Ursachen* der Krankheiten aufzusuchen und zu finden. Er schließt sich dieser Richtung an und durch diese Gemeinsamkeit wiederum wird eine engere Zusammenarbeit zwischen Robert Koch und Paul Ehrlich hergestellt. Schon bald wird er von Koch beauftragt, zusammen mit P. Guttmann die ersten Tuberkulinbehandlungen an Kranken im Krankenhause Moabit vorzunehmen und zu überwachen.

Der plötzliche Tod seines Chefs von Frerichs ist für Paul Ehrlich ein schwerer Schlag. Es kommt ein anderer, Professor Gerhardt, der nicht so großzügig ist und Ehrlich nicht versteht. Er will den jungen Oberarzt in eine andere Richtung, in die starre Bahn der klinischen Medizin zwingen. Die Typhuskranken in der Klinik sollen — zum Zweck der Demonstration für die Studenten — mit verteilten Dosen von Thallin in einem mittleren Fieberzustand gehalten werden, was Ehrlich als „continuierliche Thallinisation" bezeichnete. Professor Gerlach aber sagt abfällig zu einem anderen Assistenten, der Paul Ehrlich helfen soll:

„Ehrlich zerstört uns nur die typische Form der Fieberkurve, die wir zur Demonstration für die Studenten brauchen." Er hatte die Bedeutung der Arbeiten Ehrlichs überhaupt nicht erkannt.

. . . . .

An Tuberkulose erkrankt

Ehrlich hält den Zwang nicht aus, zieht sich außerdem in der Klinik eine Lungentuberkulose zu und scheidet aus der Charité aus, um mit seiner jungen Frau nach Ägypten zu gehen. Dort bleiben sie zwei Jahre, bis die Krankheit ausgeheilt ist.

---

[1] Deutsche Medizinische Wochenschrift 1883, No. 10.

Nach Ansicht seiner Freunde war seine Erkrankung nicht so schlimm, aber unter dem seelischen Druck drohte er zusammenzubrechen. Ehrlichs Vetter, Professor Felix Pinkus, sagte später darüber:

„Ehrlichs Geist duldete keine Fessel. Wie der edle Renner im Gespanne bebend vergeht und ohne vorwärts zu kommen und ohne sichtbare Leistung durch seine innere Erregtheit kraftlos zusammenbrechen kann, so verging Ehrlichs Körper, wenn ihm Fesseln angelegt waren. Schon einmal, vor mehr als 25 Jahren, fürchtete man für sein Leben, als er nach dem größten Unheil, das ihn betroffen hat, dem plötzlichen Tode seines Beschützers und Hegers Frerichs, in schwere Fron geriet, auf den alten klinischen Weg gezwungen werden sollte. Das vermochte er nicht zu ertragen, sichtlich schwand er dahin und mußte sich befreien, wollte er sein Leben erhalten. Lungentuberkulose nannte man seine Krankheit und er hat auch deren klinische Zeichen dargeboten, sein Hauptleiden aber war der Zwang. Nie wieder hat die leicht verheilende Krankheit ihn gestört, seit er wieder zu Kräften gelangt war[1]."

In seinen schon erwähnten autobiographischen Notizen schreibt Paul Ehrlich über diese schwere Prüfungszeit:

„Wie ich damals bei Gerhardt mich so elend fühlte, ging ich immer an meinen Farbenschrank und sagte: ‚Das sind meine Freunde, die mich nicht im Stich lassen werden'".

---

[1] Nekrolog. Medizinische Klinik 1915, No. 50/51.

KAPITEL IV

ZUSAMMENARBEIT MIT ROBERT KOCH
UND EMIL VON BEHRING

Nach seiner Rückkehr im Jahre 1889, genesen und gekräftigt, richtete Ehrlich sich in Berlin ein kleines Privatlaboratorium ein und ar-

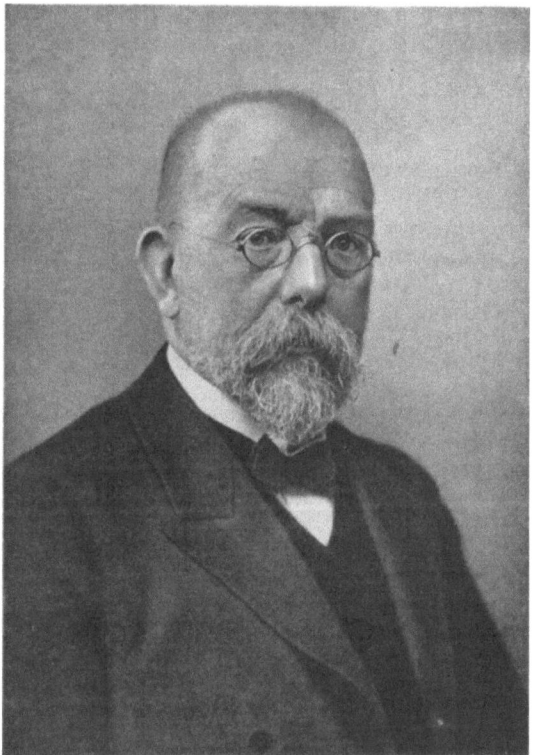

Robert Koch

beitete erfolgreich an seinen eigenen Ideen weiter, wenn auch in kleinem Rahmen und auf eigene Kosten.

Robert Koch hatte inzwischen die Leitung des neugegründeten Instituts für Infektionskrankheiten (Robert-Koch-Institut genannt) übernommen und bietet nun Ehrlich bei sich eine Arbeitsstätte an. Ehrlich akzeptiert gern und verlegt seine Arbeiten dorthin.

Und nun kommt, wie in den Arbeiten seiner Zeitgenossen gesagt wird, eine neue Epoche in Ehrlichs Arbeiten: Die Bakteriologie. „Das war die Geistes- und Forschungsrichtung, für die Ehrlich so lange ununterbrochen gearbeitet und gekämpft hatte: Mittel zu finden, die infolge einer chemischen Verwandtschaft zu bestimmten Zellen und Substanzen im Organismus sich an diese Stellen verteilen und ‚verankern', und auch nur auf diese spezifisch wirken."

In dieser Zeit tritt Paul Ehrlich in wissenschaftliche Beziehungen zu Emil von Behring, und aus dem intensiven Zusammenarbeiten der beiden Forscher entwickelt sich ein enges Freundschaftsverhältnis.

Im Jahre 1892 entdeckt Emil von Behring spezifisch heilende Immunstoffe im Blutserum von Tieren, die mit Diphtherie- und Tetanusbazillen infiziert sind.

Behrings Entdeckung hielt die Welt in Atem. Unter großen Hoffnungen wird das hergestellte *Diphtherie-Antitoxin = Diphtherie-Heilserum* in die medizinische Praxis eingeführt, versagt aber bald. Es zeigt sich, daß es keinen genügend hohen Antitoxingehalt besitzt und daher nicht wirksam genug ist. Daraus wäre das größte Dilemma erwachsen, denn die Erfindung hätte sich als Fehlschlag erweisen müssen. Es droht die Katastrophe, daß das Präparat wieder zurückgezogen werden muß.

Hier nun verhilft Paul Ehrlich mit seinen wissenschaftlichen Erfahrungen seinem Freunde Emil von Behring dazu, daß das Diphtherieheilserum wirksam und brauchbar wird. Er stellt in umfangreichen Tierversuchen einen genauen Standard auf über die zur Heilung notwendigen Antitoxineinheiten. Durch mehrfache Überimpfung bei Pferden wird im Blut dieser behandelten Tiere ein mit Antitoxin reich beladenes hochwertiges Serum erzeugt, das volle Heilkraft bei Diphtheriekranken besitzt. Nach diesen von Ehrlich ausgearbeiteten zahlenmäßigen Grundlagen zur Wertbestimmung des Antitoxins wird noch heute in den chemischen Fabriken überall das Diphtherieheilserum hergestellt. Der von ihm aufgestellte Standard ist in der ganzen Welt gültig.

Professor Julius Morgenroth, Berlin, Schüler Paul Ehrlichs, sagt hierüber in einem Aufsatz über Ehrlichs Arbeiten:

„Der Behringschen Entdeckung, so klar und einwandfrei sie auch in ihren Grundprinzipien dastand, fehlte noch viel, beinahe alles, um sie zu einem sicheren und dauernden Gewinn für die Heilkunde zu machen. Hier griff Ehrlich mit Meisterhand ein, und den vereinten Bemühungen der beiden Forscher gelingt es erst, das Diphtherieheilserum zu vervollkommnen und für die praktische Verwendung brauchbar zu machen."

„Es ist Ehrlichs großes Verdienst, Methoden geschaffen zu haben, um die Antitoxine, jene in der Natur heute noch unerkannten, den Bemühungen des Chemikers trotzenden Heilstoffe nach biologischen Methoden zu messen und den durch den Antitoxingehalt bedingten Wert des Diphtherieheilserums quantitativ zu bestimmen. Auf der Grundlage dieser exakten Meßmethode, die sich für die Wertbestimmung der Heilsera

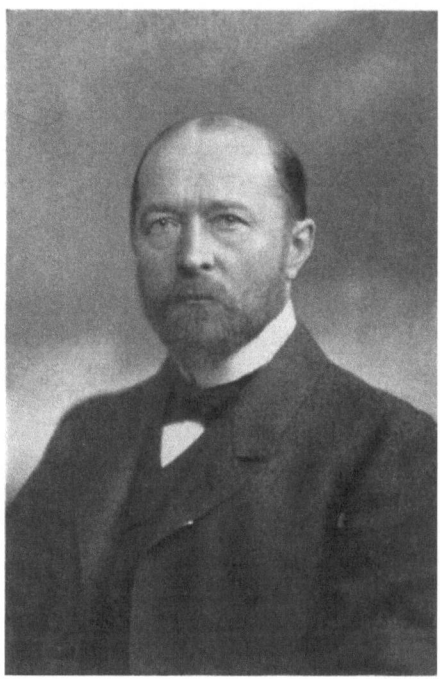

Emil von Behring

die ganze Welt erobert hat, ruht heute das ganze Gebäude der Serumtherapie."

Als natürliche Folge dieser engen Zusammenarbeit zwischen Ehrlich und Behring schließen die Fabriken, die sich zur fabrikatorischen Herstellung bereit erklärt hatten, mit beiden Forschern einen Vertrag für prozentuale Beteiligung an den Erträgnissen aus dem Diphtherie-Heilserum.

Was sich dann abspielt, wird für Paul Ehrlich zu einer der größten Enttäuschungen seines Lebens, zu einer wahrhaften Tragödie, deren Folgen er nie ganz verwinden konnte.

In Briefen, die Paul Ehrlich später schrieb, sind seine eigenen Anschauungen und Empfindungen über das, was hier geschehen war und was aus diesen Verhandlungen resultierte, emphatisch zum Ausdruck gekommen.

In einem Brief an einen seiner Freunde in Kopenhagen, der wegen dieser Vorgänge und den neuerlichen Bemühungen Behrings anfragte, schrieb Paul Ehrlich am 11. November 1899 wie folgt:

„Ihre Nachrichten über B. haben mich nicht in Verwunderung gesetzt. Er hat nur geerntet, was er gesät hat... Daß das Institut, von dem er ursprünglich sprach, eine Dependance von Marburg sein sollte und ich so ein Untergebener von ihm, davon war *damals* keine Rede... Daß B. sich im Laufe der Zeit die Sache anders eingebildet und geglaubt hat, daß ich für einen lächerlichen Gehalt dafür arbeiten würde, daß *ihm* neue Entdeckungen und Millionen zufließen, glaube ich recht gern...

Nur *mir* hat er den Diphtherie-Erfolg zu verdanken, insbesondere seine großen materiellen Erfolge. Als wir uns zusammentaten, hatte *er* ein $1/4$- bis $1/2$-faches Serum, ich ein 30-faches, und hat es dann noch $1/2$ bis $3/4$ Jahr gedauert, ehe er zu einem höherwertigen Serum gelangte. Bei dieser Arbeit hatte ich die milchgebenden Tiere (Ziegen, Kühe), er das Pferd, das ja viel höhere Antitoxine ergibt. Diesen Umstand hat dann Behring, als er mit Mühe und Not soweit gekommen und ein 100 — 150-faches Serum nach meinen Prinzipien gewonnen hatte, benutzt, um mich zu diskreditieren, daß ich nichts vom Immunisieren verstünde, daß er viel höher käme als ich, usw. Daß das am Tier, nicht am Immunisator liege, davon wollte er wohlweislich nichts wissen. Ich hatte damals meine Ziegen auf 100 gebracht, was ja eine sehr *hohe* Immunität ist, wie jeder weiß, der mit „Ziegen" gearbeitet hat. — Ich werde immer ganz ärgerlich, wenn ich an diese dunkle Periode und an die Geschicklichkeit denke, mit der damals B. meine wissenschaftliche Beteiligung verhüllt hat.

Die Revanche ist ja auch nicht ausgeblieben, er hat ja sehen können, wie weit er nach meiner Trennung *ohne mich* gekommen ist. Alles ist abortiert, Pest, Cholera, Rotz, Streptokokken, keine Fortschritte im Diphtheriegebiet — nur Hypothese gewagter Art und pseudo-exacte Zahlenspielereien — und das alles bei einem Überfluß von Mitteln und einer Schar von Arbeitern (Ruppel, Lingelsheim, Knorr, Japaner und die Unterstützung der großen Fabrik).

Natürlich können Sie denken, mit welchem Grimm er erfüllt ist, er wollte der Alleinherrscher sein, der nach Ecrasierung von Koch der ganzen Welt die Gesetze vorschrieb und nebenbei die größten Summen verdiente. Es war das die Idee eines Übermenschen, dem gottlob das nötige Überhirn fehlte. Das Berglaboratorium war mit seinen Hallen, Teichen, Wiesen, als eine Zwingburg der freien Wissenschaft gedacht, und es ist ein Glück für den freien Forscher, daß dieser Plan zunichte, und auf der hohen Feste die Maschinen stehen und in den Brutöfen wieder Zimmertemperatur. Weg mit dem Mammonismus der Wissenschaft."

Emil von Behring gab sich nicht zufrieden, Ehrlich zu beunruhigen. Er war der Ansicht, daß Ehrlichs Institut in Frankfurt eigentlich alle experimentelle Versuchsarbeit, die er (Behring) verlangen würde, ausführen müsse, ohne die üblichen Kontrollgebühren dafür zu berechnen. In diesem Sinne reichte er einen Antrag im Ministerium ein, daß diese Arbeit Ehrlich von der Regierung als obligatorisch auferlegt werden müsse. Als Paul Ehrlich von der Regierung deswegen angefragt wurde, gab er einen detaillierten Bericht an das Preußische Ministeruim und zeigte die Gründe auf, weshalb es unmöglich sei, dem Antrage v. Behrings stattzugeben. Und in einem ausführlichen, vierzehn Seiten langen Schreiben von 1. November 1906 an seinen Förderer im Ministerium Ministerialdirektor Dr. Althoff sagte er folgendes:

„... ich muß Ew. Excellenz um Nachsicht bitten, wenn ich auf die Geschichte der Gründung des Institutes ausführlicher eingehe...

Meine Arbeiten über Immunität sind ganz unabhängig von v. Behring begonnen worden und haben zu dem Ergebnis geführt, daß gegen die pflanzlichen Eiweißstoffe, Ricin, Abrin, eine Immunität existiert. Diese Immunität habe ich zum ersten Male quantitativ verfolgt und gefunden, daß sie durch geeignete Maßnahmen *progressiv* gesteigert werden kann."

„ Als dann v. Behrings Entdeckung der Antitoxine herauskam, habe ich mit meinen Mitarbeitern, insbesondere Wassermann, das von mir gefundene Prinzip der Immunitätssteigerung auf diesen Fall übertragen. Wir bemühten uns, eine möglichst hochgradige Immunität zu erzeugen und die Milch der so behandelten Tiere (Immunmilch) therapeutisch zu verwerten. Diese Versuche begannen am Tetanus und führten dann zu der praktisch wichtigeren Diphtherieimmunisierung. Hier kam es zunächst zu einer scharfen Konkurrenz mit von Behring, dem es absolut nicht gelingen wollte, seine wichtige Entdeckung der Antitoxine praktisch verwertbar zu machen. Es wurden (ich glaube im Herbst des Jahres 1901) in der Kinderbaracke des Instituts mit dem Behringschen Serum Versuche angestellt, die gar keine positiven Resultate ergaben und auch nicht ergeben konnten, da das v. Behringsche Serum in 1 cc erheblich weniger als 1 Immunitätseinheit enthielt und also therapeutisch so gut wie wirkungslos sein mußte. Nun wurde ich aufgefordert, mit meinen Seris Versuche anzustellen, die sofort gute Resultate ergaben. Ich bemerke, daß meine von Ziegen (einer sehr schwer gegen Diphtherie zu immunisierenden Tierspezies) erhaltenen Sera 30 I.E. in 1 cc, ein Serum sogar fast 100 I.E. in 1 cc enthielt.

„Unter diesen Umständen bot mir v. Behring ein Zusammenarbeiten an, was für ihn wohl eine Notwendigkeit war, weil er eben trotz der großen ihm von Höchst zur Verfügung gestellten Mittel, gar nicht vorwärts gekommen war, denn er war damals, als er sich mit mir vereinte, auf einem völlig irrigen Wege, indem er meinte, daß *überempfindliche* Tiere mit allerkleinsten Toxingaben zu hohen Graden der Immunität gebracht werden müßten. Er hat ferner die Axe der ganzen Hochtreibung, die *Gewinnung starker Gifte*, vernachlässigt und zeigte mir damals eine 5-Literflasche mit Diphtheriegift, die nach seiner Hoffnung für 50 Jahre Immunisierung in einem Großbetriebe ausreichen sollte. Sie würde kaum für ein Pferd ausgereicht haben. Ich und meine Mitarbeiter standen dagegen streng auf dem Boden der Immunitätssteigerung durch progressiv gesteigerte Giftdosen eines stark wirksamen Giftes. Es war eine harte Arbeit, v. Behring zu meinem Standpunkt zu bekehren und dem richtigen Wege zuzuführen, auf dem er dann aber, nach etwa einem halben Jahre, wirklich heilkräftige Sera gewann... Zu den grundlegenden Versuchen, welche speziell Kossel an Berliner Krankenhäusern durchgeführt hat, und welche zur Ermittlung der heilsamen und immunisierenden Dosen führten, hat Behring nicht einen Tropfen Serum gegeben.

„So habe *ich* in der *kritischen* Zeit die verfahrene Sache in das richtige Geleis gebracht und es von Behring dadurch überhaupt erst ermöglicht, die praktischen Erfolge seiner Entdeckung zu gewinnen."...

„Als sich dann endlich die praktischen Erfolge einstellten und v. Behring zu Ruhm und Ehren gekommen war, war sein erstes Beginnen, mir die persönlichen Vorteile, die ich mir nach jahrelanger Arbeit verdient hatte, wieder zu entreißen.

„... Noch immer steigt ein Gefühl tiefer Bitterkeit in mir auf, wenn ich an diese Zeit denke, nicht wegen des materiellen Verlustes, den ich verwunden habe, sondern wegen der großen Rücksichtslosigkeit, mit der v. Behring die Partie begonnen und durchgeführt hat. Erst durch mich ist er in den Sattel gelangt und seine erste Handlung war ein Fußtritt für den Helfer, dessen Beistand ihm zwar unangenehm, aber notwendig war...

„Als äußeres Zeichen meiner Beteiligung erwähne ich, daß noch heute auf jedem Fläschchen Diphtherieserum der Höchster Farbwerke zu lesen ist: „Hergestellt nach Behring-Ehrlich"...

. „Zu alledem kommt, daß unzweifelhaft gerade durch Mithilfe der Kontrollstation und meiner Arbeiten auf dem Prüfungsgebiet das deutsche Serum in der Welt so angesehen ist und ein so außerordentlich verbreiteter Handelsartikel geworden ist...

„Ich muß es nach diesen Tatsachen als den Gipfel der Unbilligkeit betrachten, wenn v. Behring einen Teil der Einkünfte des Instituts... zur Förderung seiner persönlichen Arbeiten in Anspruch nehmen will. Er ist es, der bei unserer Zusammenarbeit gut gefahren ist!...

„Ich fürchte ein wirkliches Zusammenarbeiten mit v. Behring aufs allerhöchste. In der Diphtheriekampagne, über die ich oben berichtet habe, bestand wissenschaftlich ein stetes Ringen zwischen v. Behring und mir, aus dem ich schließlich zwar als Sieger, aber als Pyrrhussieger, völlig erschöpft und verärgert, hervorging.

„Als ich dann in Steglitz die Kontrollstation erhielt, habe ich wiederum mit v. Behring zusammengearbeitet. v. Behring glaubte damals, durch Behandlung von Tuberkelbazillen unter hohen Temperaturen, ein Präparat, T. DR. erzeugt zu haben von hohen toxischen Eigenschaften, das zur Immunisierung der Tiere hervorragend geeignet sein und das schon von Höchst aus in den Handel gebracht werden sollte. Wir untersuchten das Präparat — und Herr Geheimrat Dönitz hat sich besonders damit befaßt — und fanden, daß dasselbe überhaupt keine toxischen Eigenschaften besaß. Der Tod der Tiere war ausnahmslos durch Bakterieninfektion bedingt, die bei der Einspritzung des Präparates nur unter den größten Kautelen vermieden werden konnte. Herr Geheimrat Dönitz hat damals $1/2$ bis 1 Stunde gebraucht, um eine einzige Injektion steril auszuführen; dann zeigte es sich aber, daß das Präparat auch nicht giftig war.

„Statt dem Institut Dank dafür zu wissen, daß es ihn vor einem ganz erheblichen Reinfall bewahrte, war Herr v. Behring schließlich noch verstimmt über unsere Arbeit.

„Das dritte Zusammenarbeiten fiel in die Frankfurter Zeit. Damals wollte Herr v. Behring die Prüfung des Tetanusgiftes, die nach den Methoden unseres Instituts zwar umständlich, aber ganz sicher vor sich geht, dadurch verbessern, daß er ein flüssiges Präparat, Testgift, herstellte, mit dem jeder seine Tetanusbestimmung selbst machen könnte und das daher gewissermaßen die Prüfung des Instituts ganz überflüssig erscheinen ließ. In dem Katalog der Pariser Weltausstellung (1900) hat sich Herr v. Behring hierüber wie folgt geäußert:

„‚‚Dieses (das Frankfurter) Verfahren ist, abgesehen von seiner Umständlichkeit, auch noch aus anderen Gründen verbesserungsfähig und verbesserungsbedürftig. Erstens ist hervorzuheben, daß die Voraussetzung der absoluten Unveränderlichkeit antitoxischer Testpräparate keine genügend sichere Basis hat. Zweitens wird die durch die Labilität der Giftpräparate bedingte Fehlerquelle durch die vorerwähnte experimentelle Kontrolle zwar verringert, aber nicht beseitigt. Es ist leicht zu verstehen, daß die Wertbestimmung antitoxischer Sera einfacher und zuverlässiger sein wird, wenn man in der Lage ist, von einem stabilen Testgift auszugehen.

Mein Tetanus-Testgift No. V. a. ist nun eine mit Konservierungsmitteln versehene Giftlösung, deren antitoxinneutralisierender Wert innerhalb einer so langen Beobachtungsdauer ganz konstant geblieben ist, daß ich zu der Annahme einer fast idealen Stabilität meines Tetanus-Testgiftes berechtigt bin.'''"

„Wir konnten nun die Angaben v. Behrings, daß er wirklich haltbares Testgift hätte, absolut nicht bestätigen. Wenn die Gifte ankamen, zeigten sie gewöhnlich andere Konstanten als die von v. Behring angegebenen und wurde dann in Marburg vermutet, daß das Gift sich beim Transport zersetzt hätte. Eine Prüfung jagte die andere und wurde das Institut durch diese ganz unnütze Arbeit so in Anspruch genommen, daß ich Ew. Excellenz s. Z. bitten mußte, mich von dieser störenden Aufgabe zu befreien.

„Schließlich wurde das ideal haltbare Gift in Paris untersucht. Es war vollkommen zersetzt und ist seit dieser Zeit Gottseidank von dieser Art der haltbaren Testgifte nicht mehr die Rede gewesen.

„Genau eine solche Störung fürchte ich, wenn wir in weitem Maßstabe die v. Behringschen Tuberkulosepräparate wissenschaftlich prüfen sollen. Ich habe in dem an den Herrn Minister erstatteten Bericht meine Ansichten über das Behringsche Heilverfahren mit Tulase kurz skizziert und darauf hingewiesen, daß das Verfahren als solches, das im wesentlichen in der Verwendung eines Tuberkelvollpräparates gipfelt, durchaus nicht als eine originale Erfindung v. Behrings anzusehen ist. Es handelt sich nur um die Verbesserung eines schon früher von Koch skizzierten Programmes.

(Hier folgen ausführliche Einzelheiten über Tuberkulosepräparate im allgemeinen.)

„Seit dem Kongresse, in dem v. Behring über seine Tuberkulosemittel zur Behandlung der Schwindsucht berichtete, ist noch kein Jahr vergangen. In dieser Zeit sind vier verschiedene Mittel von ihm empfohlen worden: das T. C., die Tuberkulase, die Tulase und das Tulon. Alle diese Präparate aber im Laufe eines Jahres nach allen Richtungen nachzuprüfen, würde ein Institut voll beschäftigen.

„... Die Aufgabe des Instituts kann es zunächst nur sein, ein definitives Präparat, das von einem Erfinder oder einer Fabrikationsstätte als heilkräftig erkannt ist, genau nach den von dem Autor ermittelten Angaben nachzuprüfen, falls die Absicht besteht, dasselbe später der staatlichen Kontrolle zu unterwerfen. Derartige Vorprüfungen sind bei jeder Neueinführung eines Präparates erfolgt und sind die damit verbundenen Unkosten stets vom Institut übernommen worden. Dagegen glaube ich nicht, daß es Aufgabe des Instituts sein kann, einen Teil der Experimentalarbeiten, die erst zur Ermittelung des richtigen Präparates führen sollen, dem Erfinder abzunehmen, zumal bei einem experimentell so schwer zugängigen Gebiete wie das der Tuberkulose. Ich fürchte auch, daß diese Aufgabe die vorhandenen Arbeitskräfte und Arbeitsräumlichkeiten des Instituts weit übersteigen würde, und daß es für uns alle eine furchtbare Hetze sein würde, dem schnellen Wechsel der Präparate zu folgen. Ich kenne das aus den früheren Behringschen Untersuchungen.

Die eine Experimentalreihe wird mit der größten Umsicht und Sorgfalt angestellt, bevor sie noch beendet ist, kommt schon ein Brief, daß inzwischen etwas Neues und Besseres gefunden wurde, das sofort nachgeprüft werden solle, usw., usw.

„Wegen der späteren Befreiung von Kosten habe ich ja im ersten Teil meines Briefes zu zeigen versucht, daß ein moralischer Anspruch von seiten v. Behrings auf eine kostenlose Erledigung wohl kaum vorliegen dürfte. Auch abgesehen davon würde ich Eure Excellenz ganz ergebenst bitten, einen derartigen Anspruch schon im Interesse des Ansehens des Instituts, welches als Prüfungsstelle vollkommen außerhalb jeder Sonderinteressen stehen muß und nicht als Succursale eines bestimmten Instituts erscheinen darf, nicht stattgeben zu wollen. Denn auch für die Zukunft könnte das unangenehme Konsequenzen nach sich ziehen, indem dann wahrscheinlich auch die Höchster Farbwerke, von welchen wir ja tatsächlich weitaus die größten Summen erhalten, dieselben Anträge stellen würden, wie Excellenz von Behring.

„Weiterhin ist zu bedenken, daß, wenn sich die Überzeugung, die Herr v. Behring wegen seines Mittels in fester Weise hegt, verwirklicht, daß dann die Herstellung der neuen Tuberkulosemittel eine so kollossale Einnahmequelle darstellen muß, daß hiergegen die geringfügigen Prüfungsgebühren einerseits und die zu diesem Zwecke gemachten Aufwendungen anderseits gar nicht in Betracht kommen können. Muß doch auch jeder Geschäftsmann, jeder Fabrikant, überhaupt jeder Industrielle, der ein wirklich aussichtsreiches Unternehmen neu begründen will, dafür zunächst materielle Opfer bringen und so vorübergehend seinen Vermögensstand schädigen."

v. Behrings Antrag wurde vom Ministerium abgelehnt und diese Ablehnung konnte natürlich nicht dazu beitragen, seine Gefühle gegenüber Paul Ehrlich zu besänftigen.

Der „offizielle" Verkehr mußte natürlich bestehen bleiben, da ja in Ehrlichs Institut in Steglitz und später in Frankfurt die staatliche Kontrolle aller Sera durchgeführt wurde und das Behringsche Diphtherieheilserum ebenfalls dieser Prüfung unterlag. Behring war keineswegs zufrieden, Ehrlichs Mitarbeit und Freundschaft verloren zu haben und versuchte mehrmals — nicht direkt, sondern auf Umwegen —, Ehrlichs Hilfe für seine neuen Arbeiten zu gewinnen, doch Ehrlich blieb unerschütterlich gegenüber allen Bemühungen.

. . . .

Es muß hier noch aus der späteren Zeit folgendes erwähnt werden:

Auf der Höhe seiner Erfolge, als Erfinder des „Salvarsans", erhält Paul Ehrlich Bitten um Autogramme zu Hunderten. Ein besonders enthusiasmierter Autogrammjäger sandte ihm sogar sein ganzes Album mit vielen Niederschriften berühmter Persönlichkeiten und bittet ihn um die Eintragung seiner chemotherapeutischen Arbeitsmaxime „Corpora non agunt nisi fixata" und seines Namens. Ich sehe noch Ehrlichs tiefe Ergriffenheit, als ich ihn auf eine besondere Eintragung aufmerksam mache:

>„Der Erfolg entscheidet
>Über Recht und Unrecht
>Über Gut und Schlecht.
>
>Marburg, den 19. März 1907.   *Emil von Behring.*"

Sie entlockt ihm die Bemerkung: „Ganz charakteristisch!"
Ein Unbekannter aber hatte die treffende Antwort daruntergesetzt:

>„Der Anbeter des Erfolges
>Kann die Welt
>Nicht gut noch glücklich machen.
>
>Leipzig, 12. April 1907.   *Dr. Wach.*"

Und als am 20. August 1915 Paul Ehrlich dahingeschieden war, kam Emil von Behring nach Frankfurt zu seinem Begräbnis. Ein alter, kranker Mann, schleppte er sich, schwer auf seinen Stock gestützt, im Trauerzuge zur letzten Ruhestätte Paul Ehrlichs. Er hatte einen schönen Nachruf ausgearbeitet und ihn später veröffentlicht. Aber hier, angesichts des Todes, an der offenen Gruft, konnte er nur die wenigen Worte stammeln:

>„Nun ruhest auch Du, Du lieber Freund,
>Du hattest stets eine empfindliche Seele,
>Und wenn wir Dir wehgetan haben.... Verzeih!"

KAPITEL V

DAS INSTITUT FÜR SERUMFORSCHUNG UND SERUM-
PRÜFUNG IN STEGLITZ BEI BERLIN

Schon 1884, fünf Jahre vor seiner 1889 erfolgten Habilitation, erhielt Paul Ehrlich den Professortitel, eine Auszeichnung, die — wie einer seiner Freunde sagte — ,,damals sehr selten war", aber ,,daß die Deutsche

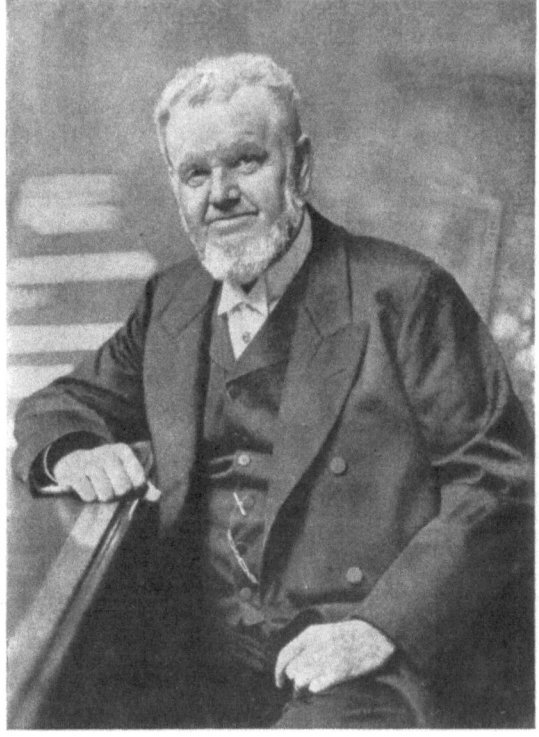

Dr. Althoff

Medizinische Fakultät Ehrlichs Namen 15 Jahre lang nicht einmal auf eine Berufungsliste gesetzt hatte, was schließlich als ein Verdienst wider Willen zu bezeichnen ist, denn so wurde der zukünftige Biologe, der ganze Wissensgebiete umpflügen sollte, aus den Kranken- und Lehrsälen ins Laboratorium gedrängt.''

Allein diese Forschungsarbeiten mußte er zum großen Teil aus eigener Tasche bezahlen, namentlich als er — von seiner Tuberkuloseinfektion genesen nach Berlin zurückgekehrt — ein eigenes kleines Laboratorium einrichtete und auf eigene Kosten arbeitete, bis Robert Koch, wie schon erwähnt, ihm in seinem Institut einen Arbeitsplatz anbot und die Arbeiten dessen, der ihm in Breslau damals vorgestellt war als ,,der kleine Ehrlich, der erstklassig ‚färben‘ kann, aber niemals sein Examen machen wird'', in jeder Weise förderte. Und bis der um die preußischen Universitäten hochverdiente Ministerialrat Dr. Althoff, als es sich darum handelte, die Prüfung der Diphtherie- und anderer Heilsera von Staatswegen einzuführen, ihn 1896 als Leiter des kleinen neugeschaffenen ,,Institut für Serumforschung und Serumprüfung'' in Steglitz bei Berlin berief.

.   .   .   .

Nun ist Ehrlichs Wunsch, Leiter eines eigenen Forschungsinstituts zu werden, erfüllt. Aber wie sieht diese Erfüllung aus?

Im Gegensatz zu Emil von Behring, der aus dem Vollen schöpfen und sich jeden Wunsch erfüllen kann, muß Paul Ehrlich unter sehr primitiven Verhältnissen in dem Hause einer verfallenen früheren Bäckerei, daneben einer Scheune als Stall für die Tiere, mit knappen Staatsmitteln wirtschaften und kommt aus den ,,Defizits'' überhaupt nicht mehr heraus. Aber trotz aller äußeren Beschränkung ist er glücklich. Er hat seinen großen Optimismus und Glauben wiedergefunden und arbeitet rastlos, mit nie ermüdender Schwungkraft an seinen zahllosen Problemen und Aufgaben, die sich ihm, weit über den Rahmen seiner eigentlichen Tagesaufgaben hinaus, von selbst stellen. Seine Aufgaben wachsen und seine Ziele werden immer höher gesteckt.

.   .   .   .

Er ruft seinen Diener Fritz, angetan mit blauer Arbeitsschürze, aus der Scheune mit den Tierkäfigen herüber, begrüßt den Besucher, der beim Eintritt in das Haus über Besen, Eimer und Aufspannbretter stolpert, indem er ihm den kleinen Finger der linken Hand hinstreckt und nur flüchtig von seinen Versuchen über dem Bunsenbrenner aufschaut:

,,Tag ook, lieber Kollege... was gibs· Neues?''

Seinen gelbbraunen, kurzbeinigen Dackel ,,Männe'', der hinter Fritz hereintrottet, den Besucher beschnuppert und gleich die Füße seines Herrn umschmeichelt, stellt er, belustigt auflachend, als ,,Hüter des Defizits'' vor, und wenn der Besucher sich prüfend in dem dürftig ausgestatteten Laboratorium umsieht und sagt:

,,Na, wissen Sie, Ehrlich, großartig sind Sie ja gerade nicht eingerichtet...'', so antwortet er vergnügt, indem er seine gekochte Farblösung auf das am Experimentiertisch herunterhängende, am oberen Rand mit Gläsern beschwerte riesige weiße Fließpapier ausschüttet:

„Wenn ich nur Wasserleitung, Flamme und Löschblatt habe... ich kann auch (mit einer Kopfbewegung nach der Seite hin, wo die alte Scheune steht)... in einer Scheune arbeiten..."

Fritz hat inzwischen seine blaue Schürze, die ihn als „Tierwärter" kennzeichnet, abgenommen, seine Hände gewaschen, gebürstet und des-

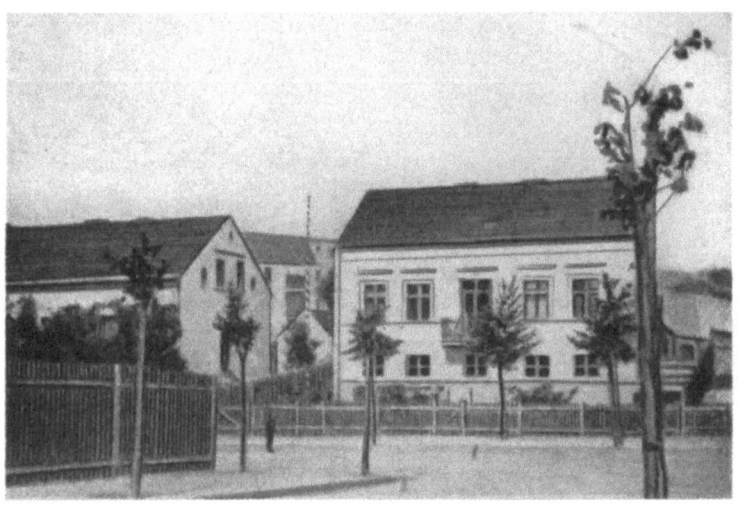

Das Institut für Serumforschung und Serumprüfung in Steglitz bei Berlin

infiziert und einen weißen Laboratoriumskittel angezogen, als Zeichen seiner gleichzeitigen Eigenschaft als Laboratoriumsdiener.

Ehrlich hat seinen Versuch über der Flamme beendet, die Flamme abgedreht und aus den Farbflecken auf dem Fließpapier seine chemischen Schlüsse gezogen. Er zeigt dem Besucher seine primitive Einrichtung und ruft dann:

„Fritz, die Tiere... Was macht Hamilkar denn heute?"

Er betrachtet das eine Tier, das Fritz ihm zeigt, genau und setzt es zurück in den Käfig. Er nickt.

„Es geht...", nimmt das zweite Tier „Hasdrubal gefällt mir nicht... aufpassen, Fritz"... dann das dritte: „Hannibal können wir noch eine Spritze geben..."

Bei Nennung der bekannten Namen aus dem zweiten punischen Kriege kann der Besucher nicht ernst bleiben. Er lacht laut auf und sagt:

„Die punischen Kriege in der Medizin..."

Fritz nimmt eine Injektionsspritze aus dem Sterilisierapparat, legt sie zurecht, auch Wattebäuschchen und Desinfektionslösung. Ehrlich hat bei diesen Vorbereitungen das Tier in ein hohes Mäuseglas gesetzt, wäscht und desinfiziert seine Hände, macht die Injektionslösung und, die Injektion beendet, sagt zu Fritz, der das Tier in den Käfig zurücksetzt:

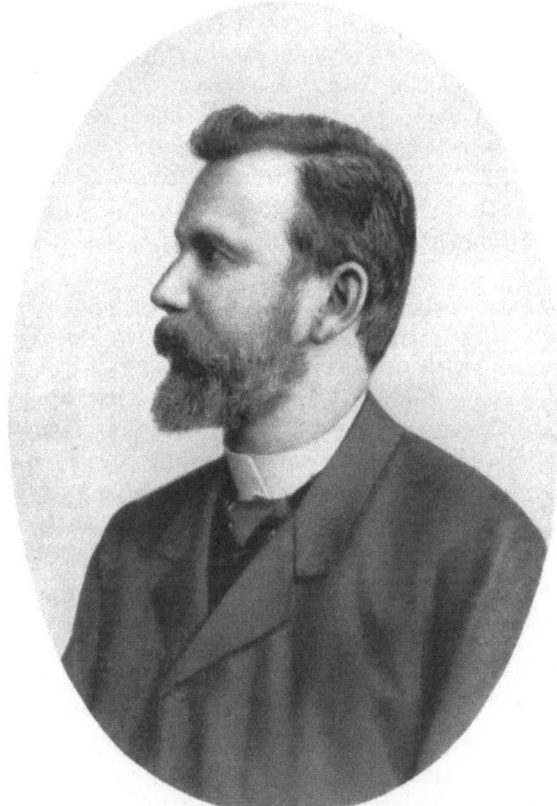

Paul Ehrlich 42 Jahre

„Beobachten... morgen wieder zeigen..."

Ehrlich und der Kollege besprechen lebhaft die neueste umfangreiche wissenschaftliche Publikation Ehrlichs, die schon demnächst erscheinen soll. Es kommen aus dem anliegenden zweiten Laboratorium Dr. Dönitz und Dr. Max Neisser, die unter Ehrlich arbeiten und die von den Fabriken laufend eingesandten Serumproben zu prüfen haben, um sich über eine wichtige wissenschaftliche Frage Rat und Anweisung zu holen. Das verursacht Hin- und Herbemerkungen, und als die beiden sich zurückgezogen haben, sagt der Kollege bewundernd:

„*Es ist eigentlich unvorstellbar*, lieber Ehrlich, *wie* und *wieviel Sie arbeiten*"... und sinnend fährt er fort: „Aber das ist wohl so mit allen genialen Menschen, die ungeheuer viel arbeiten, ohne das selbst zu empfinden..."

Darauf erwidert Ehrlich: „Man *muß* einfach, *von innen heraus gedrängt*..."

Als der Besucher sich dann verabschiedet und Ehrlich ihn zur Tür begleitet, ertönt von draußen Musik. Ein Drehorgelmann hat sich mit seinem Leierkasten auf dem Hof, zwischen dessen holperigen Pflastersteinen Grasbüschel hervorwachsen, aufgestellt und dreht aus seiner Orgel die beliebtesten Schlager herunter: „Mutter, der Mann mit dem Koks ist da"... „Komm herab, o Madonna Theresa",... „Am grünen Strand der Spree", ... Er kommt jede Woche regelmäßig wenigstens einmal und erhält dann immer, damit er recht viel spielt, einen besonderen Obulus.

„Nun sehen Sie, lieber Kollege, wie schön ich es habe... nun kann ich erst wundervoll arbeiten..." sagt Ehrlich heiter lachend und kehrt vergnügt zu seiner Arbeit zurück. Optimismus und Frohsinn überwiegen.

Ehrlich liebte diese primitive und andere heitere Musik und sagte stets, er könne dann am besten arbeiten. Aus seiner Gymnasiumszeit wird noch erzählt, daß zu gleicher Zeit mit Ehrlich der Sohn einer Breslauer Kaufmannsfamilie, Fritz Leubuscher, in derselben Pension bei Dr. Munck war. „Fritz war ein Necker, der mit seinem Geigenspiel es Paul Ehrlich angetan hatte. Das merkte Fritz auch sofort und zog öfter urplötzlich seine Violine hervor, spielte ein Liedchen... und selbst wenn er Paul bis aufs äußerste gereizt hatte mit seinen Neckereien, erreichte er stets, daß er sich bald beruhigte und schließlich tanzend im Zimmer herumhüpfte", so schreibt einer seiner früheren Mitschüler.

. . . . .

Paul Ehrlichs Arbeitsleistungen in dieser Steglitzer Zeit, auch hinsichtlich wissenschaftlicher Publikationen, sind ganz erstaunlich. Eine Veröffentlichung folgt der anderen und sie alle sind von ungeahnter Bedeutung für die wissenschaftliche und praktische Medizin. Von seiner Unermüdlichkeit und der ungeheuren Produktionskraft seines Geistes kann man sich eine Vorstellung machen, wenn man bedenkt, daß nach Zusammenstellung seiner Publikationen im Festband zu seinem 60. Geburtstag (l. c.) er in den Jahren 1877 bis 1914 232 wissenschaftliche Arbeiten veröffentlicht und mehr als vierhundert durch seine Mitarbeiter und Assistenten veranlaßt hat. Was er durch seine wissenschaftlichen Erkenntnisse indirekt an Originalarbeiten von Chemikern, Klinikern und Forschern in aller Welt verursacht hat, geht sicher in die Tausende. Es ist nur natürlich, daß angesichts einer solchen Genialität, unermüdlichen Arbeitskraft und bejahenden Einstellung zu den wichtigsten wissenschaftlichen Problemen bei Paul Ehrlichs Gönner im Kultusministerium, Dr. Althoff, der Wunsch entstand, eine Arbeitsstätte für ihn zu schaffen für Forschungsarbeiten in größerem Rahmen, als sie im kleinen Steglitzer Institut möglich waren.

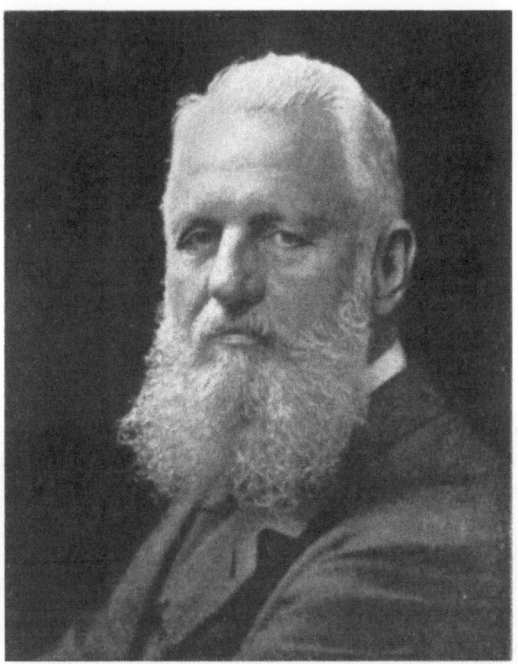

Dr. Franz Adickes, Oberbürgermeister von Frankfurt

Dr. Althoff war es, der gemeinsam mit dem Oberbürgermeister von Frankfurt am Main, Dr. Adickes (der auch am meisten zur Hebung der wirtschaftlichen Bedeutung und städtebaulichen Ausdehnung der Stadt Frankfurt a. M. beigetragen hat), die Gründung des „Institut für experimentelle Therapie" als Erweiterung des Instituts in Steglitz erfolgreich betrieb und schon drei Jahre später (1899) Paul Ehrlich als Direktor nach Frankfurt am Main berief, wo er bis zu seinem Tode, 16 Jahre lang, so ungeahnt wichtige Leistungen vollbrachte.

. . . . .

ZWEITER ABSCHNITT

IN FRANKFURT AM MAIN

KAPITEL VI

DAS „SERUM-INSTITUT"

Weit draußen in Frankfurt-Süd, auf dem Stadtteil mit den Krankenhaus-Gebäuden, die später bei der Gründung der Universität Frankfurt als Universitätskliniken zusammengefaßt wurden, ganz nahe am Stadtwald, war der große Bau des Königlich Preußischen Instituts für experimentelle Therapie, das gewöhnlich kurz „Serum-Institut" genannt wurde, errichtet, in dem Paul Ehrlich nunmehr als Direktor wirken und walten soll. Früher, vor der Eingemeindung, hieß dieser ganze Stadtteil, der sich am linken Ufer des Mains weit hinauf erstreckte, und von dem man, das Weichbild der Stadt hinter sich lassend, bald zur „Gerbermühle", dem bekannten Lieblingsaufenthalt Goethes gelangt, „Sachsenhausen". Der Frankfurter Lokaldichter Friedrich Stoltze sprach, zum Unterschied vom eigentlichen Frankfurt, „hibb der Bach", etwas abfällig darüber als „dribb der Bach", also Frankfurt „hüben" und Sachsenhausen „drüben" vom „Bach", dem Main.

Mit der Front des Gebäudes zur Sandhofstraße, einer schönen Villenstraße mit Gärten, gras- und baumbewachsenen Bauplätzen, dem Rückblick auf die Krankenhaus-Gebäude und -Gärten und weit in der Ferne mit prächtigem Blick auf die Hügelkette des Taunus und ihren höchsten Punkt, den Feldberg, war so, weitab vom Lärm der Stadt, eine ideale Arbeitsstätte entstanden. Im kleinen Vorgarten blühten Fliederbüsche, Rotdorn und Ahorn.

Über ein paar Steinstufen am Eingang geht es an der Wohnung des Faktotums Kadereit vorbei — den Dr. Althoff als ganz zuverlässigen Diener an Ehrlich abgetreten hatte — durch den langen Korridor mit breiten, hohen Fenstern nach der Straßenseite und den Laboratorien auf der anderen Seite. Zwei dieser Räume sind für den Direktor Paul Ehrlich bestimmt, im 1. und 2. Stock befindet sich noch eine ganze Anzahl von Laboratorien für die Mitarbeiter, Lesezimmer, Bibliothek, Spülküchen usw.

Professor Dönitz, Privatdozent Dr. Max Neisser, die beide in Steglitz schon Mitarbeiter Ehrlichs waren, und Dr. Julius Morgenroth als Assistent, waren mit nach Frankfurt übergesiedelt und arbeiten nun unter Ehrlichs Leitung im neuen, reich ausgestatteten „Serum-Institut", so genannt, weil auch die Serumprüfungen, wie in Steglitz, zu den Tagesaufgaben gehören. Kadereit, schon in der letzten Steglitzer Zeit Ehrlichs

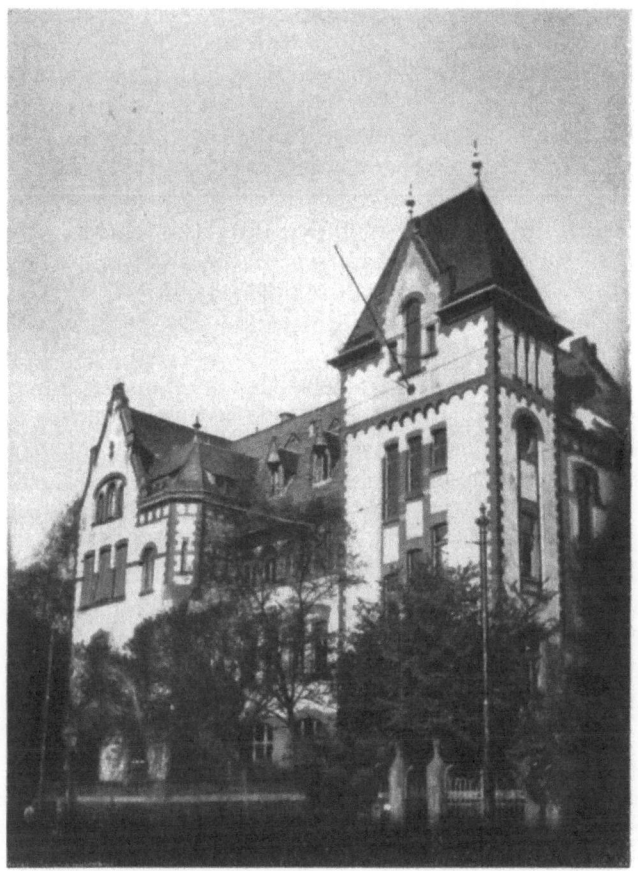

Institut für experimentelle Therapie, Frankfurt a. M.

„Mädchen für alles", wird bei der Übersiedlung nach Frankfurt Pförtner des Instituts.

Für den täglichen Weg zur Arbeitsstätte und die Rückfahrt nach seiner Wohnung in der Westendstraße, einem freundlichen Einfamilienhaus aus rotem Sandstein mit kleinem Rosenvorgarten und efeubewachsenem Eisengitter nach der Straße, benutzte Paul Ehrlich die Lohndroschke. Es ist ihm so bequem, den Wagen vorfahren und warten zu lassen, bis er Bücher, Akten, „Blöcke", seine Notizkarten — nicht zu vergessen das Zigarrenkistchen — beisammen hat, um während der in gemächlichem Trab zurückgelegten Fahrt lesend oder Notizen machend weiterzuarbeiten. Auf die Schönheiten der Fahrt durch die blühenden Vorgärten der Westendstraße, über den weiten Bahnhofsplatz, die Wilhelmsbrücke mit dem herrlichen Blick den Main hinauf, auf die alte Frankfurter Kathedrale, am Hippodrom vorbei durch die breite, baumbestandene Allee der Wilhelmstraße und an den Gärten der Sandhofstraße entlang achtet er dabei freilich, vertieft in seine Arbeit, kaum.

Er achtet auch nicht darauf, wenn zuweilen, bei schönem Wetter, der Kutscher am Institut vorbei in den nahen „Stadtwald" fährt, den sich weithinstreckenden Wald an den südlichen Ausläufern der Stadt. Wenn Ehrlich schließlich bemerkt, wohin er geraten ist, winkt er, ohne etwas zu sagen, dem Kutscher umzudrehen. Er weiß genau, daß seine fürsorgende Gattin das Komplott zu dieser kleinen „Extratour" geschmiedet hat, damit er wenigstens „ein bißchen frische Luft" genießt, bevor er im Institut zu arbeiten beginnt.

Ehrlich ist bekannt und beliebt bei allen Frankfurter Droschkenkutschern, mit denen er häufig kleine Gespräche führt, wie das „Geschäft" geht, was Frau und Kinder machen, und jeder freut sich, wenn er ihn fahren darf. Ehrlichs Teilnahme an den Menschen ist so groß, daß er deshalb nicht mit der Elektrischen fährt. Durch das Interesse an den Gesichtern der Mitfahrenden wird er in seinen Überlegungen gestört und abgelenkt und fängt an, statt dessen über das Schicksal seiner Mitmenschen nachzudenken. Als hervorragender Diagnostiker kann er viel von ihrem Schicksal an den Gesichtern ablesen.

Schon während der Steglitzer Zeit waren die ersten wissenschaftlichen Grundlagen seiner berühmten „Seitenketten-Theorie" entstanden, die eine Erklärung bietet für die Entstehung und Wirkung der Schutzstoffe im Blut. Sie reicht in ihren Anfängen noch viel weiter zurück, die mit ihrer Ausarbeitung verbundenen wissenschaftlichen Versuche erstrecken sich wohl über ein Jahrzehnt, und auch die ersten Jahre in Frankfurt beschäftigt sich Ehrlich damit aufs lebhafteste.

. . . . .

In dieser Zeit war es, als ich im November 1902 meine Tätigkeit als Sekretärin versuchsweise bei Paul Ehrlich begann. „Versuchsweise" auf seinen Wunsch, da er mir erklärte, er wisse noch gar nicht, ob es ihm möglich sei, sich zu gewöhnen, seine Gedanken, Briefe und wissenschaftlichen Arbeiten zu Diktat zu geben. Viel später stellte sich heraus, welche Bewandtnis es mit diesem „versuchsweise" hatte. Ehrlich zog einmal in Berlin zur Erledigung schriftlicher Arbeiten eine Dame heran, die alle Wiederholungen und Zwischenbemerkungen mitschrieb, bei seiner sprunghaften Art zu arbeiten schließlich nicht mehr folgen konnte und davonlief.

Wir hatten zunächst dreistündige tägliche Arbeitszeit vereinbart. Aber bald gab es Arbeit in Hülle und Fülle, und die vorgesehene Zeit reichte bei weitem nicht mehr aus. Ja, als im Verlauf der chemotherapeutischen Arbeiten das Salvarsan erfunden wurde, das Ehrlich nach unzählbaren Laboratoriumsversuchen und Tierversuchen und einer weit über ein Jahr dauernden sorgfältigsten klinischen Erprobung an Kranken im Jahre 1910 der leidenden Menschheit übergeben konnte, mußte zuzeiten fast Tag und Nacht gearbeitet werden, um die ins Ungemessene angeschwollenen schriftlichen Arbeiten zu bewältigen. Davon noch später.

Ich betrachte es als ein großes Glück, daß ich dreizehn Jahre lang als seine Sekretärin in täglicher Arbeit um ihn sein und Einblick tun durfte in sein überaus reiches, tiefes Seelenleben. Vielleicht gelingt es mir diesmal, den Rahmen etwas weiter zu spannen, als das in meinem ersten Büchlein „Paul Ehrlich als Mensch und Arbeiter" (Deutsche Verlagsanstalt Stuttgart 1924) möglich war; ein biographisch abgerundetes Bild zu bringen, ist bei der ungeheuren Vielfältigkeit seines Genius einem einzelnen Menschen kaum möglich. Aber in all den kleinen Zügen und Geschehnissen, die ich zusammentragen kann, spiegelt sich deutlich außer dem wahrhaft großen, genialen Forscher vor allem auch sein *schönes, schlichtes Menschentum.*

. . . . .

Paul Ehrlichs charakteristische Eigenart zeigt sich ganz besonders im Verkehr mit seiner Umgebung, zunächst in dem patriarchalischen, nicht schöner zu denkenden Verhältnis zu seinem Faktotum Kadereit. Er muß jeden Morgen die eingelaufenen Postsachen in Ehrlichs Wohnung bringen, die Briefe aufschneiden und dabei sein, wenn sein Herr, zwischendurch an seinem längst kaltgewordenen Frühstück nippend, sie eifrig liest. Er spricht mit, wenn Ehrlich Bemerkungen über den Inhalt macht, und äußert seine Ansicht in seiner trockenen Art und in dem unvergleichlichen Berliner Jargon, den er sich, der aus Litauen stammte, in Berlin schnell angewöhnt hatte. — Kadereit muß die Aktentasche packen und sich eilen, von den Aufgabekarten, die Ehrlich „Blöcke" nannte, im Institut Preßkopien anzufertigen und sie an die Mitarbeiter und Assistenten zu verteilen, bevor Ehrlich selbst eintrifft. Jeder im Institut wußte auf diese Weise früh am Morgen, was Ehrlich von ihm wollte, und konnte sich seine Arbeit einrichten. Die „Blöcke" waren steife Karten in den Größen 8×15 und 6×8 cm in verschiedenen leuchtenden Farben, rot, blau, gelb, in mehreren Schattierungen. Ehrlich schrieb darauf Tag für Tag seine Notizen und Anweisungen für die Mitarbeiter und Assistenten und sogar für sich selbst. Haufen dieser „Blöcke" mußten stets zur Hand sein, auf seinem Arbeitstisch im Bibliothekzimmer zu Hause und auf seinem Schreibtisch im Institut.

Zurück im Institut, sorgt Kadereit für alle Bedürfnisse in Ehrlichs Laboratorium, füllt die Flaschen mit den verschiedenen Säuren usw. zur Lösung der Farbstoffe; stellt frische Reagenzgläser auf dem Laboratoriumstisch bereit; legt Briefe ab in die Registraturmappen, spitzt Farbstifte in Menge, besorgt Telegramme, telefoniert. Überall braucht ihn

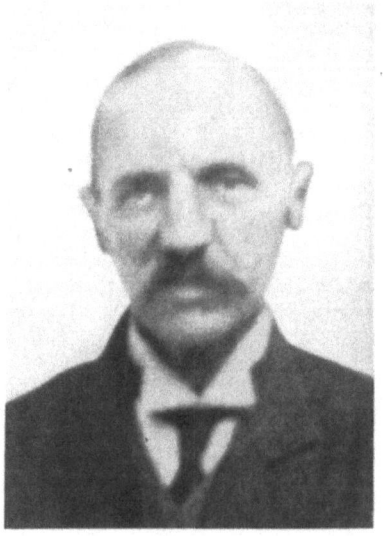

Kadereit

Ehrlich, und unzählige Male am Tage erschallt sein Ruf: „Ka—de—reit!" über den langen Gang des Instituts. Kadereit weiß genau, daß sein Herr nichts auf ihn kommen läßt, ist stets sehr würdevoll, treu und verschwiegen. Wenn Ehrlich zu einer Konferenz in amtlicher oder anderer Angelegenheit verreisen muß, was er nie zu sagen pflegt, ist es für die Angestellten des Instituts vergebliches Bemühen, von Kadereit etwas zu erfahren. Von allem, was geschieht, pflegt er per *„wir"* zu sprechen; er erzählt gern von der Zeit, da *„wir* nach Frankfurt kamen" und „als *wir* das Salvarsan erfanden".

Mit Stolz erfüllt es ihn stets, daß Ehrlich, der „Herr Jeheimrat", wenn er verreisen muß und wenn bis zum Abgang des Zuges noch Zeit ist — und es ist immer Zeit, er ist stets reichlich früh am Bahnhof, liebt in dieser Hinsicht die Eile nicht —, sich mit ihm im Wartesaal II. Klasse an einen Tisch setzt und, ein „Glas Echtes" mit ihm trinkend, die Zeit verplaudert. Ehrlich gegenüber seine Stellung nie vergessend, spricht Kadereit in den vier Wänden seines Pförtnerstübchens von ihm gern als dem „Vater", dem er in treuester Seele anhängt und für den er durchs Feuer geht. Mache ich ihn aufmerksam, daß Kleinigkeiten an Ehrlichs Anzug nicht ganz in Ordnung seien, sagt er gutmütig:

„Na, da wer'n wir man den Vater jleich wieder in Ordnung bringen."

. . . . .

Ein Arbeitstag Ehrlichs

Es wird den Leser interessieren, was sich so an einem Arbeitstage Ehrlichs alles abspielte. Es war ein Tag im Jahre 1903, ich hatte schon einige Monate für Ehrlich gearbeitet.

Morgens, aus Ehrlichs Schlafzimmer, das neben seinem Studierzimmer liegt, ertönt Gesang. Paul Ehrlich singt: „Am grünen Strand der Spree"... Er singt gern... aber falsch.

Im Studierzimmer ist, ähnlich wie im Institut, alles vollgepackt. Regale fast bis zur Zimmerdecke reichend, sind mit Büchern gefüllt. Auf einem riesengroßen Tisch in der Mitte des Zimmers, dem Schreibtisch am Fenster, auf sämtlichen Stühlen und Sesseln, ja auf dem Fußboden, sind Stöße von Aktenstücken, Büchern, Zeitschriften. Dazwischen bleiben auf dem Fußboden nur schmale Streifen zum Gehen. Und da Paul Ehrlich stets nirgendwo anders als im Studierzimmer frühstücken will, aber nirgends Platz ist, steht an der einen oberen Ecke des großen Tisches in der Mitte noch ein leichtes viereckiges Tischchen, an dem er sein Frühstück einnimmt, die eingelaufenen Briefe liest und rauchend seine ersten Tagesnotizen macht. — Zigarren und Mineralwasser müssen stets vorhanden sein.

Eine Reinmachefrau ist mit Abstauben beschäftigt, darf aber an den Sachen auf dem Tisch usw. nichts verrücken.

Ehrlich kommt aus seinem Schlafzimmer herein. Man sieht durch den Spalt der halboffenen Tür in dicken Zigarrenqualm und hört ihn noch summen: „Am grünen Strand der Spree"... Er ist fertig angezogen für das Institut, „bequeme Kleidung" kennt er nicht, hat Zigarrenkiste, Aufgabezettel („Blöcke") und Schriftstücke unter den linken Arm geklemmt und sagt halblaut: „Dieser faule Kopp... *Caput pigerrimum*...", womit er einen seiner wissenschaftlichen Widersacher meint.

Zur Reinmachefrau, die sich gerade anschickt, das Zimmer zu verlassen, sagt er mit wichtiger Miene:

„Tag ook"... (hebt warnend die rechte Hand)... Vorsicht... Vorsicht... nichts verrücken... oder anders stellen... das ist *gefährlich!*... Das darf nur ich allein!"... (geheimnisvoll): „Wissen Sie,... verstehen Sie... ich habe nämlich *Gift* zwischen die Bücher gestreut..."

Die Frau wehrt ängstlich ab: „O c h , Herr Geheimrat..."

Immer noch im gleichen Ton sagt Ehrlich:
„Ja,... und wer da was verrückt oder verstellt... der kann *sterben*!"
Die Frau merkt, daß es doch nicht ganz so ernst ist und faßt Mut:
„*Sie* tun doch aach verrücke, Herr Geheimrat!"
„Ja,"... antwortet Ehrlich wichtig... „das ist auch etwas anderes, ich kann gar nicht vergiftet werden, ich habe nämlich... (leise)... das *Gegengift* eingenommen!... Mir schadet das nichts!"

Es klopft, und auf Ehrlichs „Herein" kommt Kadereit und bringt die eingelaufene Post. Die Reinmachefrau nimmt die Gelegenheit wahr, sich schnell an ihm vorbeizudrücken zur Tür hinaus. Kadereit sagt würdevoll:
„'n Morjen, Herr Jeheimrat..."
„Tag ook,... was gibts Neues?..."

Kadereit nimmt eine Anzahl Briefe und Zeitschriften aus der Aktentasche, schneidet die Briefe auf und reicht einen nach dem andern Ehrlich zum Lesen, wobei er wichtig bemerkt:
„Viele Briefe, Herr Jeheimrat!..."

Er hat wieder einen Brief geöffnet und schaut, da Ehrlich mit dem Lesen der anderen noch nicht ganz fertig ist, hinein. Dann, ihn Ehrlich hinreichend, sagt er:
„Arrhenius will kommen..."

Ehrlich hat nur halb hingehört, sagt zerstreut:
„Ja, wieso denn, wieso denn?"...
„Na, Arrhenius... aus Stockholm...", womit er den bekannten schwedischen Forscher und großen Mathematiker Prof. Svante Arrhenius meint. Nun aufmerksam, nimmt Ehrlich den Brief in sichtlich erfreuter Stimmung, schaut hinein:
„Was?... Arrhenius?... Großartig!..."

Nicht immer waren Ehrlich und Arrhenius in Übereinstimmung. Es kommt später einmal, um 1904, zu einer heftigen wissenschaftlichen Fehde zwischen ihnen, die aber zu Ehrlichs Gunsten endet. Danach sind beide wieder die besten Freunde.

Nachdem alle Briefe durchgesehen sind, ruft Kadereit zur Tür hinaus: „Dora, das Frühstück!" Und Dora kommt sofort. Ehrlich hat gerade die Lektüre der Briefe beendet und fängt an, Aufgabekarten, „Blöcke", für seine Mitarbeiter und für sich selbst zu schreiben. Dora sieht besorgt aus, als sie das kleine Tablett mit dem Frühstück auf das Tischchen vor Ehrlich setzt und Kaffee einschenkt. Sie hat sich heute etwas verspätet, aber davon wird gar keine Notiz genommen. Ehrlich muß, wie gewöhnlich, mit seiner Arbeit weiterrücken, er hat gerade nur noch einen kleinen Platz am Rande des Tischchens, neben dem Tablett. Aber ungestört, ohne aufzuschauen, nickt er nur als Dank, und schreibt weiter, während Kadereit wartend dabei steht. Immer noch schreibend, sagt er nur:

„Zigarren..." und Kadereit reicht ihm die geöffnete Kiste. Nur flüchtig hinschauend, nimmt Ehrlich eine Zigarre heraus, entfernt ihre „Leibbinde", schneidet vom Ende und von der Spitze ein großes Stück ab — mehr als ein Drittel der Zigarre. Kadereit reicht ihm Feuer.

Ehrlich raucht, nimmt dazwischen einen Schluck Wasser, schreibt weiter. Kadereit mahnt:

„Aber dat Frihstück, Herr Jeheimrat... dat Ei und der Kaffe wird ja janz kalt..."

In diesem Augenblick kommt das neue Stubenmädchen, das noch nicht richtig eingewöhnt ist, und bringt noch Briefe auf einem kleinen Tablett, die nach dem Hause gekommen waren. In der engen Passage zwischen den Bücherstapeln auf dem Fußboden und dem Tisch verfängt sich ihr Fuß am Tischbein, sie stolpert und wirft den ganzen Tisch mit Frühstück und allem, was darauf steht und liegt, um. Der Kaffee fließt über Ehrlichs Anzug, das Ei liegt zertrümmert am Boden, das Geschirr in Scherben... und mitten darin die geschriebenen „Blöcke"... Ehrlich hatte das Frühstück überhaupt noch nicht angerührt. Das Mädchen schreit auf, mit entsetztem Gesicht: „Jesses...!" und rennt wie besessen zur Tür hinaus.

Ehrlich ist aufgestanden, sagt ganz ruhig:

„Jetzt läuft sie auch noch davon... die dumme Gans,... statt das wegzuwischen..."

Kadereit ist ihr schon nachgesetzt und holt sie zurück, und während das Mädchen mit hochrotem Kopf schluchzend die Scherben zusammenliest, wischt Kadereit schnell mit seinem riesengroßen Taschentuch, rot mit großen weißen Tupfen, den Kaffee von Ehrlichs Anzug ab. Dann hilft er dem Mädel und schiebt sie eilig zur Tür hin.

Die andere Tür an der rechten Wand des Zimmers, die zu Frau Ehrlichs kleinem Boudoir führt, öffnet sich, sie erscheint halb in der Tür und fragt:

„Was ist denn los, Paul?"...

Kadereit hat sich so vor das Mädchen gestellt, daß Frau Ehrlich sie nicht sieht und das Mädchen gerade noch zur Tür hinausschlüpfen kann.

Ehrlich lächelt seiner Frau zu, nickt und sagt ganz ruhig:

„Oh,... nichts... nichts..." worauf Frau Ehrlich, die nichts sieht, sich zurückzieht und nur noch bemerkt:

„Aber es war doch Lärm..."

Kadereit hat inzwischen schon angefangen, alles, Briefe, Schriftstücke usw. in die große Aktentasche zu packen und geht dann hinaus, zurück ins Institut.

Nachdem Kadereit gegangen ist, steht Paul Ehrlich noch einen Augenblick sinnend... er ist mit seinen Gedanken schon wieder weit weg... bei seinen Arbeiten, seinen Problemen. Dann öffnet er die Tür zum Gang und ruft hinaus:

„Dora, ... ein Pferd!", womit die Pferdedroschke gemeint ist, die ihn jeden Morgen zum Institut fährt und schon unten wartet und in die Männe, der gelbbraune Dackel, hineinspringt, sobald er seinen Herrn, der ein riesengroßes Couvert mit Akten und das Zigarrenkistchen unter den Arm geklemmt hat, aus dem Hause kommen sieht. Auf dem Couvert steht, mit großer Schrift, von Ehrlich selbst geschrieben:
Prof.
Ehrlich
Frankfurt a/M.
Westendstraße
62
Finder erhält
10 Mark.

Ehrlich legt im Wagen alles auf den Sitz neben sich und schreibt auf der Fahrt weiter an seinen Notizen, Männe sitzt ihm zu Füßen.

Vor dem Institut angelangt, steigt Ehrlich aus, das Zigarrenkistchen unter dem Arm. Das große Couvert mit den Akten hat er richtig vergessen und im Wagen liegen gelassen. Er zahlt den Kutscher, greift an seinen Hutrand. Männe steht wartend dabei.

. . . .

Im Seruminstitut ist schon geschäftiges Treiben auf dem langen Korridor und in den Laboratorien. Laboratoriumsjungens mit großer blauer Schürze schleppen die großen, etwa 50 cm hohen Gläser mit weißen Mäusen über den Gang. Einer von ihnen läßt ein Glas fallen, das mit Krach auf den Steinfliesen zerschellt; die Mäuse laufen davon, der Junge jagt dahinterher und versucht, sie einzufangen. Der Laboratoriumsdiener Göldner, der in der Serumabteilung bei der Staatskontrolle der Sera arbeitet und die Aufsicht hat über die Laboratoriumshilfen, kommt vorbei, bleibt einen Augenblick bei dem Jungen stehen und schnauzt:

„Na, was hast Du denn nun wieder angestellt?! Paß man auf, das de die Mäuse wieder zusammenbringst, sonst..." und er macht eine drohende Gebärde, geht dann weiter und die Stufen herunter nach draußen. Der Junge, mit hochrotem Kopf, bemüht sich weiter um die Mäuse, fängt einige und tut sie in seine Schürze.

Assistenten gehen den Gang auf und ab, ohne auf den Jungen zu achten, unter ihnen Dr. Morgenroth und Dr. Sachs, in lebhaftem Gespräch. Sie haben wissenschaftliche Fragen zu diskutieren, und man hört sie dabei gelegentlich sagen, ohne daß sie eine Miene verziehen: „Wissen Sie... verstehen Sie"... Sie haben mit diesen Interjektionen ihren Chef anfänglich nur nachahmen wollen, nun sind sie ihnen selbst unbewußt zur Gewohnheit geworden. Sie gehen schließlich zusammen in eins der Laboratorien, rechts vom Korridor.

. . . .

Und nun kommt Paul Ehrlich die Stufen herauf, neben ihm Männe, der Dackel, der an Kadereits Tür stehen bleibt, während Ehrlich an der Portierloge vorbeigeht und, ohne den Kopf zu wenden, ruft:
„Ka—de—reit... Mineralwasser!", um in seinem Arbeitszimmer, rechts im Korridor, zu verschwinden.

Sogleich kommt Kadereit aus seinem Zimmer, hat schon den Mineralwasserkrug in der einen Hand, das Trinkglas in der andern, und eilt

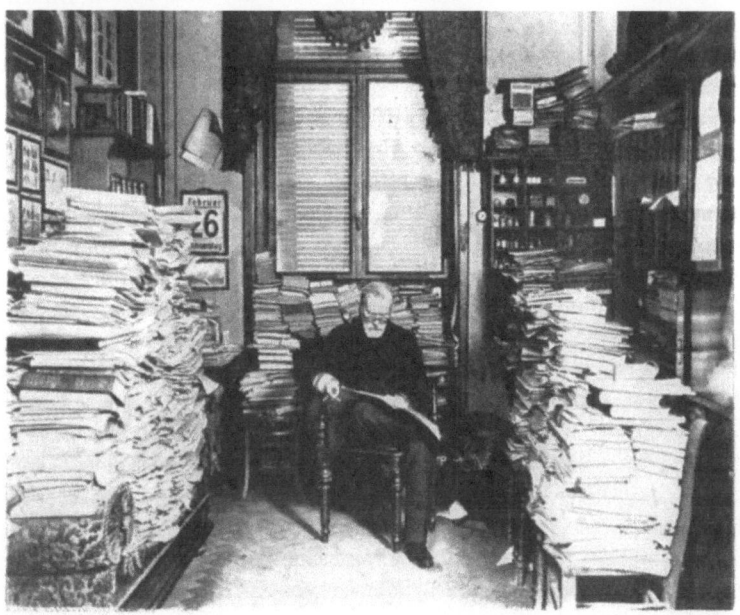

Ehrlichs Arbeitszimmer

hinter Ehrlich her, während Männe durch die offene Tür in Kadereits Wohnung läuft. Er weiß genau, daß er dort bleiben muß während des Tages und seinen Herrn erst am Abend wieder nach Hause begleiten darf.

Wir sind in Paul Ehrlichs Schreib- und Empfangszimmer, einem schmalen, mit äußerster Einfachheit ausgestatteten einfenstrigen Raum. Der Eingangstür gegenüber das vorhanglose Fenster, durch das man auf einen kleinen, mit Sträuchern, einigen Rotdornstämmen und Kiefern gesäumten Rasenplatz und die dahinterliegenden Stallgebäude blickt, mit den Gebäuden des Städtischen Krankenhauses im Hintergrund. An den Seitenwänden von Ehrlichs Zimmer führen zwei Türen nach Laboratorien: links in die Abteilung für Serumprüfung, rechts in Ehrlichs eigenes Laboratorium. Die eine Längswand füllt ein Sofa und ein Roll-

4*

schrank, auf dessen Platte der Krug mit Mineralwasser nebst Glas nie fehlen darf, daneben in der Ecke ein kleiner Tisch. An der gegenüberliegenden Wand befindet sich, nahe dem Fenster, der Schreibtisch, daneben ein großes Regal für die Bücher und ein schmaler Aktenschrank. In der Fensternische dient ein niedriges Holzgestell mit Fächern für Sonderabdrücke wissenschaftlicher Arbeiten. Vor dem Schreibtisch steht der glatte Eichenholzstuhl Ehrlichs; zwei andere, kleinere Stühle, müssen dicht vor das Regal gerückt werden, weil sonst der freie Raum zwischen Regal und dem gegenüberliegenden Kanapee zu schmal ist und keine Bewegungsfreiheit mehr läßt.

Auf dem Sofa hat wohl nie ein Mensch gesessen, ausgenommen vielleicht zu allererst, in der Frühzeit des Instituts. Es war später offenbar nur dazu da, die ungeheure Last der Bücherstapel, die darauf gesetzt waren, zu tragen. Die ganze Sitzfläche des Sofas ist hochbepackt mit Büchern, Zeitschriften, Akten und Schriftstücken in Umschlägen oder großen blauen Aktendeckeln. Das gleiche Schicksal teilt der Schreibtisch, der kleine Tisch gegenüber in der Ecke, das Regal unter dem Fenster, die beiden Stühle vor dem großen Regal rechts und das Regal selbst, so daß in der Tat nur ein einziger Stuhl — Ehrlichs eigener — frei ist. In den ersten Jahren mußte, wenn Besuch aus dem Ministerium, Ehrlichs vorgesetzter Behörde, oder sonst einer hochstehenden Persönlichkeit angesagt war, das Kanapee für den Tag des Besuches abgeräumt werden. Dann wurden die ganzen Bücherstöße von Kadereit — unter das Sofa geschoben und am nächsten Tage wieder, genau in derselben Reihenfolge, daraufgesetzt. Später aber war der Aufbau so mächtig angeschwollen, daß das nicht mehr möglich war.

Die großen Schubkasten und Fächer von Ehrlichs Schreibtisch enthalten ausschließlich ältere Schriftstücke. Alles Neue kommt auf den Schreibtisch, auf Kanapee oder sonstige Liegeflächen. Die Schubladen werden daher nur selten geöffnet, und das bietet gute Gelegenheit für eine Mäuseschar, sich darin einzunisten. Davon später.

. . . . .

Paul Ehrlich ist temperamentvoll und dabei von unendlicher Güte. Er kann lachen wie ein Kind und zornig sein wie ein Kind. Tage-, ja wochenlang merkt er es nicht, wenn die Laboratoriumsjungen im Institutskorridor an ihm vorbeigehen, ohne zu grüßen. Ihr Gruß war wohl mehr als einmal von dem ganz mit seinen Problemen beschäftigten Chef des Hauses überhört worden, und sie glaubten, nun nicht mehr grüßen zu müssen. Geschieht es mir doch auch oft genug, daß Ehrlich an manchen Tagen meinen Gruß nicht beachtet, während er an anderen Tagen jedesmal, wenn wir uns sehen — und das mag wohl oft mehr als ein Dutzendmal am Tage sein —, mich mit seinem schlesisch-gemütlichen „Tag ook" begrüßt. Aber bemerkt Ehrlich es dann einmal, daß ein Junge grußlos an ihm vorübergeht, kann er außer sich geraten und den Jungen herunterkanzeln, daß ihm Hören und Sehen vergeht. In einem dieser seltenen Zornausbrüche hat er Kadereit einmal ein Buch nachgeworfen, als er ihn falsch verstanden und irgend etwas nicht richtig gemacht hatte. Ein andermal beobachtete Kadereit eines Morgens, daß Ehrlich, im Begriff seinen Rock anzuziehen, diesen auf einmal wieder auszieht und, Verwünschungen vor sich hinmurmelnd, ihn auf den Fußboden wirft und darauf herumtrampelt wie ein eigenwilliges Kind.

Ist Paul Ehrlich erregt über eine unerwartete Unannehmlichkeit, eine Nichtbefolgung seiner Wünsche, so entfährt ihm gewöhnlich ein ärgerliches „Unerhört!" oder „Unglaublich!", wobei er mit heftiger Gebärde beide Arme in halbe Schulterhöhe hebt, seinem Oberkörper einen Ruck gibt und mit den Händen eine Bewegung macht, als wolle er die Fäuste ballen. Oder er fährt sich mit beiden Händen nach den oberen Ecken seiner Rockumschläge und zerrt daran mit heftigem Ruck, dabei seinen eigenen Körper schüttelnd, in innerlichem, verhaltenem Zorn. Dann aber wieder — und das ist er selbst, ist sein ureigenstes Wesen — ist Paul Ehrlich voll Rücksicht und Zartheit, wofür der Vorgang beim Morgenfrühstück ein kleines Beispiel bildet.

. . . . .

Fahren wir fort, Ehrlich im Tun und Treiben des Tages weiter zu beobachten. Kadereit hat den Mineralwasserkrug und das Glas auf seinen Platz, links vom Fenster, gestellt und hilft Ehrlich beim Ablegen. Hut und Mantel kommen auf einen der Kleiderhaken an der Wand, rechts von der Tür. Ehrlichs Kleidung ist anspruchslos und schlicht, ohne jede gesuchte Eleganz und doch nicht, wie es mehrfach in Beschreibungen übertrieben hingestellt wird, vernachlässigt. Er hat so viel persönlichen Charm, angeborene Vornehmheit und wirkliche Herzensgüte, daß kleine Unregelmäßigkeiten der Kleidung überhaupt nicht bemerkt werden. Den weißen Ärztemantel hat er wohl nur während seiner Assistenten- und Oberarzttätigkeit in der Charité getragen, in Frankfurt nie. Er trägt jahraus, jahrein dunkle Anzüge, steife weiße Stehkragen, an denen die Ecken umgeschlagen sind, den Hals vorn etwas freilassend, wie auf allen Bildern zu sehen ist; Kravatten in dunklen Tönen, in Selbstbinderform, aber in fester, nicht loser Machart, hinten zum Zuschnallen. Die Kleidung ist so beschaffen, daß er sie rasch und bequem anziehen kann. So trägt er auch breite, bequeme Schuhe mit leicht zu bedienendem Schnallenverschluß.

Sein Denken ist so ausschließlich auf seine Forschungen, seine Probleme gerichtet, daß er auf Äußerlichkeiten überhaupt nicht achtet.

Mit seinen Manschetten — „Röllchen", abnehmbare weiße „shirtcuffs", — die mit Manschettenknöpfen zusammengehalten werden, liegt er beständig im Kampf. In sein Arbeitszimmer eingetreten, werden sofort die beiden Röllchen abgenommen, ineinandergeschoben und auf den anderen Kleiderhaken, neben dem mit Mantel und Hut, an der Wand hinter der Tür gestülpt, und dort bleiben sie, bis er das Institut verläßt, wenn nicht irgendein hoher Besuch gemeldet wird. Hat dieser ihn verlassen und Ehrlich beginnt wieder zu arbeiten, ist es oft ergötzlich zu sehen, welchen Kampf der Träger dieser tückischen Objekte mit ihnen zu bestehen hat. Bei den Reagenzglasversuchen, beim Schreiben oder Unterschreiben rutschen die Röllchen beständig auf die Fingerspitzen und unermüdlich, mit himmlischer Geduld schiebt Ehrlich sie wieder zurück. Zehnmal, zwanzigmal, hundertmal, ohne daran zu denken, sie einfach abzulegen. Wird es ihm zu bunt, versucht er wohl auch, sie dadurch wieder in die Lage zurückzubringen, daß er beide Arme steil aufwärts streckt und schüttelt, in dem Glauben, sie würden von selbst wieder in die Ärmel zurückgleiten. Aber für Notizen mit Bleistift oder Farbstift sind ihm die Röllchen sehr angenehm. Und wenn sie vollgeschrieben sind, beschreibt er — zum großen Kummer seiner Gattin — seine Hemdbrust.

Während Kadereit noch um Ehrlich beschäftigt ist, beginnt hinter dem Institut, unter Ehrlichs Fenster, Leierkastenmusik. Der Orgelmann kommt jede Woche ein- bis zweimal, wie das auch in Steglitz im Hof des Instituts geschah, spielt aus Opern, „Carmen", aus den Operetten „Fledermaus", „Zigeunerbaron", „Vogelhändler", Lieder und Schlager. Er bekommt ein Geldstück und orgelt erfreut weiter, wenn Kadereit zu ihm sagt: „Spielen Se man noch'n bißchen..."

Angeregt durch die Musik, ist Ehrlich in sein Laboratorium nebenan eingetreten, hantiert mit Reagenzgläsern und fängt an zu experimentieren. Bald stellen sich die Mitarbeiter und Assistenten ein, um die auf den von Kadereit aus der Wohnung mitgebrachten „Blöcken" angedeuteten Versuche eingehend mit dem Chef zu besprechen.

Ehrlich besitzt eine eminente Arbeitskraft und wie er selbst unermüdlich tätig ist, stellt er auch hohe Anforderungen an die Arbeit seiner Mitarbeiter und Assistenten. Professor Felix Pinkus, Berlin, sagt in seinem Nachruf[1] über Ehrlichs Eigenart zu arbeiten, sehr treffend:

„Von höchster Ungeduld war er in der Arbeit des Tages und doch brauchte er Jahre intensivster Arbeit, bis eine Frage für ihn befriedigend entschieden war, wenn dies überhaupt je geschah. Seine Laboratoriumsarbeit war frei von allen Hemmungen des Wissens und des Systems, so daß er oft Anordnungen traf, die allen gewohnten Vorschriften entgegenliefen: auch die außergewöhnlichste Versuchsmethodik brachte ihm vorher erdachte Erfolge. Langsames Weiterschreiten in einer Richtung war

---
[1] Medizinische Klinik 1915, Nr. 50/51.

ihm ungewohnt, und doch befriedigte die pedantischeste Ausführung nicht sein Verlangen nach Exaktheit".

Paul Ehrlichs Art der Kontrolle über die Versuche, wie die Disposition überhaupt, ist sehr eigenartig. Das ganze System basiert in der Hauptsache auf diesen Aufgabekarten, den schon beschriebenen „Blöcken". Alle seine chemischen und biologischen Versuchsanordnungen, die von der Krebsabteilung auszuführenden Versuche, die notwendig zu schreibenden Briefe und wissenschaftlichen Arbeiten, das Programm des Tages, alles notiert Ehrlich, wie ihm die Gedanken gerade kommen, abends oder morgens daheim auf farbige „Blöcke". Dabei hat er in der Verwendung der einzelnen Farben offenbar ein ganz bestimmtes System, das ihm zur Erleichterung der Kontrolle dient. Und er liebt es, auf den Blöcken, die er für sich selbst schreibt, einzelne Namen, Stichworte oder Bezeichnungen in abstechendem Farbstift mit einem oder mehreren Ausrufungszeichen, einem oder zwei dicken Punkten von fast Pfenniggröße, Fragezeichen, dicken Strichen zu versehen oder sie rund oder eckig dick zu umranden. Der Schlüssel zu all diesen Merkmalen ist ihm allein bekannt. Auch in der Verwendung von Farbstiften liebt er eine gewisse Verschwendung. Er hat sie in unzähligen Exemplaren, — vorwiegend Blau- und Rotstifte, aber auch andere Farben, — stets bereit, in allen Taschen von Rock und Weste, auf dem Schreibtisch, in jeder Schublade im Institut und zu Hause. Sie müssen für seine Zwecke besonders geschnitten werden, nicht länger als 5—7 cm. Denn wenn er damit schreibt, hält er den Farbstift steil, und er muß daher genau in die Höhlung der Hand hineinpassen. Als seine Gattin einmal in seiner Abwesenheit zu Hause auf seinem Schreibtisch und in den Taschen seiner Anzüge „aufräumen" läßt, kommen ganze Tüten voll bunter Stifte zum Vorschein.

. . . .

KAPITEL VII

VON „SEITENKETTEN" GANZ ERFÜLLT

Plötzlich kommt an diesem Tage, dessen Verlauf wir besonders verfolgen, Kadereit wieder herein und ruft schon vom Arbeitszimmer aus erregt durch die offene Tür des Laboratoriums:
„Herr Jeheimrat... ein Telegramm..."
Ehrlich kommt, öffnet es und sagt:
„Ach Herrje... Krüß kommt"... und auf Sofa und Schreibtisch deutend, fügt er hinzu:
„Machen Sie schnell Ordnung..."
Kadereit fängt sofort an, die Bücher und Aktenstöße auf dem Sofa *unter das Sofa* zu setzen, wozu Ehrlich mahnend bemerkt, indem er die Tür links neben dem Sofa, die zur „prüfungstechnischen", d. h. „Serum"-Abteilung führt, öffnet:
„... aber schön in der Reihenfolge!...
„Jawoll,... Herr Jeheimrat..."
Das Sofa ist ganz abgeräumt, die Stöße auf dem Schreibtisch werden auch noch ein bißchen zurechtgerückt und noch ein Stuhl wird freigemacht. Kadereit geht ans Fenster und macht nach dem Hof zu eine Handbewegung, worauf die Leierkastenmusik mitten im Spiel abbricht.
Im Laboratorium nebenan sagt Ehrlich:
„Herr Kollege, Krüß wird gleich kommen"...
„Schon?"... Darauf eiliges Aufräumen, Klirren von Versuchsgläsern, und die Stimme von Göldner, der den Jungens zuruft:
„Jetzt mal fix... aufräumen!"
Kadereit hat die Röllchen vom Haken heruntergeholt und reicht sie Ehrlich, der sie in seine Rockärmel schiebt, nickt und sagt:
„Sagen Sie Neißer und Sachs Bescheid..."
Dann kramt er in dem kleinen Regal links über dem Schreibtisch, wo er in alten Zigarrenkästchen noch allerlei Kostbarkeiten hat: Gläschen mit besonderen chemischen Präparaten usw., daneben Fläschchen mit Farbstoffen. Er nimmt einige herunter und prüft die Aufschriften, nimmt aus seiner Rocktasche eine Handvoll Farbstifte, sucht einen heraus und läßt die anderen wieder in die Tasche fallen, zieht die linke Manschette aus dem Ärmel hervor und schreibt etwas darauf mit Rotstift... Notiz für eine besondere Bestellung...

So tief ist er stets in seine Versuche verstrickt, daß seine Gedanken durch keinerlei äußere Vorgänge gestört oder abgelenkt werden, auch nicht durch den Besuch eines Vertreters des Ministeriums.

Kadereit führt den Besucher herein: Professor Krüß, Regierungsvertreter aus dem Kultusministerium in Berlin. Aus der Serumabteilung nebenan kommen Stabsarzt Dr. Marx, der die Leitung der staatlichen Serumprüfung hat, Dr. Max Neißer und Dr. Sachs.

Nach der ersten Begrüßung bietet Ehrlich gleich seine Zigarren an. Dr. Krüß ist sehr groß, Sachs ebenfalls, Neißer und Marx etwas größer und breiter als Ehrlich. Neißer nimmt eine Zigarre und steckt sie in die Brusttasche seines Laboratoriumsmantels. Die anderen zünden an und beginnen zu rauchen. Während Ehrlich die „Leibbinde" von seiner Zigarre abnimmt und die Enden abschneidet, sagt er zu Neißer:

„Herr Kollege Neißer?..."

worauf Neißer lachend erwidert:

„Die ist mir zu stark... die muß ich zu Hause rauchen..." Die guten ‚Cigorien' nennt Ehrlich seine starken Importen oft scherzend.

Alle lachen, rauchen genießerisch und betrachten die Zigarre mit intensivem Interesse. Der Regierungsvertreter Dr. Krüß bemerkt zu Ehrlich:

„Ihre neueste Arbeit über die Seitenkettentheorie ist ja außerordentlich interessant, lieber Herr Geheimrat..."

„Finden Sie?... finden Sie?"...

„Ja,... aber" — mit einem etwas verzweifelten Lächeln... „nicht so ganz leicht verständlich..."

Ehrlich ist erstaunt und fragt:

„Ja, wieso denn... wieso denn?... Das ist doch ganz einfach... Herr Kollege Neißer?"... und sieht dabei auch die anderen der Reihe nach an, die bedächtig an ihren Zigarren ziehen und nur eine ganz kleine kaum merkbare Kopfbewegung machen. Dr. Sachs sagt genießerisch:

„Fabelhaft.. die Zigarre..." und alle lachen.

Ehrlich hat wieder einen der Farbstifte aus der Tasche genommen und tupft damit Dr. Krüß auf Ärmel und Brust:

„Wissen Sie... verstehen Sie... lieber Dr. Krüß... ich stelle mir das so vor:

„Die Zellen haben die Eigenschaft, chemische Stoffe, die zu den Substanzen der Zelle selbst Verwandtschaft haben, anzuziehen. Wenn solche Substanzen an die Zelle gelangen, tritt eine chemische Bindung ein, die so eng ist und so zueinander paßt, wie der Schlüssel zum Schloß..."

„Re vera ein noch besseres Bild,... wissen Sie,... verstehen Sie...

„Um den chemischen Stoff sich einzuverleiben, streckt die Zelle gewissermaßen „Fangarme", „Rezeptoren" aus... die haptophore Gruppe

(Haftgruppe) des Ambozeptors wird sich hier verankern und damit die Complemente durch den Apparat des Ambozeptors an die Zelle heranbringen..."

Fortfahrend sagt Ehrlich, mit einem Kopfnicken, als er die Aufmerksamkeit der anderen bemerkt:

„Wissen Sie, — verstehen Sie, ... Wenn die fremde Substanz auch eine „toxophore" Gruppe hat, die ihr — a —l—s—o — giftige Eigenschaften gibt, kann die Zelle zugrunde gehen. Wenn sie dagegen den Angriff übersteht, werden die Rezeptoren im Überfluß regeneriert, ein Teil wird in das Blutserum übergehen und dort die Funktion spezifischer Antikörper gegen die fremden Stoffe ausüben, für den sie eine Affinität besitzen."

Bei allem, was er vorträgt, macht er die entsprechenden Bewegungen: streckt die Arme vor und zieht sie wieder zurück, als ob er etwas an sich reißen will, und macht dann wieder, mit vorgestrecktem Arm eine Abwehrbewegung.

Dr. Krüß ist sehr interessiert und sagt lachend:

„Das klingt sehr schön und klug... aber so recht vorstellen kann ich mir das eigentlich nicht... noch nicht...", wozu Ehrlich repliziert:

„Aber das ist sehr leicht zu veranschaulichen. Ich werde es Ihnen ... *eo ipso*... aufzeichnen."

Er suchte nach einem Platz, auf dem er zeichnen kann, — war schon vorher hin- und hergegangen, hatte bald Dr. Küß oder einen der anderen Herren mit dem Rotstift angetupft, bald, im Vorbeigehen, etwas an die Tür gekritzelt, ein paar Striche an die Wand gemacht, aber mit dem Farbstift geht das nicht, da die Zeichnungen auf dem Tür- und Wandanstrich nicht deutlich werden. Aber Ehrlich weiß sich zu helfen:

"... einen Augen—blick" sagt er, geht rasch in sein Laboratorium und kommt mit einem Stück Kreide zurück:

„*re vera*... ich werde es Ihnen *hier* aufzeichnen"... — auf den Fußboden deutend. Das hatte er schon einmal für Robert Koch in Breslau getan, als er während seiner dortigen Tätigkeit in den noch frühen Anfängen der „Seitenkettentheorie" Robert Koch und den anwesenden Kollegen seine wissenschaftlichen Probleme in seiner lebensvollen, sprunghaften Art erklären wollte und Robert Koch ihn unterbrach:

„Aber, lieber Kollege, *so* kann ich ihnen nicht folgen, das müssen Sie doch etwas deutlicher erklären"..., worauf Ehrlich schnell zur Antwort gab: „Gewiß, das werden wir gleich haben",... und im Nu hatte er mit Kreide auf dem Fußboden eine schematische Zeichnung seiner wissenschaftlichen Ideen entworfen.

Hier nun, bei dieser Gelegenheit, zeichnet er das Schema der Seitenkettentheorie an einer Stelle auf dem Fußboden auf, wo er nicht mit Teppich bedeckt ist — ein billiger bunter Teppich vor dem Sofa. Und wo der unbedeckte Raum nicht ganz ausreicht, schlägt er den Teppich etwas um, um mehr Platz zu haben. Die drei Herren stehen aufmerksam dabei, nicken zustimmend, und Dr. Krüß sagt:

„Das leuchtet ein,... jetzt verstehe ich..."

Begeistert, mit lebhaften Armbewegungen, die längst ausgegangene Zigarre in der einen Hand, die Kreide in der anderen, doziert Ehrlich:

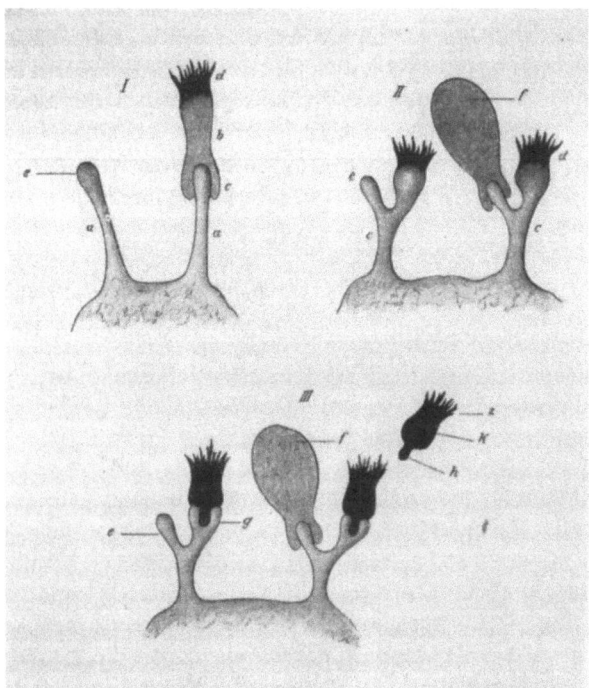

Diagramm von Ehrlichs „Seitenkettentheorie" publiziert im Zusammenhange mit der „ANAEMIE" von Ehrlich und Lazarus in Nothnagels „Spezielle Pathologie und Therapie", „Schlußbetrachtungen" p. 163—185.
Fig. I. Receptor Erster Ordnung. e haptophorer Complex; b adsorbiertes Toxinmolekül mit c haptophorer Gruppe; d toxophorer Gruppe.
Fig. II. Receptor Zweiter Ordnung mit e haptophorer Gruppe; d zymophorer Gruppe und f adsorbiertes nutritives Molekül.
Fig. III. Receptor Dritter Ordnung. e haptophore; g complementophile Gruppe; k Complement mit h haptophore; z zymotoxische Gruppe; f nutritives Molekül.

„Ist nun Infektion vorhanden, und es hat von der Zelle Abwehrreaktion eingesetzt durch Produktion von Antitoxin, so wird dieses Antitoxin... re vera... da es Verwandtschaft hat zu dem Toxin in der Zelle selbst, sich unbedingt hier verankern".

Da nun alle beifällig zustimmen, strahlt Ehrlich beglückt.

Bei seiner plastisch-chemischen Begabung, über die wir schon sprachen, und die ihn nicht nur Benzolkerne und chemische Formeln plastisch sehen ließ, sondern auch Seitenketten, Rezeptoren, Komplemente und alles, was seinem Geist vorschwebte, konnte er reden und reden, begeistert, mitreißend, überzeugend, während er in Dingen des täglichen Lebens wortkarg war. Er vermittelte seinen Zuhörern diese bildlichen Vorstellungen und treffenden Vergleiche, weil er wollte, daß auch sie die Dinge sehen könnten, wie er sie sah. Daher dann auch die helle Freude und das Glücksgefühl, das er in Worten und Blicken kundgab, wenn er sah, daß er verstanden wurde. Seine großen, klaren blauen Augen leuchteten und spiegelten aus der Tiefe seiner Seele eine Welt voll wärmender Güte und Herzlichkeit.

Als nun Dr. Krüß lachend sagt:

„Eine so lehrreiche Demonstration müßte auch Ihren hartnäckigsten Gegner überzeugen...", was bei allen Heiterkeit auslöst, fällt Ehrlich lebhaft ein:

„Sie meinen Gruber... den faulen Kopp... *caput pigerrimum*"...

„Daß er Ihnen den Spottnamen „Doktor Phantasus" beilegt, finde ich ja wirklich unerhört und geschmacklos", entrüstet sich Dr. Krüß, worauf Ehrlich erregt antwortet:

„Unerhört... unerhört... wissen Sie, verstehen Sie..." Aber er denkt schon wieder an etwas anderes, seine Gedanken sind längst wieder vorausgeeilt.

Er möchte nun dem Regierungsvertreter noch die im Gang befindlichen Krebsversuche zeigen, die in einem Laboratorium im 2. Stock durch Dr. Sticker durchgeführt werden. Als er diesen Vorschlag macht, hat er schon die Tür geöffnet und ist den anderen voraufgegangen in den Korridor. Denn auch auf Etikette legt Paul Ehrlich keinen Wert und geht selbst bei hochgestellten Persönlichkeiten zuerst zur Tür hinein und heraus, und obwohl von äußerster Höflichkeit, in allem was er sagt und tut, — erfüllt von wirklicher Höflichkeit des Herzens, kümmert er sich auch sonst wenig um bloße äußere Höflichkeitsformen. Das trägt ihm einmal gelegentlich eines Besuches in England die lächelnde Bemerkung eines englischen Kollegen ein: „You are no courtier". Aber niemals wird ihm Derartiges verübelt, alle lieben und verehren ihn, überall gewinnt er Freunde. Ein auswärtiger Kollege sagte zu Ehrlichs Freunde Professor Hermann Kossel, Heidelberg:

„Paul Ehrlich ist ein Mann, den man lieben kann wie ein Kind."

. . . .

Währenddessen sitze ich in einem kleinen hellen Zimmer mit Bücherschränken, neben dem großen Bibliotheksraum, im 2. Stock an der Schreibmaschine, werde aber bald unterbrochen von dem jungen Assistenten Dr. Julius Morgenrot, der hereinkommt und sagt:

„Tag, Fräulein Marquardt, kann ich ihnen den Artikel für den Chef jetzt diktieren?"

„Ja, bitte, Herr Dr. Morgenroth,... soll ich nebenan aufnehmen?"

Dr. Morgenroth nickt: „Bitte"... und öffnet die Tür zum großen Bibliothekzimmer nebenan, durch dessen zwei riesengroße Fenster an der Rückseite des Hauses man einen schönen Blick auf die Krankenhausgebäude und parkartigen Baumanlagen, und in der Ferne den Taunus mit Feldberg hat.

Auf- und abgehend diktiert Dr. Morgenroth:

„Es ist nicht leicht und nicht ungefährlich, auf Grund rein literarischer Studien auf einem der experimentellen Forschung zugänglichen Arbeitsfelde Kritik zu üben... und das dem Outsider schwer verständliche Material zu analysieren..."

„Haben Sie das?" — Ich nickte: „Ja"...

„Und was kommt jetzt?..."

„Jetzt kommt Dr. Phantasus.. Gruber... der faule Kopp".

Schallendes Gelächter. „Richtig!... Also:

„Um so auffälliger ist, daß Gruber gerade das Toxingebiet, das er ja nach seinem eigenen Zugeständnis nur aus Literaturstudien kennt, als Hauptbasis seines Angriffs wählt. Solchen Kritikern gegenüber befinde ich mich in der unangenehmen Situation eines Mannes, der mit Farbenblinden über Farben diskutieren soll..."

Von draußen schallt gedämpft Ehrlichs Stimme von unten herauf:

„Ka—de—reit... Mar—kart..."

„Ich muß hinunter, entschuldigen Sie..." und schon bin ich zur Tür hinaus.

„Also morgen Fortsetzung", sagt Dr. Morgenroth.

. . . . .

In Ehrlichs Arbeitszimmer eintretend sage ich:

„Guten Tag, Herr Geheimrat"... und setze mich an den Schreibtisch, wo nur ein ganz kleiner Platz frei ist, so daß ich gerade das Stenogrammheft hinlegen kann.

Ehrlich begrüßt mich wie gewöhnlich:

„Tag ook,... al—so... jetzt wollen wir mal schreiben:

„... Lieber Freund, ich freue mich, Sie in Berlin zu sehen. Man schießt mir in meinen Antitoxinturm... aber ich werde kräftig erwidern... Wenn Sie dann mit mir nach Frankfurt kommen, werde ich Ihnen meine Versuche zeigen."

Dr. Morgenroth, noch lachend, kommt herein, sagt leise etwas zu Ehrlich, man versteht daraus „Gruber" und „fauler Kopp"...

Ehrlich bricht in ein helles, lautes Lachen aus, er lacht, wie Kinder lachen...

„Groß—ar—tig... aus—ge—zeichnet!" Lacht nochmal: „Al—so... was hatten wir gesagt?"

„Noch nichts, Herr Geheimrat... der Brief war fertig..." sage ich schüchtern und etwas verdattert.

„Al—so... wissen Sie, verstehen Sie ...ha... ha... ha... aus—gezeichnet... groß—artig... al—so..."

„Es ergibt sich... *eo ipso*... die Notwendigkeit... Farbreaktionen nicht nur bei normalen, sondern auch pathologischen Vorgängen vorzunehmen. Zwei Reaktionen erscheinen zur Verwertung in der Medizin geeignet, die *Diazoreaktion* und eine neue, noch nicht publizierte Reaktion, die *Dimethylamidobenzaldehydreaktion*, die bei allen Urinen, ohne Ausnahme, deutliche Reaktionen ergeben."

Ich habe aufgehört zu schreiben, sehe Ehrlich an:

„Ach so,... das haben Sie wohl nicht... einen Augenblick..."

Er nimmt das Stenogrammheft, das ich ihm reiche, legt es auf einen der Bücherstöße und schreibt etwas hinein, dann reicht er mir das Heft zurück...

Während des Diktats hat Ehrlich geraucht, von der Zigarre ist ein langer Aschenkegel stehen geblieben, der schließlich herunterfällt, wobei ein Teil der Asche vorn auf Ehrlichs Rock hängen bleibt, was er nicht beachtet. Er achtet auch nicht darauf, daß er die „Röllchen" nicht wieder abgezogen hat, nachdem Dr. Krüß gegangen war, die ihn jetzt fortwährend stören. Durch seine lebhaften Armbewegungen beim Sprechen, das Schreiben im Diktatheft, sind sie vorn zum Ärmel herausgerutscht. Er streckt ein paarmal — bald den einen, bald den andern Arm steil aufwärts und schüttelt ihn, aber die Röllchen wollen nicht wieder in die Ärmel zurückgehen. Bei diesem Bemühen verrutscht seine Kravatte etwas nach seitwärts und von dem zugeschnallten Ende der Kravatte schaut ein Stückchen über den Rockkragen hinaus... alles geringe Kleinigkeiten, die seinen Anzug etwas „nachlässig" erscheinen lassen, aber niemals etwa lächerlich wirken, wie das in Beschreibungen bisweilen falsch behauptet worden ist.

Ehrlich war unvermittelt in seinem Diktat fortgefahren:

„Die Nuance schwankt, je nach der Intensität der Reaktion... in einigen Fällen nur leichte Veränderung, in anderen färbt sich der Urin stark rot. — Muß noch weiter ausgearbeitet werden... Schön' Dank!... (mit leichtem Kopfnicken)...

Ich stehe auf, Ehrlich ist schon zur Tür gegangen, hat sie geöffnet und ruft:

„Kadereit... Zigarren!"...

Man hört Kadereits Tür sich öffnen und schließen, und ich gehe mit einer verlegenen Verbeugung hinaus. Auf dem Korridor kommt Dr. Morgenroth, der durch die andere Tür und das Laboratorium der Serumabteilung hinausgegangen war, mir nach und sagt lachend:

„Sie werden ja all das „Beiwerk" nicht mitgeschrieben haben, Fräulein Marquardt:... Wissen Sie, verstehen Sie..."

„Aber nein," sage ich zögernd und flüchte in Kadereits Zimmer.

. . . . .

Paul Ehrlichs einzige Leidenschaft sind Zigarren und Bücher. Für seine „Importen" hat er einen ständigen Lieferanten in Frankfurt, außerdem noch je eine weitere Bezugsquelle in Frankfurt und Berlin für gelegentliche Bestellungen. Er wird fortlaufend über die Eingänge der von ihm bevorzugten Sorten unterrichtet, läßt aber den für ihn reservierten Vorrat beim Zigarrenhändler „auf Abruf" lagern, damit er sachgemäß gepflegt werde. Jeden Tag mindestens einmal, oft auch zweimal, muß ihm ein Kistchen zu 25 Stück geliefert werden, und wenn die Lieferung einmal eine Viertelstunde länger als gewöhnlich auf sich warten läßt, wird das Telefon meist sehr stürmisch so lange in Tätigkeit gesetzt, bis der Bote per Rad erscheint. „Starke Reize", sagt Ehrlich selbst, *wie* stark in diesem Fall geht daraus hervor, daß Ehrlichs Importen von Kollegen und Freunden, die ihre Güte kennen, sehr geschätzt und begehrt, doch allgemein dahin beurteilt werden, daß sie einen normalen Raucher glatt umwürfen. Ehrlich aber läßt die Zigarre von morgens bis abends nicht ausgehen.

Kadereit spricht am Telefon, als ich eintrete:

„Ist Wetzlar dort?... Bitte, ein Kistchen Zigarren... ja, wie immer... aber rasch... Schicken Sie (lachend) einen „reitenden Boten"... mit 'n Rad..."

Sich umwendend, sagt Kadereit teilnehmend zu mir, da ich dastehe, in mein Stenogrammheft starre und am Bleistift kaue: „Na, wie jeht et?..."

„Ach",... sage ich ängstlich,... „Herr Geheimrat hat mir ein Wort hier hineingeschrieben, das ich nicht verstand... und nun kann ich es nicht lesen... und ich habe nicht gewagt, Dr. Morgenroth deswegen zu fragen. Können *Sie* das lesen"... Ich zeige ihm die Stelle im Stenogramm.

Kadereit setzt wichtig seinen Zwicker auf, schaut in das Heft:

„Nee... dat ha' ick ooch noch nich jehört... Muß wat Neues sein wieder, dat kommt jeden Tag vor..."

„Was hat denn Dr. Morgenroth damit gemeint, ich hätte hoffentlich nicht alles „Beiwerk" mitgeschrieben?..."

„Wat for ‚Beiwerk'?... Ach so, er sacht doch immer „wissen se... verstehn se"... und „also" um so wat..."

„Das habe ich natürlich nicht mitgeschrieben", lache ich.

„Na, denn is't man jut... in Berlin hat er nemlich mal ne' Sekretärin anjestellt;... oder anstellen jewollt, die hat dat allens mitjeschrieben...

der reine Blödsinn is dabei rausjekommen... sach' ick Ihnen... und denn is se dat zweete Mal mitten ins Diktat wechjeloofen un nich wiederjekommen..."

Ich sage gedehnt: „Ach, deshalb hat Herr Geheimrat zu mir gesagt, wir müßten es erst probieren, er wisse noch gar nicht, ob er es machen könne".

Im Hinausgehen sage ich nur: „Ich werde heute Nachmittag zu meinem Arzt gehen, ihn nach dem Wort zu fragen"... und mich nochmal um-

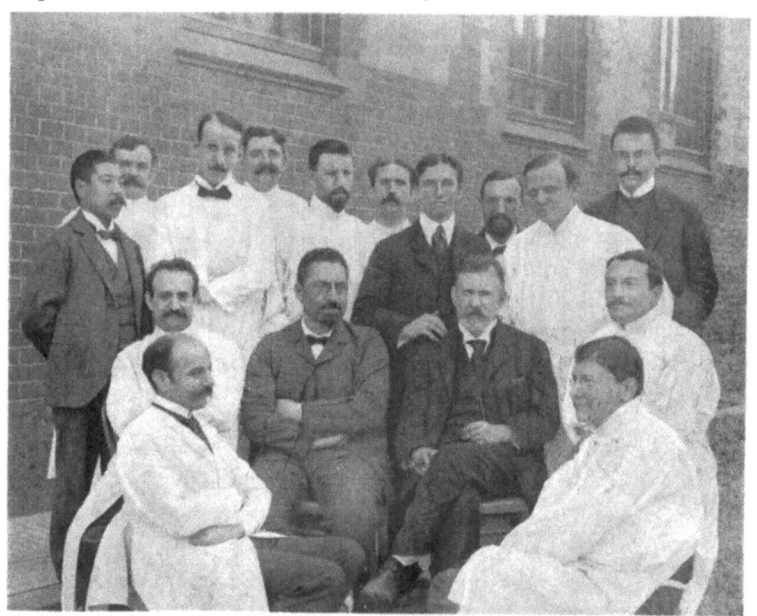

Gruppenbild
Stehend von links nach rechts: Dr. Shiga; Wünsch; Dr. Noeggerath; Goeldner; ?; Kaul; Dr. Keyes; Kadereit; Dr. Sticker; Dr. Sachs.
Sitzend: Dr. Apolant; Dr. Julius Morgenroth; Ehrlich; Dr. Max Neißer.
Ganz vorn: links Dr. Embden; rechts Dr. Lippstein.

wendend: „Kadereit, Sie müssen mal nachsehen... Herrn Geheimrat ist Zigarrenasche auf den Rock gefallen und die Kravatte..."

„Ja, ja", sagt Kadereit eifrig, „da wer' ick man den Vater jleich wieder in Ordnung bringen"... und läuft schnell und wichtig an mir vorbei in Ehrlichs Zimmer.

Im Korridor stehen gerade Stabsarzt Dr. Marx und Dr. Max Neißer im Gespräch beisammen. Sie kommen ein paar Schritte näher, ich will zur Treppe gehen, und Dr. Marx sagt:

„Sie werden gut tun, Fräulein Marquardt, sich nicht zu sehr auf die Tätigkeit hier einzustellen. Ich glaube nicht, daß das sehr viel werden wird..."

„Im Gegenteil, Herr Kollege,"... unterbricht ihn Dr. Neißer. Ich glaube, daß sehr viel zu tun sein wird. Die Arbeiten werden meiner Ansicht nach einen großen Umfang annehmen."

Und Dr. Neißer behielt Recht. An anderer Stelle wird gesagt, wie groß der Umfang später wurde.

. . . . .

Am Spätnachmittage bin ich bei meinem Arzt, dem Sanitätsrat eines kleinen Taunusstädtchens bei Frankfurt a. M. Wohlwollend, mit kleiner Stuppsnase in dem frischen, geröteten Gesicht und der großen Brille darüber, fragt er gemütlich:

„Wo fehlt's denn?"

„Sie wissen, ich arbeite jetzt für Professor Ehrlich... Er hat mir heute Morgen ein Wort diktiert, das ich nicht verstand. Dann hat er es mir selbst ins Stenogramm geschrieben ... und nun kann ich es nicht lesen..." Ich zeige ihm das Stenogramm: „Wissen Sie, was das heißen soll?..."

Sanitätsrat Neuroth rückt seine Brille zurecht, nimmt das Heft... kann nicht lesen... nimmt noch die Lupe dazu und schüttelt den Kopf...

„Ich kanns auch nicht lesen... muß wohl wieder was Neues sein, was der Dr. Ehrlich gefunden hat..."

Er schaut nochmal genau mit der Lupe und sagt: „Dimethyl- und reaktion kann ich lesen... Warten Sie mal..."

Er nimmt von seinem Schreibtisch eine Nummer der „Medizinischen Woche", blättert darin, dann sagt er plötzlich:

„Ja, hier, sehen Sie... eine neue Urinreaktion, die er nur erst nebenher erwähnt... Dimethylamidobenzaldehydreaktion ... Hat er sie jetzt?..."

„Noch nicht... er sagt: „Muß noch weiter ausgearbeitet werden"...

„Ja, er ist einer von den wenigen Forschern, die viel versprechen... und noch viel mehr halten... Jede seiner Mitteilungen bringt was Neues..."

„Er sagt immer: *Viel arbeiten... und wenig publizieren... Größte Genauigkeit in den Versuchen...*"

„Na, wissen Sie", lacht Dr. Neuroth, „*wenig* publiziert er ja nun gerade nicht... *aber er arbeitet noch viel mehr*... es ist *ungeheuer*, was er leistet..."

Ich verabschiede mich:

„Ich bin *so* froh, daß Sie das gefunden haben, Herr Sanitätsrat..."

„Na, und sonst?... Ist wohl nicht so ganz leicht?"

Lächelnd sage ich:

„Nein,... leicht nicht... aber so schön und interessant..."

. . . . .

KAPITEL VIII

EIN ABEND ZU HAUSE

Ehrlichs Arbeitszimmer zu Hause

In Ehrlichs Arbeitszimmer zu Hause, kaum angekommen, nach kleinem Imbiß und manchmal kurzem erfrischenden „Nickerchen", sitzt er schon wieder spät am Nachmittag, an dem kleinen Tischchen, das das Mädchen am Morgen umgeworfen hat, bunte „Blöcke" neben sich, teils schon beschrieben, emsig weiterschreibend. Zigarrenkiste, Mineralwasserkrug und Glas. Er raucht, qualmt, — trinkt Wasser zwischendurch... Das Zimmer ist wieder ganz mit Rauch gefüllt.

Es klopft. Ohne aufzublicken sagt Ehrlich: „Herein"...

Dora, das Mädchen, steckt den Kopf zur Tür herein:

„Der Kutscher von heute früh ist da und hat ein Paket"...

Ehrlich schreibt immer weiter:

„... ja,... wieso denn?... wieso denn?... Ein Paket. ... a—l—so... soll reinkommen"...

Dora ruft den Kutscher herauf, der verlegen, den Hut in der einen Hand, Ehrlich das Paket Aktenstücke entgegenhält in dem großen Umschlag mit der Aufschrift:

Prof.

Ehrlich

Frankfurt a/Main

Westendstraße

62

Finder erhält

10 Mark,

das er am Morgen in der Droschke hat liegen lassen.

Schon in Steglitz hatte Paul Ehrlich die gleiche Angewohnheit, er hatte seine Berliner Adresse in der Lützowstraße darauf geschrieben — vergessen hat er es damals nicht.

„Tag, Herr Professor..." sagt der Kutscher zögernd.

Ehrlich schaut auf, den Kopf etwas vorgeneigt, die Brille ganz vorn, er sieht über die Brille hinweg, wobei die Querfalten auf der Stirn sich vertiefen, eine ganz charakteristische Haltung, wenn er intensiv arbeitet, auch im Laboratorium bei den Reagenzglasversuchen:

„Tag ook... al—so... was bringen Sie Schönes."...

„Da is auch das Paket, was der Herr Professor heut Morje im Wage' hat lieje' lasse'..."'

„...Al—so... Mann..." lacht Ehrlich laut — „das ist ja großartig... groß—art—tig!"

Er nimmt das Paket in Empfang, sieht die Aufschrift. Der Mann steht wartend und sagt:

„Ich hab's erscht gefunne, als ich 'n annern Gascht gefahre hab' und da war ich weit ewech und hab' net gleich zurückgekennt..."

Ehrlich nickt erfreut, hat schon in seine Tasche gegriffen und ein Geldstück hervorgeholt, das er dem Kutscher reicht:

„A—l—s—o, hier sind die zehn Mark..." dann greift er nochmals in die Tasche: „So... und damit Sie doch auch etwas davon haben..." er gibt ihm noch ein Geldstück: „Zwei Mark für Sie!... Schön' Dank!..."

Er hebt seinen Arm, so wie er immer an den Hutrand greift, wenn er grüßt, und nickt dazu.

Der Kutscher steht betroffen, will noch etwas sagen, öffnet den Mund, macht dann aber, da Ehrlich schon wieder weiterarbeitet, eine linkische Verbeugung und sagt nur:

„Ich dank aach schen, Herr Professor...", macht kehrt und geht hinaus.

Draußen vor der Zimmertür bleibt er noch stehen, Hut in der einen Hand, die beiden Geldstücke in der andern, offenen Hand, betrachtet sie kopfschüttelnd und murmelt, indem er die Treppe heruntergeht:

„Zehen Mark... und dann noch emal zweie!!"

Dora, die ihn zur Tür begleitet, fragt verwundert:

„Ja, was haben Sie denn? Stimmt etwas nicht?"

„Ei ja doch..." lacht der Kutscher, — „Belohnung und denn noch emal Belohnung for de Belohnung..."

. . . .

Abends in der Familie

Paul Ehrlich hat ununterbrochen gearbeitet bis zum Abendessen. Wir finden ihn wieder im Eßzimmer zu Hause mit Frau und den beiden Töchtern — Steffa, 18 Jahre, Marianne, die von Ehrlich „Jannek" genannt wird, 16 Jahre, — bei Tisch.

Das Essen, von lebhaften Gesprächen über alles, was sich während des Tages zugetragen hatte, begleitet, ist beendet, Dora räumt den Tisch ab, nimmt auch das Tischtuch fort und legt eine große weiße Wachstuchdecke auf.

Ehrlich ißt abends fast gar nichts. Er ißt während des ganzen Tages im Institut überhaupt nichts, raucht nur unaufhörlich die schweren Zigarren und trinkt Mineralwasser. Wenn er nachmittags aus dem Institut spät nach Hause kommt, ißt er eine Kleinigkeit und abends hat er dann weder Hunger noch Appetit.

Er plaudert mit der Familie, neckt jeden, die Töchter necken ihn mit seinen „Widersachern", den „faulen Köpfen", mit Professor Gruber, der ihn „Doktor Phantasus" nennt. Ehrlich ereifert sich und sagt:

„Dem Gruber... caput pigerrimum... dem ungeschickten Taperkerl... werde ich's noch zeigen..."

„Du solltest die Opposition wirklich etwas weniger tragisch nehmen, Paul", — wirft seine Frau mahnend ein — „ereifere Dich nur nicht zu sehr morgen bei der Diskussion im Verein für Innere Medizin..."

Ehrlich erwidert darauf nichts, nur zu Dora, die gerade fertig ist mit dem Wachstuch, sagt er:

„Dora, das Spielchen..."

Sie holt aus dem Schubfach im Büfett ein Spiel Karten und legt es auf den Tisch. Ehrlich mischt und legt sich eine Patience. Emsig die Zigarre rauchend, werden die Karten lang und umständlich gemischt... sie müssen wegen der intensiven Beanspruchung alle 14 Tage erneuert werden, — und dann wird ein Spiel begonnen, das allerlei Fehler und Abweichungen von der Regel enthält. Das scheint den Spieler aber nicht im mindesten zu stören.

Marianne wirft ein: „Ach ja, Papa, Du fährst ja morgen nach Berlin... Bringst Du mir was mit?"

Ehrlich nickt ihr über die Brille hinweg vergnügt zu:

„Was möchtest Du denn Schönes?"... Und dann schnell, ohne Antwort abzuwarten: „Ja, denkt Euch nur, Kinder... habe ich ja richtig in der Droschke das große Kouvert liegen lassen mit all' den Protokollen über die Tierversuche, mit denen ich morgen in der Diskussion dem faulen Kopp Gruber aufs Haupt schlagen will..." Er lacht laut auf und legt dabei ununterbrochen die Karten.

Seine Frau und die Töchter rufen erregt durcheinander:

„Um Gottes Willen... Papa" ... „aber Paul"!... „Ja Papa, was machst Du nun?"...

„Nun... und..." sagt Ehrlich lachend, „al—so... der Kutscher von heut' Morgen hat mir's vorhin zurückgebracht."

„Ja, wieso denn, Papa... Paul... wie hat er denn gewußt..." rufen alle drei.

Ehrlich legt noch immer Karten, während die anderen ihm zuschauen, und lacht spitzbübisch:

„Da seht Ihr Euren vorsichtigen Vater... al—so, ich hab' nämlich meine Adresse aufs Kouvert geschrieben... ganz groß, wißt Ihr" — er macht eine Handbewegung, die Karten in der Hand, und nickt dazu — „und dazugeschrieben, daß — al—so... eo ipso... der ehrliche Finder zehn Mark kriegt"!

Alle lachen: „Ach so,... und die zehn Mark hast Du... re vera... auch gegeben..."

„Aber Kinder, natürlich" lacht Ehrlich, „und damit der Kutscher doch auch was davon hat, hab' ich ihm auch zwei Mark gegeben..."

Frau und Töchter machen verblüffte Gesichter und lachen dann belustigt mit.

„Du zahlst also eine Belohnung... und auf die Belohnung noch extra eine Belohnung drauf..." sagt seine Frau vorwurfvoll.

„Papa, Du bist entzückend..."

„Ja, wieso denn, wieso denn?"... Er kann ihr Vergnügen nicht verstehen.

Da seine Patiencen nie aufgehen, hat er inzwischen schon ein paarmal von neuem gemischt und mit absoluter Gelassenheit wieder begonnen.

„Paul, was Du da machst, ist ja ganz falsch... das geht im Leben nicht auf. Du legst ja gar nicht richtig", kritisiert seine Frau, auf die Karten deutend.

„Richtig... das geht im Leben nicht auf." Er wirft die Karten hin. — „A—l—s—o, wie ists denn mit ein bißchen Clavizimbeln, liebe Hete?" Er macht dabei die Bewegung des Klavierspielens.

„Ach ja, Mama,... bitte, bitte..." rufen die Töchter begeistert.

Marianne nimmt die zuerst etwas widerstrebende Mutter, die den Kopf geschüttelt und etwas wie „keine Lust" gemurmelt hat, bei der Hand und zieht sie hinüber in den Salon. Steffa ist schon hinübergegangen, dreht das Licht an, öffnet den Flügel, legt die Noten auf und rückt den Klaviersessel zurecht, summt dabei vergnügt vor sich hin. Frau Ehrlich mit Marianne, hinter ihnen Ehrlich, kommen herein.

Fast ohne Ausnahme, so erzählt mir seine Gattin, sei nach dem Abendessen die Aufforderung an sie ergangen — immer in scherzhafter Form und mit ganz variablen Ansprachen —, etwas vorzuspielen. Ist sie einmal nicht aufgelegt, gibt es große Enttäuschung und ein betrübtes Gesicht. Wird aber seinem Wunsch entsprochen, was fast immer der Fall ist, so geht Ehrlich bei den Klängen leichter Walzer- oder Operettenmusik im Zimmer auf und ab, auf und ab, und je lustiger die Weisen sind, desto vergnügter und angeregter wird er. Er behauptet, seine besten Ideen kämen ihm in diesen Augenblicken. Bei schwerer Musik verstummt er und wird ernst, und erst wenn eines seiner Lieblingsstücke an die Reihe kommt, wird er wieder lebhaft und summt vor sich hin. Für Malerei hat er kein ausgesprochenes Interesse und pflegt zu behaupten, sein „Kunstsinn sei gleich Null". In bezug auf Musik mag das einige Berechtigung haben, wie seine naive Vorliebe für Leierkastenmusik zeigt. Konzerte und Opern besucht er nie, findet aber gelegentlich eine willkommene Zerstreuung bei einem hübschen Ballett oder Varieté, was an die Einstudierung von Tänzen mit den Buben und ihren Schwestern während der Gymnasialzeit in seiner schlesischen Heimat erinnert.

Jetzt, bei der Abendunterhaltung, beginnt die Gattin Ehrlichs mit einem Straußschen Walzer. Steffa blättert die Noten um, Marianne ist in den danebenliegenden größeren Salon gegangen, hat angefangen zu tanzen und kommt tanzend herein.

Ehrlich geht auf und ab und sieht sehr vergnügt aus, macht Taktbewegungen, tätschelt Marianne, als das Spiel beendet ist, die Wange und sagt:

„Schön,... sehr, sehr schön!"

Kommt seine Gattin dann an das Lied des Escamillo aus „Carmen", das er besonders liebt: „Auf in den Kampf, Torero", wozu Marianne die Melodie mitsummt und den Takt markiert, steigert sich noch seine Lebhaftigkeit...

Plötzlich bleibt er stehen, ganz in Gedanken versunken. Wie im Trance und ganz eingehüllt in seine wissenschaftliche Welt, seines Herzens liebsten Wunsch erfüllt durch die reichen Möglichkeiten, an dem großen, seiner Leitung unterstellten Forschungsinstitut ganz nach Wunsch arbeiten zu können, steht er da mit erhobenem Haupt, den strahlenden begeisterten Blick in die Unendlichkeit gerichtet. Nur eines erfüllt ihn jetzt: ‚in die Tiefen der unbekannten Natur einzudringen... den Menschen zu helfen... Krankheiten zu heilen...' Und als das Spiel geendet, schaut er auf, wie mit den Gedanken von weit her kommend, und sagt lächelnd:

„Seht Ihr, Kinder, jetzt ist mir wieder eine schöne, ganz neue Idee gekommen..."

Als ihm dann, spät am Abend, seine Frau und Töchter Gute Nacht wünschen und sich zurückziehen, kehrt Paul Ehrlich wieder ins Eßzimmer zurück. Geistesabwesend antwortet er auf ihre Fragen nur noch „A—ch!", „Ja!" oder „S—o—o?" Seine Gedanken machen schon wieder weite Flüge in das Reich seiner Arbeit. Er schiebt die Karten beiseite und fängt wieder an zu arbeiten und zu rauchen. Er schreibt und schreibt, das Zimmer füllt sich mit dickem Tabaksqualm, und der Uhrzeiger geht weiter bis spät nach Mitternacht...

Die Gedanken, die schon beim Kartenspiel und im musikalischen Teil des Abends in ihm entstanden waren, erhalten nun feste Form. Zahlreiche „Blöcke" werden mit Notizen für sich und Anweisungen für die Mitarbeiter beschrieben. Ehrlich bezeichnet dies als „die wichtigste Arbeit des Tages", weil es die Grundlage für alle seine Versuche bildet, und nach zehn Uhr, wenn alles ruhig ist, disponiert er am besten.

Er schreibt auch Postkarten an sich selbst, um Wichtiges nicht zu vergessen, und seine Uhrkette trägt einen dicken Knoten, der allerdings nie gelöst wird. Unter den Dingen, die er nie vergißt, ist die Bestellung des Lieblingsgebäcks seiner Töchter zu Weihnachten, das bei keiner größeren Hochzeitstafel in Deutschland fehlen durfte: „Baumkuchen", von einer größeren Fabrik in hervorragender Güte geliefert. Das Gebäck wurde in etwa zehn Lagen etagenweise aufgebaut, nach oben sich verjüngend, und über das Ganze kam Zuckerguß, der an den einzelnen vorspringenden Etagen wie Eiszapfen hängen blieb und dem ganzen Gebilde das Aussehen eines dick beschneiten Christbaums mit Eiszapfen gab. — Dagegen denkt er nie an die wichtigsten Familien- und Geburtstage, an die er stets von seinen Angehörigen erinnert werden muß.

Und doch, soviel auch von seiner Vergeßlichkeit gesagt worden ist und obwohl manches für Vergeßlichkeit spricht: so die Adressenangabe auf dem großen Aktenumschlag mit der Bemerkung „Finder erhält 10 Mark" — vergeßlich im eigentlichen Sinne ist er nicht. Seine wissenschaftlichen Probleme beschäftigen ihn eben so vollkommen, daß alle Fragen des täglichen Lebens stark in den Hintergrund treten. Unter seinen unzähligen Flaschen und Fläschchen im Laboratorium weiß er ganz genau Bescheid, weiß unfehlbar, unter welchem Stoß von Büchern auf dem alten Kanapee in seinem Arbeitszimmer, auf dem Schreibtisch oder auf einem der vollgepackten Stühle sich ein wichtiges Schriftstück befindet, in welches Buch er den Restteil seines Vierteljahresgehaltes hineingelegt hat — eine von ihm sehr bevorzugte Art der Geldaufbewahrung. In einem Buch aus seiner Privatbibliothek, die in die Senckenberg-Bibliothek in Frankfurt nach seinem Tode gebracht wurde, fand sich beim Katalogisieren noch ein solches Depot von einigen Hundert Mark. — Sehr oft ist allerdings gar kein Rest mehr vorhanden, denn er hat die ganze Summe unmittelbar nach Empfang für die ins Unheimliche aufgelaufenen Rechnungen für Bücher und Zigarren ausgeben müssen.

Aus dem dicksten Tabaksqualm geht Paul Ehrlich dann schließlich spät in der Nacht in sein Schlafzimmer, um auch da oft noch zu lesen und Notizen zu machen.

Nur an einem Abend in der Woche wird seine Gattin nicht zum Klavierspielen aufgefordert: Jeden Sonnabend kommt die neue Nummer einer Kriminalzeitschrift zu 30 Pfennig das Heft, in dem der Inhalt — meistens Roman oder Detektivgeschichte — auf der letzten Seite gerade dann abbricht, wenn er am spannendsten ist. Diese Lektüre — das Titelbild mit den schauerlichsten Mordgeschichten in schreienden Farben — füllt den Abend aus.

Eine Zeitlang wird auch nach dem Abendessen Mathematik getrieben, worüber Ehrlich mit dem Mathematiker Professor Landau an der Universität Göttingen, der sich inzwischen (1905) mit Ehrlichs zweiter Tochter Marianne verheiratet hatte, häufig Briefe wechselt. Landau erzählt, daß es Ehrlich fern lag, sich systematisch mit einem der modernen Kapitel der Mathematik oder auch nur der Differentialrechnung zu beschäftigen; vielmehr stellte er sich —übrigens ohne jeden Zusammenhang mit chemischen oder anderen naturwissenschaftlichen Problemen — oft recht verzwickte Aufgaben auf dem Gebiet der Kombinatorik in Verbindung mit der Summation unendlicher Reihen. Die Reihe ,,E''[1] spielt dabei eine große Rolle. Bei der Lösung zeigte sich der Empiriker, indem er mit numerischen Berechnungen zur Vermutung des allgemeinen Gesetzes kam, das sich fast stets als richtig herausstellte. Später schlief diese Zerstreuung jedoch fast ganz ein.

. . . . . .

---

[1] Die Reihe ,,E'' = exponential; $e = \left(1 + \dfrac{1}{n}\right)n$.

KAPITEL IX

"SEITENKETTEN" UND "ZAUBERKUGELN"

Am folgenden Morgen nach dem beschriebenen Tage geht Ehrlich, begleitet von Kadereit, der Reisedecke, Köfferchen und Aktentasche trägt, zur Bahn. Ehrlich hat sein Zigarrenkistchen unter dem Arm. Im Frankfurter Hauptbahnhof — es ist noch viel Zeit bis zum Abgang des Zuges — gehen sie in den Wartesaal, wo sie an einem kleinen Tischchen ein Glas Bier trinken und über allerlei plaudern, über Kadereits Frau und Tochter, ,,die nun ja auch wohl bald ‚eingesegnet‘ (konfirmiert) wird…"

Im Zuge macht Kadereit für seinen Herrn alles bequem und verabschiedet sich mit einem ,,Jute Reise, Herr Jeheimrat". Ehrlich nickt freundlich und fängt gleich wieder an zu arbeiten, Notizen zu machen auf ,,Blöcken" mit Farbstiften, die er schon hervorgeholt hat.

Ein Herr steigt ein und nimmt Paul Ehrlich gegenüber Platz, ohne daß er es bemerkt. Er schaut gar nicht auf, schreibt eine ganze Weile weiter, als er dann den Mitfahrenden bemerkt, sagt er lebhaft:

,,Ah, lieber Graf, wo kommen Sie denn her?"

Es ist ein Großgrundbesitzer aus seiner schlesischen Heimat, bekannter Parlamentarier, den er schon länger kennt.

,,Ich komme aus Wiesbaden, hatte hier nur einen Tag zu tun und will nach Berlin, dann auf meine Güter. Wie ich mich freue, Sie zu sehen, lieber Geheimrat…"

Ganz unvermittelt fragt Ehrlich ihn:

,,Sagen Sie, lieber Graf," — mit spitzbübischem Lächeln — ,,könnten Sie mir nicht aus Ihrer parlamentarischen Tätigkeit einen Trick verraten, wie man seine Gegner.. wissen Sie,… verstehen Sie… ,,mundtot" machen kann?"

,,Zu gütig, lieber Geheimrat, mich um Rat zu fragen, aber ich armseliger Durchschnittsmensch verstehe ja doch von wissenschaftlichen Dingen so gut wie gar nichts. Ich müßte doch wenigstens ungefähr wissen, um was es sich handelt. — Wen wollen Sie denn ,,mundtot" machen?

Ehrlich schaut ihn über die Brille hinweg an und zieht die Stirn in Falten:

,,Wissen Sie,… verstehen Sie… da ist doch der Geheimrat Gruber in München… *caput pigerrimum*… der meine Seitenkettentheorie angreift. Dabei hat er… *re vera*… selbst nicht einen einzigen Versuch gemacht... der ungeschickte Taperkerl... was doch leicht wäre nach meinen Publikationen und... *eo ipso*... geschehen müßte, wenn er eine wissenschaftliche Polemik führen will..."

Der Graf nickt zustimmend und lacht:

„Also den gilt es zu schlagen..."

„Ich muß Ihnen das erklären", sagt Ehrlich schnell. „Nach meiner Theorie über die Entstehung und Wirkung von Antitoxinen im Blutserum und die Bedeutung der Seitenketten..."

„Was sind „Seitenketten"?" unterbricht der Graf.

„A—l—s—o... sehen Sie, lieber Graf... ich will Ihnen das mal aufzeichnen".

Er kramt in seinen „Blöcken" und versucht, darauf eine Zeichnung zu entwerfen; aber die Bahn stößt und der Wagen schwankt zu sehr, es geht nicht. Er sagt:

„Ei—nen... Augen—blick..." legt das linke Bein über das rechte Knie, und indem er den linken Fuß mit der linken Hand festhält, um die Erschütterung durch das Fahren zu vermeiden, *zeichnet er mit Rotstift auf seine linke Schuhsohle das Schema der Seitenkettentheorie.*

Der Graf schaut interessiert zu:

„Fabelhaft, lieber Geheimrat, und was nun?"

„Wissen Sie,... verstehen Sie... das hier denke ich mir... als Zelle im Organismus. Hier" — er deutet darauf mit dem Rotstift — „treibt die Zelle „Fangarme" vor". Er macht die entsprechende beschreibende Armbewegung... „die ich „Rezeptoren" nenne..."

„Die Fahrkarten, bitte." Der Schaffner kontrolliert die Karten und als er gegangen ist, nimmt Ehrlich das Gespräch wieder auf:

„Wenn nun im Organismus Infektion vorhanden ist, die die Zelle angreift, und der Körper bildet zur Abwehr die entsprechenden Antitoxine, so werden die „Fangarme", die „Rezeptoren", die Antikörper an sich reißen... Wissen Sie, verstehen Sie... ich habe ja diese bildliche Darstellung nur gewählt zur Erklärung der Immunitätsvorgänge im lebenden Organismus, um zu zeigen, *wie die im Körper sich bildenden Antitoxine an die Zelle hingelangen, dort verankert werden und den Infektionserreger abtöten, ohne den Körper selbst zu schädigen...*"

„Das klingt ja alles sehr plausibel."

„Ja natürlich... natürlich..."

„Und weshalb zweifelt man an dieser Darstellung?"

„Man zweifelt ja gar nicht..." sagt Ehrlich, erregt auffahrend... „Arrhenius und Madsen, Sachs, Morgenroth, Wechsberg und Neißer und viele andere haben meine Angaben bestätigt... Da ist nur der Gruber in München, der faule Kopp, der mich „Doktor Phantasus" nennt..."

Der Graf lacht herzhaft: „Ausgezeichnet!"...

Ehrlich beachtet den Einwurf nicht:

„und der behauptet, meine Komplemente seien,, in Serum schwimmende Wünsche"!"...

Der Graf lacht hell auf und auch Ehrlich wird davon angesteckt. Etwas beruhigter fährt er fort:

„Er hätte doch besser getan, lieber einige der an sich so leichten Experimente selbst zu machen, als haltlose Annahmen in die Welt zu schleudern... der ungeschickte... Taper... kerl!"

Der Graf, immer noch lachend, sagt:

„Und da sollte ich Ihnen sagen, wie man mit solchen „faulen Köpfen" fertig wird? Ich bin überzeugt, Sie haben da viel bessere Mittel in der Hand" — er deutet auf die Tierprotokolle, die Ehrlich aus dem großen Kuvert herausgezogen hat und auf die er während des Gesprächs, heftig gestikulierend, mit Farbstift oder Brille, die er bald abnimmt, bald wieder aufsetzt, tupft.

„Ja natürlich... natürlich... Tierversuche... ganze Reihen von Tierversuchen... wissen Sie, verstehen Sie... die sind beweisend..."

. . . . .

Sitzung im Verein für Innere Medizin, Berlin

Der Saal ist überfüllt. Paul Ehrlich, am Rednerpult, kommt zum Schluß seines Vortrages:

„Ich bin am Ende. Grubers Appell: ,,„Die Ehrlichsche Theorie ist also eine Verirrung, die so rasch wie möglich vom wissenschaftlichen Schauplatz wieder verschwinden muß""... hat also keinen Erfolg gehabt, sondern eher das Gegenteil bewirkt. Fast muß ich mich fragen, wozu eigentlich diese ausführliche Replik auf einen Angriff, dessen fürchterliche Schärfe und bisher ungewohnter Ton fast in eine Bestätigung meiner Anschauungen ausklingen! Aber ich habe mich doch verpflichtet gefühlt, denselben Forscherkreis auch die verschlungenen Pfade Grubers zu führen, die durch die Fülle von Mißverständnissen und irreführenden Deutungen geeignet sind, ein aussichtsreiches Forschungsgebiet in Mißkredit zu bringen."

Ungeheurer, nichtendenwollender Beifall antwortet auf die Darlegungen Ehrlichs. Eine ganze Anzahl der Gäste, unter ihnen bekannte Forscher, begrüßen Ehrlich durch Händeschütteln und Glückwünsche, und die Besucher dieser denkwürdigen Sitzung sind sich darüber klar, daß der „kleine Ehrlich", obgleich er eigentlich kein guter Redner ist — er schweift gelegentlich vom Thema ab, verhaspelt sich, nimmt in sichtlicher Verlegenheit die große Hornbrille ab, schwingt sie an einem Balken kreisförmig herum und setzt sie wieder auf — doch, wenn er spricht, „stets etwas Besonderes" zu sagen hat, was für die Forschung von eminentem Nutzen ist; „daß auch seine „bildhaften Darstellungen der

Seitenkettentheorie", sein Vergleich von „Schloß und Schlüssel" ausgezeichnet sind und das Verständnis der oft schwer begreiflichen Vorgänge im Organismus ungeheuer erleichtern"; daß „seine Forschungen im letzten Jahrzehnt die ganze Medizin vorwärts gebracht haben"; und daß man „ohne seine Terminologie, seine Reaktionen und Färbeversuche nicht mehr fertig würde mit den neuen Problemen."

. . . . .

War es bei dieser Gelegenheit oder war es bei einer anderen — das Wann spielt dabei kaum eine Rolle, — daß Paul Ehrlich mit seinen beiden Londoner Freunden, den bekannten englischen Pathologen Almroth E. Wright und Professor William Bulloch zusammen von einem Kongreß

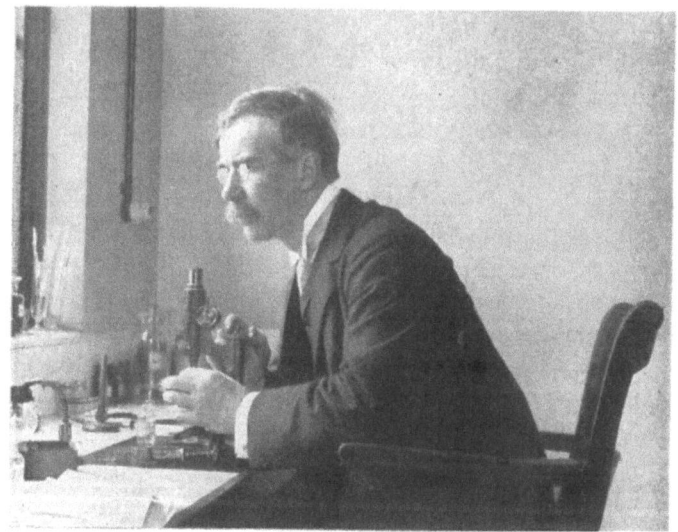

Sir Almroth Wright etwa 1900

in Berlin mit dem Nachtzuge nach Frankfurt fuhr, wie mir Professor Bulloch ausführlich schrieb als kleine Illustration zu Ehrlichs Vorliebe für drastische Ausdrücke?

Nehmen wir es an. Dann befinden sich nun diese Drei im Nachtzug Berlin—Frankfurt a. M. Schon während des Einsteigens und danach im Zuge spricht Paul Ehrlich unausgesetzt angeregt und lebhaft auf seine Freunde ein:

„Al—s—o... jetzt habe ich aber den faulen Kopp so an die Wand gedrückt, daß er nicht mehr quietschen kann! Tierversuche, Kinder... wissen Sie, verstehen Sie.. lange Reihen von Tierversuchen... sind das Beweisende!"

Seine Freunde bemerken dazu: „Nun ist ihre Seitenkettentheorie gerettet und Sie können in Ruhe weiterarbeiten!"

Nebenbei muß hier bemerkt werden, daß Paul Ehrlich seinen Freunden gern lateinische Namen zulegte. So redet er Professor Albert Neißer, den großen Breslauer Dermatologen „Alberte magne" an, sein Studienfreund Ludwig Pfeiffer ist „Pifferaro"; August von Wassermann „Aquaticus". Drastische Bezeichnungen: „Fauler Kopf", „Ungeschickter Taperkerl", „Caput pigerrimum" kommen auch in Briefen häufig vor, und einen Forscher, dem Ehrlich die Gewohnheit zulegte, bei allem, was Ehrlich fand und entdeckte, sobald er seine Versuche und die daraus gezogenen Schlüsse in wissenschaftlichen Veröffentlichungen bekannt gab, zu behaupten, das gleiche längst vor Ehrlich gefunden zu haben, nennt er in Briefen an seine Freunde unumwunden „den größten Neidhammel der Welt", dem er unbedingt eins „auf den Hut" geben muß!

Seine Freunde im Zuge nach Frankfurt fragen dann: „Und was sind Ihre weiteren Pläne?"

Ehrlich war die ganze Zeit heiter und angeregt, jetzt verdüstert sich sein Gesicht:

„Ja, wissen Sie, verstehen Sie,... da scheint mir nun der Aquaticus (also Wassermann) einen Streich spielen zu wollen. Pifferaro (Prof. Pfeiffer) erzählte mir vor dem Vortrag, daß Aquaticus mit einem Farbstoff, mit dem ich arbeite, Versuche macht..." Ganz laut ruft er auf einmal... „das ist ein un—ver—schämter... D a c h s ! Mir in meine Versuche hineinzupfuschen... Wo er den Farbstoff nur her hat... der ist doch gar nicht im Handel zu haben!... Unverschämter... D a c h s !!"

Er hat immer lauter gesprochen.

Der Schaffner erscheint:

„Die anderen Herrschaften möchten schlafen und bitten um Ruhe..."

„Ach, was!..." sagt Ehrlich unwillig, ist einen Augenblick still, dann flüstert er Prof. Bulloch zu: „Aber, lieber Kollege,... dieser Bursche ist ein un—ver—schämter D a c h s !" Die letzten Worte wieder crescendo..."

Prof. Bulloch und Sir Almroth Wright lachen herzlich, beruhigen Ehrlich mit Handbewegungen und „Pscht...pscht!"

Der Schaffner kommt natürlich zurück und droht mit bösem Gesicht:

„Wenn die Herren sich nicht ruhig verhalten, muß ich Sie alle drei bitten, den Zug zu verlassen"...

Sicher denkt er dabei, die drei zanken sich. Auf Paul Ehrlich macht das keinen Eindruck. Nachdem der Schaffner wieder gegangen ist, sagt er nochmals ganz laut, wie ein eigenwilliges Kind:

„... doch ein un—ver—schämter D a c h s !"... Dann aber, ruhiger werdend — an Schlaf ist auf dieser Fahrt nicht zu denken — entwickelt er den Freunden seine weiteren Pläne in seiner lebhaften Art:

„Ja,...*eo ipso*... komme ich durch die Immunitätsarbeiten darauf, daß man doch durch systematische und ausgiebige Tierversuche für bestimmte Krankheiten „„‚wirkliche Heilmittel'"" muß ausfindig machen können, nicht bloße Symptomatica, die ein oder das andere Symptom, Fieber, Neuralgie, Schlaflosigkeit, günstig beeinflussen"...
„Solche Heilmittel müßten — a priori — die Erreger der Krankheit direkt abtöten, aber nicht durch Fernwirkung", sondern nur, wenn

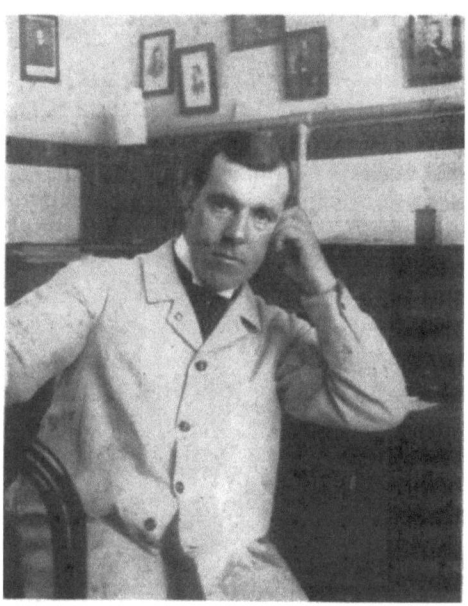

Dr. William Bulloch etwa 1904

das chemische Mittel von den Parasiten aufgenommen wird... Die Parasiten können nur abgetötet werden, wenn sie zu bestimmten Chemikalien Verwandtschaft haben, oder noch kürzer, wenn sie „parasitotrop" sind... Das ist eine schwierige Aufgabe, denn es müssen solche chemischen Stoffe auffindig gemacht werden, die auf die Parasiten stark abtötend wirken, aber die Körperorgane gar nicht oder nur minimal angreifen..."

„Rein Empirisches wiederum probieren... wissen Sie, verstehen Sie, nützt hier nicht. Wir müssen hier die chemische Synthese einsetzen: von einer chemischen Substanz ausgehend Homologe und Derivate der verschiedensten Art darstellen und jede auf ihren Wirkungswert ausprobieren..."

Die beiden Freunde sagen zustimmend:

„Und damit kommen Sie auf ihr eigentliches Lebensgebiet: Die Chemie in der Medizin!!..."

Ehrlich ist ganz eingefangen von seinen Plänen:

„Ja... a—l—s—o... wir müssen zielen lernen,... „zielen durch chemische Variationen..."

Begeistert fährt er fort:

„... Die wunderbare Wirkung der Heilsera beruht darauf, daß dieselben... gar keine Verwandtschaft zu den Körpersubstanzen besitzen, sondern daß sie sich ausschließlich auf die Parasiten stürzen... *es stellen somit die Antikörper Zauberkugeln dar, die ihr Ziel von selbst aufsuchen.* Daher die wunderbare spezifische Wirkung und daher der Vorzug, den die Serumtherapie und die aktive Immunisierung vor jeder Chemotherapie voraus hat.

„... Bei der Chemotherapie können wir auf solche Erfolge nie rechnen und werden daher alle Kräfte daran setzen müssen, möglichst scharf zu zielen, damit die Parasiten möglichst voll, der Körper möglichst wenig getroffen wird"...

Die beiden Freunde sind begeistert:

„Die Idee ist wundervoll!'"...

. . . . .

Nach Rückkehr in Frankfurt am anderen Tage ist Paul Ehrlich mit Professor Bulloch, der noch einen Tag in Frankfurt geblieben ist, im Restaurant Buerose am Bahnhofsplatz, gegenüber dem Bahnhofsgebäude beim Abendessen.

Paul Ehrlich sei damals „ganz von Seitenketten erfüllt" gewesen, schrieb mir Professor Bulloch darüber, und habe ihm während des Essens seine Theorien erklärt. Um sie seinem Gast verständlicher zu machen, nimmt Ehrlich einen Stoß Ansichtspostkarten, die auf dem Tisch ausliegen, und bemalt eine nach der andern mit Figuren von Seitenketten, Ambozeptoren usw. Die bemalten Karten wirft er auf den Fußboden und als der Kellner kommt zum Abrechnen und sie vom Fußboden aufhebt, sind es etwa fünfzig Stück, die Ehrlich bezahlen muß. Es geschieht, indem er lachend ausruft:

„Ach... was!... groß—artig!!"

In Diskussionen ist Ehrlich gewöhnlich so lebhaft, daß, als er einmal bei Freunden in England im Laboratorium seine Probleme aufrollt und in eine Diskussion gerät, der englische Laboratoriumsdiener, an ruhige Sachlichkeit gewöhnt, das lebhafte Manöver mißtrauisch betrachtet. Einen schlimmen Streit vermutend, fragt er seinen Chef: „Shall I separate them?" —

. . . . . .

KAPITEL X

"STARKE REIZE" UND ABLENKUNGEN

Paul Ehrlich will eindringen in das Dunkel der Natur — forschen — aus innerem Zwang, nicht aus egoistischen Motiven, sondern um den Menschen zu helfen. Sein Leben und seine Arbeit sind wie eine Kerze, die an beiden Enden zugleich brennt. Bei dieser ungeheuren Beanspruchung seiner physischen und geistigen Kräfte braucht er starke „Reize"... er sagt selbst oft „starken Tobak"... um nicht zu ermüden. Und er braucht ebenso kleine harmlose, fast kindliche Ablenkungen zur Entspannung.

Zu den „starken Reizen" rechnet er auch die Zigarre, die in seinem anspruchslosen Leben eine so große Rolle spielt, daß während des ganzen Tages und selbst einem Teil der Nacht er sie nicht entbehren kann.

Er bevorzugt intensiv duftende Blumen: Jasmin, Akazien, Tuberosen, Holunder. Eine starke Freude lösen schöne Farben in ihm aus. So kann ein hell leuchtendes Rot oder Gelb ihn in Begeisterung versetzen, und er berauscht sich an einem schönen Farbeneffekt. Kürzlich hatte ich eine von Ehrlichs Arbeiten zur Frage der vitalen Färbung in der Hand: „Über Neutralrot" (All. med. Zentralztg. 1894), worin er ausführt, daß im Körper und in den Zellen des Organismus Substanzen enthalten sind, welche das Neutralrot mit größter Energie binden, und daß es ihm gelungen sei, auch an keimenden Pflanzen typische Granulafärbungen zu erzielen. Dabei fiel mir ein Vorgang ein, den mir Kadereit erzählte. — Bei der Hochzeit der ältesten Tochter Ehrlichs, Stefanie, in 1903, war die Hochzeitstafel in der Mitte mit einem riesigen Blumenarrangement aus weißen Nelken geschmückt. Die Hochzeitsgäste hatten gerade Platz genommen, als auf einmal, nach ganz kurzer Zeit die weißen Nelken sämtlich in kräftigem Rot zu glühen begannen. Ein allgemeines „Ah" der Verwunderung von den Gästen... und Paul Ehrlich freute sich wie ein kleines Kind über das prächtige Rot und den gelungenen Scherz: er hatte vorher, nach einer von ihm ausprobierten Zeit den roten Farbstoff in das Wasser getan. — Wegen der leuchtend goldgelben Farbe liebt er auch den blühenden Ginster, den er in besonderer Schönheit bei seinem Besuch in England bewundern durfte.

„Starke Reize" sind für ihn ferner die Detektivromane, die er mit Vorliebe liest. Aber selbst bei diesen wird der Zweck, sich vollkommen zu entspannen, nicht ganz erreicht. In seinem Arbeitszimmer zu Hause hing ein Porträt von Conan Doyle, mit Unterschrift, und er sprach mit

Begeisterung von seinen Sherlock-Holmes-Romanen, von denen er Ehrlich einige sandte mit handschriftlicher Widmung „With Compliments to my great Colleague". Über diese Zusendung mit handschriftlicher Widmung höre ich jetzt erst, daß Ehrlichs Freund Prof. William Bulloch, London, einmal — um Ehrlich eine Freude zu machen, Conan Doyle von Ehrlichs Vorliebe für seine Sherlock-Holmes-Geschichten erzählte und ihn bat, Ehrlich doch einmal zu seinem Geburtstag zu schreiben, was dieser gern tat. Das machte Ehrlich natürlich besonderes Vergnügen und er bemerkte ganz unschuldig: ‚Ist es nicht merkwürdig, daß dieser große Erzähler von Detektivgeschichten weiß, wann mein Geburtstag ist!.' Über die „Sherlock-Holmes-Methode" und wie Ehrlich sie gebrauchte, erzählte mir Sir Henry Dale kürzlich ein kleines Geschichtchen, das Ehrlich ihm mitgeteilt hatte, als er (1903—1904) mit ihm in Frankfurt zusammen arbeitete:

„Robert Koch war es nie gelungen, in einem Blutfilm Tuberkelbazillen mikroskopisch nachzuweisen, selbst wenn das Blutpräparat von einem Patienten stammte, bei dem eine schwere Tuberkelinfektion offensichtlich durch die Blutbahn im Körper verbreitet worden war. Irgend jemand hatte Robert Koch aber ein Blutpräparat auf einem viereckigen Deckglas eingesandt, das geeignet gefärbt und für die mikroskopische Untersuchung vorschriftsmäßig aufmontiert war. Koch konnte unter dem Mikroskop das Vorhandensein von Bazillen bestätigen, die genau so aussahen wie Tuberkelbazillen. Das war so vollkommen entgegen seinen eigenen Erfahrungen mit mikroskopischen Tuberkelpräparaten, daß er einen technischen Fehler vermutete, ohne jedoch erkennen zu können, wie dieser Fehler zustande gekommen sein konnte.

„Koch ersuchte Ehrlich, der damals bei ihm arbeitete, alle Untersuchungen des Präparats vorzunehmen, die ein Licht auf diese Anomalie werfen könnten. Ehrlich stimmte zu, die Untersuchungen zu machen, wenn ihm die neueste Form einer Zeiss Camera lucida, ein mechanisches Stativ für das Mikroskop und viereckige Blätter Papier in größtem Format, das aufzutreiben sei, zur Verfügung gestellt würden. Er machte dann bei sehr starker Vergrößerung eine komplette Zeichnung des ganzen Films auf dem viereckigen Deckglas und indem er separat die Stellung eines jeden Tuberkelbazillus, der gefunden wurde, in einer Karte festlegte, konnte er zeigen, daß alle Bazillen in den Ecken waren und daß der Blutfilm, der nur die Mitte des Deckglases bedeckte, vollkommen frei von Bazillen war. Der Präparator, der den Blutfilm gemacht und übersandt hatte, hatte ihn offensichtlich auf ein altes Deckglas gebracht, das vorher schon einmal benutzt war, und zwar wahrscheinlich für Sputum eines Tuberkulosekranken, in dem Tuberkelbazillen reichlich vorhanden waren. Das Deckglas war anscheinend nach dem ersten Gebrauch „gereinigt" worden, indem es einfach mit einem Tuch abgerieben worden war, in einer Weise, daß der alte Film in den Ecken nicht vollkommen entfernt war. Der Blutfilm war hierher auf den alten Film gebracht worden und die Tuberkelbazillen, die vom ersten Gebrauch auf dem Objektträger zurückgeblieben waren, erschienen nun, als seien sie im Blutfilm selbst. Bei Anfrage bei dem Übersender des Präparats für die mikroskopische Untersuchung wurde festgestellt, daß in der Tat der Präparator in seinem Laboratorium die Gewohnheit hatte, alte, schon einmal gebrauchte Deckgläser, die in dieser merkwürdigen Weise „gereinigt" worden waren, für nochmalige Verwendung zur Verfügung zu stellen. ‚Und da', pflegte Ehrlich zu sagen, ‚haben Sie die Sherlock-Holmes-Methode'. „Detektivkniffe", könnte man wohl sagen.

Wir sagten oben, Ehrlich las Detektivromane mit Vorliebe, weil er dadurch „fast vollkommen" von seinen Problemen abgelenkt werden konnte. „Fast vollkommen", aber doch nicht ganz, denn alle diese Hefte, und andere „spannende" Romane, wie überhaupt fast jedes Buch oder Heft trägt außen und innen Farbstiftnotizen, Stichworte, chemische Formeln. Häufig dient ihm diese Angewohnheit der Randbemerkungen auch zu Zensurvermerken, so auf dem Umschlag von Sonderabdrücken, die ihm zugesandt werden, wo in einem oft dick unterstrichenen und mit Ausrufungszeichen versehenen „Gut!", „Sehr gut!", „Wichtig!", „Genauer nachlesen", gelegentlich aber auch „Elend!" seine Ansicht über den Inhalt unzweideutig niedergelegt ist.

Als später, um 1904, der Bau des Georg-Speyer-Hauses beschlossen war und Vorbereitungen dafür im Gange waren, hatte sich ein angehender Forscher bei Ehrlich darum beworben, in dem neuen Forschungsinstitut Anstellung zu finden, sobald es die Arbeiten aufnehmen würde. Er hatte als Beweis seiner bisherigen Tätigkeit eine seiner Publikationen an Ehrlich gesandt und nach einiger Zeit, da er von Ehrlich nichts hörte, einen Freund, der zu jener Zeit mit Ehrlich zusammen arbeitete, gebeten, ein gutes Wort für ihn einzulegen. Als dieser Freund den Applikanten und seine eingesandte wissenschaftliche Arbeit bei Ehrlich erwähnte, sagte Ehrlich nichts, sondern griff nur mitten in den ungeheuren Bücherstoß auf dem Sofa und zog mit kundigem Griff ein dünnes Heftchen, einen Sonderabdruck hervor, den er dem Freund reichte. Er las den Titel, den Namen des Autors, und die riesengroß geschriebene Bemerkung Ehrlichs auf dem Umschlag: „Quatsch!!". Dieses unumwundene Urteil genügte, um beide zum Lachen zu bringen, und der Fall war erledigt.

Nicht selten kommt es vor, daß ein geliehenes Buch so viele dieser „Verschönerungen" in Form von Notizen, Zeichnungen usw. aufweist, daß es nicht mehr zurückgegeben werden kann und beim Buchhändler ein neues Exemplar bestellt werden muß — selbstverständlich nur, wenn ein Mahnruf des Besitzers kommt. Denn daß Paul Ehrlich geliehene Bücher nicht zurückgibt — was aber auch sonst vorkommen soll, also eigentlich nichts Besonderes ist —, ist sprichwörtlich unter seinen Bekannten. Seine Selbstironie mit Bezug auf diese kleine Unart ist sehr amüsant. So schreibt er einmal an seinen Mitarbeiter aus der ersten Frankfurter Zeit, Professor Max Neißer, der inzwischen Direktor des Hygienischen Instituts der Universität Frankfurt geworden ist:

„Können Sie mir vielleicht einen Katalog der Dresdner Hygiene-Ausstellung zur Verfügung stellen? Ich kann — — wunderbarerweise — — mein eigenes Exemplar nicht finden." und handschriftlich fügt er hinzu: „Auf *eine Stunde* (also keine Verlustmöglichkeit!")."

Mit launiger Anspielung auf das Nichtzurückgeben von Büchern schreibt ihm auch sein Freund Professor Edinger einmal, indem er ihn auf eine interessante Arbeit aufmerksam macht:

„Falls der Autor Ihnen die Arbeit nicht schon gesandt haben sollte, würde ich mich entschließen können, das Heft sogar IHNEN zu leihen."

— Und eine Mahnung Edingers, ein anderes Buch zurückzugeben, lautet:

„Nur nicht den Glauben an die Menschheit verlieren! Es gibt Leute, die geben sogar Bücher zurück! Natürlich sind sie selten und dünn gesät. Aber sie wirken Gutes durch ihr edles Beispiel! Oder auch nicht. Grüße, Edinger."

Die Anschaffungen an Büchern verschlingen den weitaus größten Teil seines Gehalts. — Ehrlich nennt sich einen „Verschwender" und sagte über sich selbst in biographischen Notizen, die er an einen Freund in New York sandte:

„Ich bin ja von Natur aus mit einem Tropfen — und einem sehr großen Tropfen — Verschwenderöl gesalbt."

Eine Beschränkung der Arbeit aus Mangel an Materialien und Versuchstieren kann Ehrlich nicht ertragen und macht stets aus eigener Tasche Anschaffungen, wenn das nötige Geld nicht vorhanden ist. Für ihn bedeutet Geld Zeitersparnis und die Möglichkeit zur Ausführung seiner kühnen Flüge in das Land seiner Ideen. Er vergleicht einmal diesen Gedankenflug mit dem Aufstieg in einem Luftballon:

„Wenn ich dann am unbekannten Ort lande, weiß ich genau, was in dieser Gegend für mich zu holen ist. Alles andere interessiert mich nicht."

Über die Eingänge an wissenschaftlicher Literatur wird Ehrlich von mehreren Buchhändlern ständig auf dem Laufenden gehalten, und seine mindestens einmal in der Woche abgesandten Bestellzettel umfassen stets 10 — 20 Nummern und mehr. Er *liest* und *weiß* alles, trotzdem man bei dem geringen Zeitaufwand, den er dafür braucht, den Eindruck hat, als habe er überhaupt *nichts* richtig gelesen.

Ehrlich hat viele außerordentlich treffende Bezeichnungen geprägt, die sich in der medizinischen Terminologie vollkommen eingebürgert haben. Von ihm stammt auch in bezug auf Lektüre das „*diagonal lesen*" — Ein englischer Arzt, der nach Ehrlichs Tode einen schönen Artikel über ihn veröffentlichte, sagte darin, daß er sich von diesem „diagonal lesen" keine rechte Vorstellung machen könne. Vielleicht könnte man es sich etwa so denken, wie man es auch selbst oft beim Zeitungslesen macht: Die Zeitvorgänge sind dem Leser vertraut und die großen Schlagzeilen geben gewöhnlich schon Andeutungen über den Inhalt des Artikels. Hat dann der Leser wenig Zeit oder Lust, den ganzen Artikel zu lesen und überfliegt ihn nur, indem er aus jeder Zeile, von links nach rechts, ein oder zwei Worte herausnimmt, kann er sich am Schluß rechts unten oft einen genügend guten Überblick über das Gesagte verschaffen. Paul Ehrlich wußte ja auf allen wissenschaftlichen Gebieten so genau Bescheid über alle Vorgänge, daß ihm in der Lektüre dieses „diagonale" Überfliegen sicher genügt hat. Vielleicht hatte er nur noch nötig, hier und da, wie es seine Gewohnheit war, mit Farbstift ein Fragezeichen oder Ausrufungszeichen hinzusetzen oder zu schreiben „genauer nachlesen"... oder vielleicht „miserabel".

Ehrlich spricht auch, hinsichtlich Lektüre, von einer „*Affinität*", die ihn diejenigen Dinge finden läßt, die zu seinen wissenschaftlichen Problemen oder ihn interessierenden Tagesfragen in Beziehung stehen, während alles andere nur visuell aufgenommen wird. Über die vorteilhafte Benutzung der Literatur sagt er: „Man muß gewisse Gesichtspunkte haben, aus denen man die Literatur studiert; dann ist sie befruchtend, sonst nur verwirrend." Aber nur eine geniale Intuition kann die brauchbare Auslese finden. Es gibt für ihn „rote Fäden", leitende Ideen, die er schon in der Jugend hatte und die ihm stets Wegweiser blieben.

. . . . .

„Absent minded"
Wie ungeheuer konzentriert, und fast könnte man sagen, völlig abgekehrt von der Außenwelt, Paul Ehrlich arbeitete, davon mag folgende kleine amüsante Begebenheit, die als „Anekdote" viel belacht worden ist, ein Beispiel geben.

Der kürzlich verstorbene Professor Reid Hunt von Harvard Medical School, damals Schüler und dann Assistent Paul Ehrlichs, der in den Jahren 1902—1904 im Institut für experimentelle Therapie in Frankfurt arbeitete, schrieb mir vor längerer Zeit Einzelheiten darüber. Im Herbst 1902 hatte der große französische Forscher Prof. Nocard vom Institut Pasteur Paul Ehrlich besucht. Ich weiß, daß Ehrlich ihn sehr verehrte, so sehr, daß er bei der Nachricht seines plötzlichen Todes durch Laboratoriumsinfektion Tränen der Trauer vergoß.

Professor Nocard hatte Ehrlich zwei mit einem besonderen Trypanosomenstamm infizierte Ratten versprochen und geschickt. Ehrlich bat Professor Hunt, sogleich Heilversuche vorzunehmen, und schrieb ihm am 12. Dezember 1902 einen „Block" über die Versuchsanordnung: Chininderivate, einschließlich Methylhydrocuprein, einige Farbstoffe und Atoxyl. Die Versuche wurden begonnen, und sehr viele Ratten dazu verbraucht.

Dr. Hunt kommt eines Morgens mit den Protokollbüchern und dem Aufgabenblock in Ehrlichs Laboratorium, als er gerade sehr eifrig mit Reagenzglasversuchen beschäftigt ist. Sehr liebenswürdig sagt Dr. Hunt:

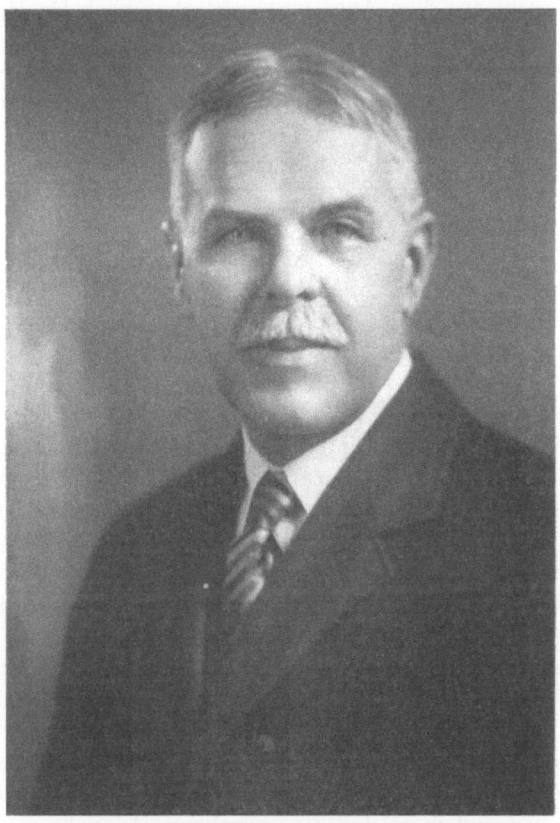

Dr. Reid Hunt, Ehrlichs Assistent 1904

„Guten Tag, Herr Geheimrat..." und hält sogleich inne, da Ehrlich nur flüchtig aufschaut, ihm zunickt, ohne seinen Versuch zu unterbrechen und ganz versonnen sagt:

„Tag ook, lieber Hunt... was gibts denn Neues?"

Dr. Hunt faßt sich ein Herz:

„Wir haben gar keine Ratten mehr, Herr Geheimrat, um die Versuche mit dem Trypoansomenstamm fortzuführen. Der Tierzüchter kann vorläufig gar keine Ratten liefern..."

Ohne aufzusehen, sagt Ehrlich, vollkommen „absent-minded":

„Hm... ja... a—l—s—o... schade... was machen wir denn da, lieber Hunt?"

Dr. Hunt meint sehr schüchtern:

„Könnten wir nicht mit *Mäusen* weiter versuchen?"

Ehrlich hält das Reagenzglas ans Licht, kocht weiter, läßt seine Farblösung aber nicht aus dem Auge und sagt, ohne nach Dr. Hunt hinzuschauen:

„Nein, nein,... *das geht nicht*, lieber Hunt,... *Sie müssen Ratten nehmen*... — nickt eifrig — *die haben Schwänze*". (Anm. Die Injektionen erfolgen in die Schwanzvene.)

„Mäuse haben doch auch Schwänze, Herr Geheimrat..." sagt Dr. Hunt, ohne eine Miene zu verziehen.

Ganz ernst repliziert Ehrlich:

„... *Sehr richtig*, lieber Hunt, Mäuse *haben* Schwänze..." Er sieht Dr. Hunt flüchtig an, mit leichtem, zustimmendem Kopfnicken: *eine sehr gute Beobachtung!*"

Dr. Hunt hat große Mühe, ernst zu bleiben und zieht sich schleunigst zurück.

Sir Henry Dale, London, der ebenfalls, um 1903—1904 in Ehrlichs Institut in Frankfurt arbeitete, erzählte mir kürzlich folgendes, was ebenfalls eine Illustration ist zu Paul Ehrlichs völliger Abgekehrtheit von der Außenwelt, wenn er mit wichtigen Versuchen und Ideen beschäftigt ist:

Gleich am ersten Tage nach seiner Ankunft in Frankfurt, als Dale Paul Ehrlich aufsuchte, wurde er mit größter Liebenswürdigkeit und einem noch größeren Wortschwall über die anzustellenden Versuche in einer Weise überschüttet, daß er, mit nicht sehr großen Kenntnissen der deutschen Sprache nur mit Mühe zu folgen vermochte. Ehrlich bedauerte, ihn nicht zum Abendessen zu sich nach Hause einladen zu können, da seine Frau verreist sei, aber er selbst sei zu Freunden geladen, die sich sehr freuen würden, ihn ebenfalls zu Gast zu haben. Er überredete ihn, mitzugehen, indem er ihm die verlockende Aussicht eröffnete, daß er sich englisch unterhalten könne, da die Gattin seines Freundes gut englisch spreche.

Dr. Dale willigte gern ein, und als sie am Abend beide zusammen von Ehrlichs Wohnung zu den Freunden fahren wollten, redete Ehrlich zuerst noch so lange auf Dr. Dale ein, über alle ihn beschäftigenden wissenschaftlichen Fragen, daß das Hausmädchen ein paarmal an den Aufbruch erinnern mußte und schließlich mahnte, es sei nun „höchste Zeit", sich umzukleiden. Das ging dann sehr schnell, und Ehrlich redete immer weiter im Herabgehen auf der Treppe, in der Halle und beim Verlassen des Hauses. Beim Einsteigen in die draußen wartende Droschke rief das Mädchen an der Haustür:

„Herr Professor, haben Sie auch das Geld für den Kutscher eingesteckt? Ich hatte es auf den Kaminsims bereitgelegt."

Ehrlich beginnt in allen Taschen zu kramen, bringt aber kein Geld zum Vorschein. Das Mädchen war aber schon zurückgerannt das Geld zu holen, kam nun — zur Rettung aus der Situation — gelaufen und händigte das Geld nicht Ehrlich, sondern der Sicherheit halber, damit es nicht „am Ende noch verloren gehe", direkt dem Kutscher aus.

„Ja, — wo fahren wir den eigentlich hin?" fragt Ehrlich aufgeregt, als sie Platz genommen hatten und der Wagen schon losgefahren war, und klopft an das Fenster:

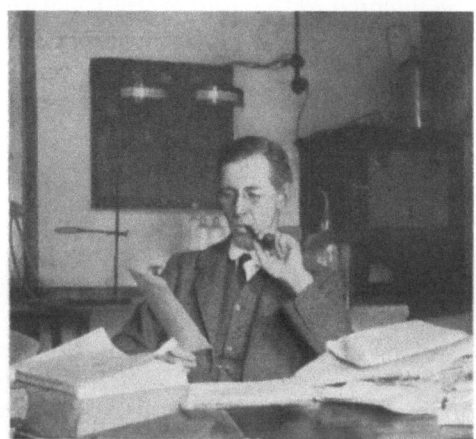

Sir Henry Dale etwa 1908

„Kutscher, wo fahren wir hin?" ruft er, worauf der Kutscher auf dem Bock nur eine abwehrende Bewegung macht. Erlöst aufatmend, lehnt sich Ehrlich zurück und sagt erfreut:

„Er weiß es, — — Dora hat es ihm gesagt!"

Und dann kommt sogleich eine so ununterbrochene Fortsetzung des vorhin geführten Gesprächs, daß Dr. Dale gar keine Gelegenheit hat, nach dem Namen der befreundeten Familie, zu der sie jetzt fahren, zu fragen.

Dort am Hause angelangt, als beide gerade die Außentreppe hinaufgehen wollen, kommt von der entgegengesetzten Seite der Straße ein wissenschaftlicher Kollege Ehrlichs, Dr. Freund, der ebenfalls im Hause zu Gast geladen war. Beide begrüßen sich aufs wärmste und beginnen unmittelbar, wissenschaftliche Fragen, die für sie von größtem Interesse sind, aufs lebhafteste zu erörtern. Sie eilen dabei zusammen die Außentreppe hinauf und gehen ins Haus, ihre Mäntel werden ihnen abgenommen, und sie gehen sofort die Treppe hinauf in die oberen Wohnzimmer. Ehrlich hatte Dr. Dale, der ihnen so schnell wie möglich zu folgen versuchte, vollkommen vergessen.

Nun steht er da, fremd in der Stadt, fremd im Hause, des Deutschen nicht sehr mächtig, steht vollkommen verloren und allein in der Halle. Die Dienerschaft hatte angenommen, Dr. Dale gehöre zu den beiden anderen Herren, die hinaufgegangen waren, und wisse Bescheid. Deshalb kümmerte sie sich nicht weiter um ihn und ihm bleibt nichts übrig als geduldig zu warten, bis jemand kommt, versucht sich verständlich zu machen und den Namen der Familie zu erfahren, in deren Hause er sich befindet.

Schließlich wird er hinaufgeführt ins Wohnzimmer, wo die Hausfrau, Frau Oppenheim, ihm mit liebenswürdigem Lächeln entgegenkommt und ihn als „Ehrlichs jungen Engländer" herzlich begrüßt. Ehrlich aber, der mit seinem berühmten Vetter Karl Weigert und Dr. Freund in lebhaftem Gespräch begriffen dasitzt, springt aufgeregt auf, als er Dr. Dale erblickt, und ruft laut aus, indem er beide Arme vorstreckt:

„Ach, Herrje, lieber Dr. Dale, Sie hatte ich ja ganz vergessen!" Dann wird die verspätete Vorstellung nachgeholt, wobei Dr. Dale erfährt, daß er sich im Hause der Familie Oppenheim befindet, und verlebt dort einen anregenden Abend.

Sir Henry Dale hatte die Freundlichkeit, mir ebenfalls die nachfolgende kleine Begebenheit aus jener Zeit mitzuteilen als weiteres Beispiel für Ehrlichs „Absentmindedness".

Ehrlich bietet einem Besucher, seiner Gewohnheit entsprechend, an einem dieser Tage in Gegenwart von Dale sogleich beim Kommen eine seiner starken Importen an, die mit der Entschuldigung, daß er nicht rauche, freundlich abgelehnt wird. Ehrlich spricht unaufhörlich, lebhaft, und nach kurzer Zeit fragt er abermals:

„Eine Zigarre, Herr Kollege..."

„Nein, danke, ich rauche nicht..."

„Sie rauchen nicht?!" sagt Ehrlich erstaunt.

„... Darf ich Ihnen ein Glas Wein anbieten?" (Ehrlich hat nie Wein im Institut...).

„Nein, danke sehr," sagt der Besuch, „ich bin nämlich Abstinenzler".

„Ach... dann vielleicht ein Glas Wasser...?"

„Ja, bitte, ein Glas Wasser" antwortet der Besuch mit verbindlichem Lächeln, in dem Bemühen, nicht wieder abzulehnen.

„Kadereit", ruft Ehrlich zur Tür hinaus, und als Kadereit kommt — Ehrlich hat schon wieder weiter gesprochen — sagt er, halb zu sich selbst, halb zu Dr. Dale:

„Was sollte denn Kadereit...? Um was wollte ich ihn bitten?"

Der Gast sagte, um Ehrlich zu Hilfe zu kommen:

„Um ein Glas Wasser für mich."

„Ach ja, ein Glas Wasser für Sie..." Doch als Kadereit dann auf einem Tablett ein Glas Mineralwasser bringt, stellt Ehrlich es neben sich

"STARKE REIZE" UND ABLENKUNGEN 89

auf den Fußboden und trinkt von Zeit zu Zeit daraus, während er weiterspricht. Und als das Wasser ausgetrunken ist und Ehrlich bemerkt, daß der Besuch nicht raucht, reicht er ihm nochmals das Zigarrenkistchen...

Sir Henry Dale verdanke ich auch einen von Ehrlichs berühmten „Blöcken" aus jener Zeit, mit Anweisungen und Vorschlägen für Dales Versuche, den er mir freundlichst zur Verfügung stellte, als ich kürzlich die Freude hatte, ihn zu sehen. Wie fast alle handschriftlichen Notizen Ehrlichs ist der „Block" fast unleserlich für Nichteingeweihte.

Ein „Block" an Sir Henry Dale

Es wäre wohl zweckmäßig, wenn Sie auch die vitale *Methylenblau* (Färbung) der affizirten Nervenstämme mit in den Bereich der Untersuchungen ziehen wollten. E. (Das Wort „Färbung" ist ausgelassen.)

Als wir zusammen versuchten, das Geschriebene zu entziffern und schließlich Erfolg damit hatten, rief mir Sir Henry Dale ins Gedächtnis, daß, als er in Frankfurt war, alle Mitarbeiter und Assistenten am Serum-Institut gewöhnlich jeden Morgen im Laboratorium von Professor Apolant in der Krebsforschungsabteilung zusammentrafen und ihre Butterbrote zum ,,zweiten Frühstück" und die ,,Blöcke", die sie am Morgen empfangen hatten und nicht enträtseln konnten, mitbrachten. Professor Apolant

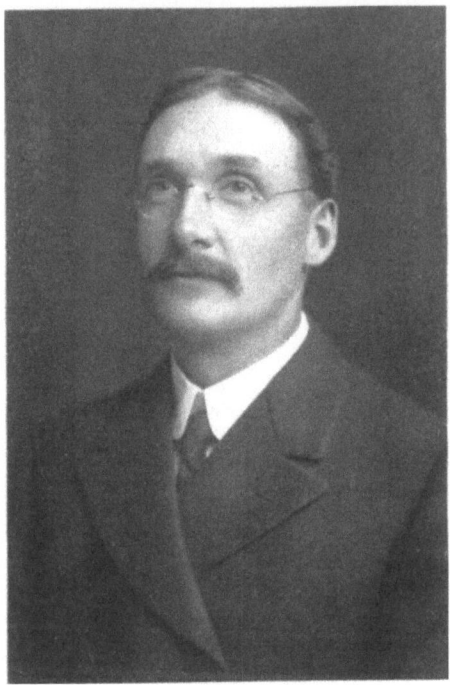

Professor Herter

hatte den Ruf, eine besondere Begabung für die Entzifferung von Ehrlichs Handschrift zu haben und er war als ,,Expert" dafür bekannt. Aber selbst er fand es zuweilen schwierig, damit fertig zu werden; dann pflegte er den ,,Block" in der ausgestreckten rechten Hand hoch zu halten, in einiger Entfernung vom Auge, weil Geschriebenes sich dann gewissermaßen zu einem Bild verdichtet und leichter entziffert werden kann, als wenn man es nahe an das Auge hält. Wenn bei solchen Gelegenheiten Professor Apolant erfolgreich war im Entziffern des geschriebenen Textes, pflegte er triumphierend auszurufen:

,,Jetzt hab ich's... das muß heißen..."

Dann löste sich die Spannung auf den Gesichtern der Kollegen, und jeder sah zufrieden und glücklich aus, denn dann wußte er, was Ehrlich von ihm erwartete zu tun.

Auf zwei weiteren Blöcken, die Sir Henry Dale mir zeigte, und die damals im Zwischenraum von einigen Monaten geschrieben waren, hieß es nur:

„Lieber Dr. Dale, was machen Ihre Versuche...?"

Ehrlich vergaß nie, welche Versuche er angeordnet hatte, und er pflegte auf diese Weise seine Mitarbeiter und Assistenten daran zu erinnern.

Ehrlich spricht Dales Namen nicht englisch = Daehl aus, sondern nennt ihn stets „Lieber Dr. Dahlee", was den gleichzeitig in Ehrlichs Institut arbeitenden Professor Herter aus New York, der während dieser Zeit mit seiner Familie in Frankfurt wohnte, so amüsiert, daß er, seine Frau und Töchter Sir Henry Dale stets scherzhaft „Lieber Dr. Dahlee" nannten.

. . . . .

KAPITEL XI

VORTRÄGE UND PUBLIKATIONEN

Um Tage und Daten kümmert sich Paul Ehrlich überhaupt nicht und er unterbricht nur sehr ungern seine Arbeiten zu kleinen Erholungen. Die Sonn- und Feiertage sind ihm besonders lieb, weil er dann... ungestörter arbeiten kann. Entschließt er sich aber doch einmal, dem Drängen seiner Gattin und Mahnen seiner Freunde folgend, zu einer kleinen Ferienreise, fragt er schon beim Einsteigen in den Zug: „Der wievielte ist denn heute?" Damit fängt er an, schon die Tage zu zählen und die Zeit zu berechnen bis zu seiner Rückkehr, und ist erst wieder beruhigt und froh, wenn er glücklich in seinem Laboratorium gelandet ist.

Nur ein paar Vortragsreisen und gelegentlich ein internationaler Kongreß im Ausland halten mit größeren Unterbrechungen Paul Ehrlich etwas länger von der Arbeit fern. Im Jahre 1900 hält er in England die berühmte „Croonian Lecture der Royal Society": „Über Immunität, mit besonderer Beziehung zum Leben der Zelle", und reißt in den Festveranstaltungen anläßlich dieser Vorträge, wie Professor William Bulloch, London, mir vor längerer Zeit schrieb, durch seine begeisterten Reden auf den „alten Lister"[1] seine englischen Kollegen mit sich fort.

1904 führt Ehrlich eine Einladung zu den „Herter Lectures" nach New York und Boston und daran anschließend zu Vorträgen nach Washington und Chicago.

Seine Vorträge hält er stets in deutscher Sprache, wie er auch mit ausländischen Besuchern nur deutsch spricht und fremdsprachige Briefe deutsch beantwortet, während der ausländische Kollege, auch wenn er die deutsche Sprache beherrscht, englisch oder französisch antwortet. Ehrlich versteht natürlich diese beiden Weltsprachen gut; französisch spricht er etwas, englisch dagegen nicht, und dann... das Sprechen und Schreiben geht natürlich im Deutschen *schneller*. Wenn eine englische Publikation ihn besonders interessierte, nahm er die Hilfe eines Kollegen in Anspruch für eine Übersetzung. Besitzt ein Kollege, der ihn besucht, gar keine Kenntnis des Deutschen, so spricht Ehrlich französisch oder erbittet von einem seiner Mitarbeiter oder von mir (für Englisch) Dol-

---

[1] Lord Lister, Erfinder der antiseptischen Wundbehandlung.

metscherdienste, wobei er mich manchmal launig als seine „rechte und linke Hand" bezeichnet. Einmal zeigt er einem amerikanischen Kollegen, der das Institut besichtigt, die Eismaschine zur Herstellung von künstlichem Eis und erklärt „Ice", spricht es aber „Izze" aus, was der Besucher natürlich nicht versteht. Und sagt dann lachend von sich selbst: „Kein Sinn für Sprachen".

Zu größeren Ausarbeitungen, Vorträgen, längeren Schriftsätzen, Publikationen, bedarf es stets eines besonderen Anstoßes. Erst im

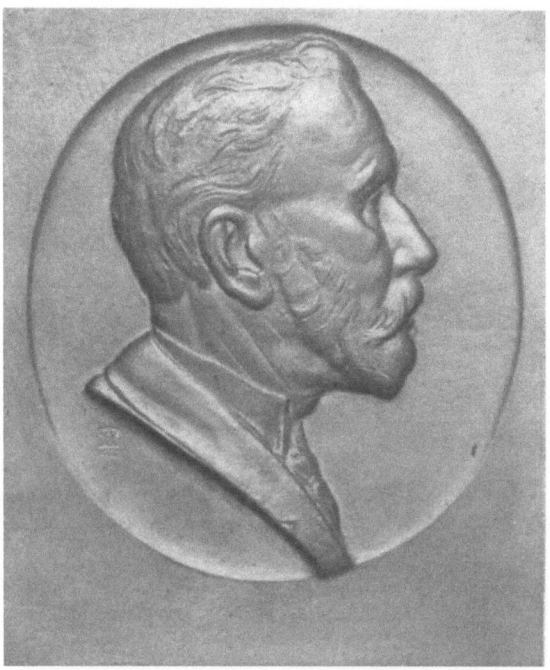

Plaquette zum 50. Geburtstage

allerletzten Augenblick geht Ehrlich an die Arbeit. Wird er gemahnt, bestürmt, brieflich und telegraphisch, einen zugesagten schriftlichen Beitrag, dessen Einreichungsfrist schon längst verstrichen ist, endlich zu liefern, ist es geradezu zu bewundern, mit welcher Seelenruhe er es immer und immer wieder hinausschiebt, telegraphisch die Ablieferung des Manuskripts in sichere Aussicht stellt, um an diesem selben Fälligkeitstage ebenso sicher durch ein weiteres Telegramm die Ablieferung für eine spätere Zeit fest zu versprechen. Aber naive Freude empfindet er über einen einigermaßen rechtzeitig abgelieferten schriftlichen Beitrag. Das ist etwas so Seltenes, daß er es sich nicht versagen kann, als es dennoch einmal geschieht, an den Herausgeber der „Deutschen Medizinischen Wochenschrift", Geheimrat Schwalbe, Berlin, bei Einsendung des Manuskripts zu schreiben: „Wie stehe ich jetzt da ? — Ein Mann, ein Wort!!".

Muß aber eine Arbeit fertiggestellt sein, in zwölfter Stunde gewissermaßen, diktiert Ehrlich in einem Zuge, ohne Vorbereitung; er hat höchstens einige Stichworte aufnotiert, die farbig unterstrichen und

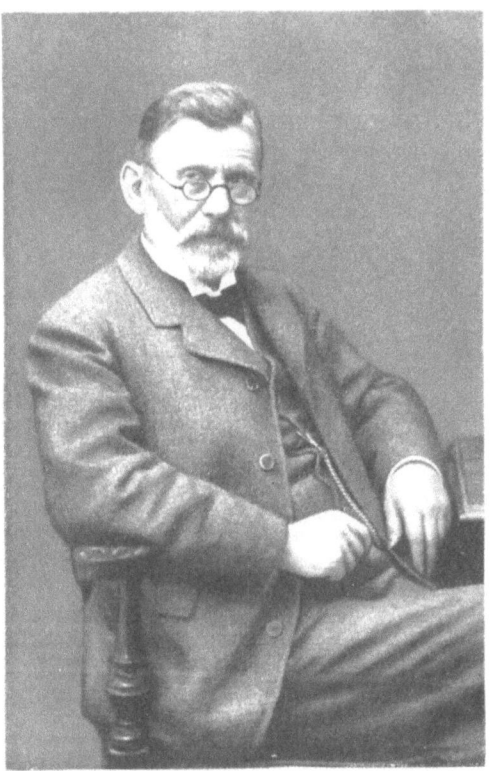

Paul Ehrlich als Fünfzigjähriger

mit Ausrufungs- oder Fragezeichen versehen sind. Die Manuskripte seiner Vorträge und wissenschaftlichen Publikationen sind Phänomene: kaum irgendwelche späteren Zusätze, nur hier und da ein paar Randbemerkungen mit Buntstift, Unterstreichungen ihm besonders wichtig und prägnant erscheinender Stellen, wenige und kleine Umstellungen. Wenn er auch formale Verbesserungen gern anderen überließ, so erinnere ich mich doch nicht, daß es jemals auf den Gebieten, die gerade seinen Geist am meisten fesselten — namentlich die Chemotherapie —, notwendig gewesen wäre, einen längeren amtlichen Bericht, ein Gutachten, einen Vortrag oder schriftlichen Beitrag für eine Zeitschrift ein zweites Mal zu schreiben. Daß er kein guter Redner ist, steht hierzu in merkwürdigem Gegensatz.

Amerikareise

Professor Reid Hunt rief mir früher einmal in Erinnerung, daß Paul Ehrlich schon monatelang vor seiner Amerikareise im Jahre 1904 seine Eile gegenüber Besuchern stets damit zu entschuldigen pflegte, er müsse seine „Vorträge für Amerika" noch ausarbeiten. An den Vorträgen wurde aber natürlich nicht gearbeitet, und Dr. Hunt prophezeite, Ehrlich würde sie sicher erst auf dem Dampfer schreiben. Bei seiner Ankunft in Boston, etwa eine Stunde vor dem ersten Vortrag, sucht Dr. Hunt, der inzwischen in seine Heimat zurückgekehrt ist, Ehrlich im Hotel auf und wird sogleich von ihm begrüßt:

„Sie haben mir großes Unrecht getan, lieber Hunt... Sie sagten, ich würde meine Vorträge auf dem Dampfer ausarbeiten. Das tat ich nicht — ich bin jetzt dabei, den ersten zu schreiben"...

Über diesen Besuch in den Vereinigten Staaten sagt Dr. Hunt in seinem Brief an mich, daß Ehrlich überall mit großer Liebe und Begeisterung empfangen wurde.

„Jedem, mit dem er sprach, gab er Anregung und Aufmunterung für seine Arbeiten, und sein Besuch war von außerordentlicher Bedeutung für die amerikanische Wissenschaft."

In einem Nachruf auf Ehrlich von Dr. B. Laquer, Wiesbaden[1], der mir gerade jetzt in die Hände fällt, schreibt er über diesen Besuch Ehrlichs in Amerika:

„William H. Welch, Baltimore, der Reformator des medizinischen Unterrichts in den Vereinigten Staaten, ein alter Freund und Verehrer Ehrlichs aus der Breslauer Zeit, sprach von einer Art „Irradiation", einem begeisternden Strahlenfeuer, welches bei dem Besuch Ehrlichs 1904 in New York, in Baltimore und Chicago von ihm ausgegangen wäre; überall in der Welt, im Lepraheim in Bergen, im Moskauer Findelhaus, im „Arbeitsamt" in Washington, in den schwer zugänglichen Krankenhäusern in Kalkutta und Colombo, öffnete ein „Gruß von Professor Ehrlich" verschlossene Türen."

Ebenso begeistert kam Ehrlich von dieser Amerikareise zurück. Er war entzückt von dem einfachen, herzlichen Wesen und praktischen Sinn der Amerikaner. Es wird erzählt, er habe unendlich viel gefragt, sich für alles so ungeheuer interessiert, daß es seine Gattin fast genierte, und sie versuchte, zu bremsen. Bei einem Essen, als des Fragens über dies und jenes kein Ende ist, flüstert sie ihm zu:

[1] Therapie der Gegenwart, Berlin, Oktober 1915.

„Aber Paul, die Amerikaner müssen denken, wir seien sehr neugierig!"
Worauf Ehrlich sich lachend an seinen Freund Prof. Welch wendet:
„Lieber Welch, bin ich sehr neugierig?"
Es amüsiert ihn köstlich, als dieser antwortet:
„Nun — in wissenschaftlichen Dingen ein wenig."
Die Ausbildung der amerikanischen Jugend imponiert Ehrlich sehr.
Er sagt:
„Amerika schätzt die Jugend... bei uns ist sie ein sibyllinisches Buch."

Ansichten über Kindererziehung und Schule

Ehrlich hat über Kindererziehung und Schulausbildung seine eigenen Anschauungen. Obgleich er die lateinische Sprache sehr liebt und die Kultur der Alten, besonders der Griechen, hoch schätzt, ist er kein Freund des humanistischen Gymnasiums. Wenn er auch nicht offen gegen die Bestrebungen zur Förderung humanistischer Schulbildung Stellung nimmt, so entzieht er sich doch diesen Strömungen gänzlich und lehnt es ab, Aufrufe von den Freunden humanistischer traditioneller Erziehung mit zu unterzeichnen. Nach seiner Ansicht sind möglichste Vereinfachung der Schrift, Vereinfachung und Individualisierung des Lehrplans, Anpassung der Ausbildung an die natürliche Begabung des Kindes, die Hauptzüge der anzustrebenden Reform. Er hält es für richtiger, einem Kinde die durch seine Begabung vorgezeichnete, mehr auf ein bestimmtes praktisches Ziel gerichtete Ausbildung zu geben, als ihm einen „überflüssigen Wissenskram" einzupauken, den es sein ganzes Leben als eine unnötige Last mit sich herumtragen muß.

Man sieht, daß Paul Ehrlich auch hier seiner Zeit vorauseilte. Er selbst nennt sich stets — trotz der erstaunlichen Vielseitigkeit seines Wissens — „monoman" und spricht sich entschieden dahin aus, daß man nur dann etwas erreichen könne im Leben, wenn man nicht „in allen Gewässern fische", sondern sich auf ein ganz bestimmtes Arbeitsgebiet einstelle. Er ist selbst ängstlich bemüht, kein unnötiges Wissen aufzuspeichern: „Beschränkung des Wissens auf das gerade Notwendige; jedes Mehr von Schaden" ist sein Grundsatz auch in der Wissenschaft, und er hält auch da die individuelle Ausbildung für das Richtige. Für den Immunitätsforscher sei Anatomie des Gehirns absolut überflüssig; für einen Jungen, der Mediziner werden wolle, unnötig, Griechisch zu lernen; für ein Kind mit künstlerischer Begabung verkehrt, es mit gewissen Realfächern zu plagen.

Er hatte die Schule stets als Zwang empfunden und trotz einiger Prämienauszeichnungen nie das geringste Interesse für gewisse Fächer, zum Beispiel Geographie, gezeigt. Er hatte, wie bereits beschrieben wurde, immer Schwierigkeiten, den richtigen deutschen Ausdruck zu finden. Die Examina waren ihm fürchterlich, er hatte sie unter so viel Schwierigkeiten gemacht, daß er oft, wenn er von diesen Erlebnissen erzählte, sagte: „Ich habe mich durch die Examina so durchgemogelt." Tatsache ist jedoch, daß in bestimmten Fächern seine Kenntnisse so glänzend und überragend waren, daß sein Versagen auf anderen Wissensgebieten dadurch voll ausbalanziert wurde.

Die „möglichste Vereinfachung der Schrift", der er für die Schulausbildung der Kinder das Wort redet, hatte Ehrlich in souveräner Weise für sich schon in jungen Jahren adoptiert, wie aus dem Original seiner Dissertation ersichtlich ist, über die wir schon berichtet haben. Seine handschriftlichen Briefe enthalten in der Regel keinerlei Datum, nie eine Jahreszahl. Er braucht zum Schreiben einen etwa 30 cm langen Rohrfederhalter und riesengroße Stahlfedern. Einer seiner früheren Mitschüler schreibt, Paul Ehrlich sei ihm damals, im Gymnasium in Breslau, zuerst dadurch aufgefallen, daß er stets mit einer fast 5 cm langen Stahlfeder schrieb... Ehrlich schreibt nur lateinische Buchstaben und alle Worte klein; nur am Anfang eines Abschnittes und nach einem Punkt, bei Namen und in der Anrede setzt er große Anfangsbuchstaben. Er liebt es, nur sehr spärliche oder gar keine Interpunktion anzuwenden.

Bei eigenhändig geschriebenen Bestellungen von Büchern usw. ist es ihm nicht selten passiert, daß die Firma, bei der er bestellte und die vielleicht gerade nur den Titel des Buches, oder die Bezeichnung des bestellten Gegenstandes, sonst aber nichts entziffern konnte, Ehrlichs Unterschrift mit der Adresse aus der Bestellung herausschnitt und auf die Antwortkarte als Adresse aufklebte. Dabei teilte sie ihm dann mit, daß „es ihr unmöglich sei, Namen und Adresse zu entziffern", verlangt Vorausbezahlung für die Bestellung und ermahnt, „bei Einsendung des Geldes deutlicher zu schreiben..."

Seinen Briefen, auch den rein wissenschaftlichen, weiß Paul Ehrlich stets eine persönliche Note zu geben, er ist von größter Liebenswürdigkeit, anerkennend und dankbar für jede Freundlichkeit. Und wird ihm irgend eine große Gefälligkeit erwiesen, eine besondere Freude, nimmt er beim Diktat des brieflichen Dankes eine Stellung ein, als habe er den Adressaten leibhaftig vor sich und statte ihm persönlich seinen Dank ab. Ebenso ist es am Telephon, wo er das Gespräch durch Geste, Verbeugung, Mienenspiel so lebendig gestaltet, als stehe er dem mit ihm Sprechenden persönlich gegenüber. Diese kleinen Szenen erinnern an die Schilderung über Goethe, der bei der Ausarbeitung seiner Dichtungen die Rollen der einzelnen Personen seiner Dramen an gedachte Wesen verteilte, sie durch Handbewegung in seinem Zimmer aufstellte und unter lebhaftem Mienenspiel, Gesten und Verbeugungen an jedes dieser schattenhaften Gebilde das Wort richtete, als habe er sie persönlich vor sich.

„Von größter Güte und Rücksicht"

Im Anfang meiner Tätigkeit brachte ich meinen verehrten Chef einmal gänzlich aus dem Gleichgewicht, als ich ahnungslos einen Aufgaben-„Block" auf beiden Seiten, statt nur auf einer, beschrieben hatte. Ehrlich geriet außer sich:

„Nun sehen Sie..." rief er mit vorwurfsvoller, fast weinerlicher Stimme, seine Erregung niederkämpfend, „wie *konnten* Sie das tun!"

Ich nehme den Ärgernis erregenden „Block" aus seiner Hand und lege ihn, weil nirgends sonst Platz ist, auf den Rand des neben meinem Platz stehenden Stuhles, der mit Büchern hoch bepackt ist. Sage zu Ehrlich entschuldigend:

„Verzeihung, Herr Geheimrat, es war Unachtsamkeit. Es soll nicht wieder vorkommen..."

Ehrlich sagt nichts, diktiert weiter — er hatte schon begonnen mit Diktieren, als ihm meine große Schuld zum Bewußtsein kam — und geht dabei im Zimmer auf und ab:

„Auch hier können wir häufig eine Gruppierung experimentell festlegen, die die *primäre* Verankerung vermittelt"... (wieder vorwurfsvoll): „Nun sehen Sie... sehen Sie... wie konnten Sie... (Er schluckte):

... „a—l—s—o... was hatten wir gesagt?"

Ich wiederhole: „die die primäre Verankerung vermittelt".

„Ich nenne sie das *primäre Haptophor*, die anderen die *sekundären Haptophore*. Hier möchte ich besonders hervorheben"... (wieder vorwurfsvoll): „Nun sehen Sie, sehen Sie..." Den Rest verschluckte er ärgerlich.

Mein Blick fällt auf den neben mir auf dem Stuhlrand liegenden Block und blitzschnell begreife ich, daß das corpus delicti, der verhunzte Block, jedesmal im Hin- und Hergehen beim Diktat seinen Blick anzieht, wenn er in meine Nähe kommt. Als er dann gerade den Rücken dreht und nach der Tür zugeht, lasse ich schleunigst den Stein des Anstoßes aus seinem Sichtbereich verschwinden, schiebe den „Block" unter mein Stenogrammheft.

Nun ist Ehrlich vollkommen ruhig und diktiert weiter:

„... hervorheben, daß wir nur noch wenige Verbindungen gefunden haben, die imstande sind... Einen Augenblick..."
und schon ist er nebenan im Laboratorium verschwunden, fängt an zu experimentieren.

Nach einer kleinen Weile, da er nicht zurückkommt, folge ich ihm und stelle mich mit dem Stenogrammheft in seine Nähe, mit dem Rücken gegen einen der Schränke links an der Wand, gegenüber dem großen Laboratoriumstisch, bereit, weiter zu schreiben. Ehrlich achtet nicht darauf, kocht über der Flamme eine Lösung und schüttelt das Gemisch im Reagenzglas von Zeit zu Zeit. Ohne aufzusehen, reicht er mir dann das Reagenzglas, nimmt ein anderes und fängt einen neuen Versuch an, gibt mir auch das zweite in die Hand, bald ein drittes — ich lege das Stenogrammheft beiseite und stelle mich etwas näher an den Experimentiertisch — und bald habe ich in beiden Händen so viele Reagenzgläser mit Experimentierflüssigkeit, daß ich sie nicht mehr umfassen kann. Und da Ehrlich nichts sagt, was mit den Gläsern geschehen soll, stelle ich sie schließlich vorsichtig und leise in das Holzkästchen in der Nähe des Bunsenbrenners, das für die benutzten Reagenzgläser bestimmt ist. Ehrlich experimentiert eifrig weiter, ohne aufzuschauen, sagt auch einmal, das geschüttelte, gekochte Gemisch prüfend gegen das Licht haltend:

„Schön... nicht?" Ich sage nur „Ja".

„So,... jetzt noch ein bißchen Salzsäure..."

Ich reiche ihm das Fläschchen mit Salzsäure vom Regal zwischen den beiden Fenstern... Er tut etwas Salzsäure hinzu... prüft die Lösung, das Reagenzglas gegen das Licht haltend...

... „noch ein bißchen..." Ehrlich schüttelt und kocht nochmals, prüft die Lösung wiederholt und sagt begeistert:

„... Schön... eine wunderschöne Reaktion..."

Jetzt geht er hinüber zu dem großen weißen Fließpapier, das vom Regal an der anderen Wand herunterhängt, gießt ein paarmal kleine Mengen der Lösung darauf und beobachtet die auslaufenden Ränder, die verschiedene Schattierungen aufweisen. Dann auf einmal beginnt er:

„E. Merck, Darmstadt..."

Ich hole schnell mein Stenogrammheft...

„Hochgeehrte Herren, in Beantwortung Ihrer Frage nach der Indikanreaktion wollte ich Ihnen mitteilen, daß die Reaktion in folgender Weise angestellt wird: Als Reagens dient eine Salzsäure, die aus Mischen von gleichen Mengen rauchender Salzsäure und Wasser hergestellt wird und die mit $1/3\%$ Dimethylamidobenzaldehyd versetzt wird. Dieses Reagens ist natürlich haltbar. Zum Nachweis des Indikans werden ungefähr gleiche Teile Urin und Reagens versetzt, es genügen schon $1-1^{1}/_{2}$ ccm Urin, und dann zum Sieden erhitzt (zum Abspalten des Indoxyls und der Farbsynthese). Dann wird die Flüssigkeit, die gewöhnlich schmutzigbräunlich geworden ist, abgekühlt, mit einem Überschuß von Ammoniak oder schwerer Kalilösung versetzt. Es tritt dann eine wunderschöne Rotfärbung ein, deren Stärke das Maß des Indikans abgibt.

„Das Wesentliche der Methode beruht darin, daß sich der aus dem Zusammentritt von Indoxyl und dem Aldehyd entstehende Farbstoff in Alkalien mit intensiver Rotfärbung löst. Die Probe ist außerordentlich genau und einfach, und auch mit sehr kleinen Quantitäten des Harnsekrets durchführbar.

„Über den Titel der Publikation bin ich noch nicht ganz sicher. Ich bitte Sie daher, falls es ihnen passend erscheint, für Ihre Berichte meiner Mitteilung das, was Ihnen notwendig ist, freundlichst entnehmen und als auf privater Mitteilung beruhend bezeichnen zu wollen. Mit besten Empfehlungen und vorzüglicher Hochachtung Ihr sehr ergebener..."

Gegenüber einem solchen Entgegenkommen wird Paul Ehrlich natürlich von jeder der großen chemischen Fabriken *jede Bitte* um irgendein besonderes chemisches Präparat, eine seltene Substanz ohne weiteres gewährt, auch wenn sie nach seinen Angaben besonders hergestellt werden müssen. Häufig sind es Präparate, zu deren Darstellung ein Aufwand an Arbeit, Mühe und Kosten erforderlich ist, der oft in keinem Verhältnis steht zu der gewonnenen nur geringen Ausbeute. Diese einzigartige chemische Sammlung ist sein Stolz. „Große Präparatensammlung, viel Probieren", ist ihm, der sich bei seiner primären chemischen Begabung als „geborener Chemiker" fühlt, erstes Erfordernis für nutzbringende Arbeit; wozu allerdings außerdem noch — wie Ehrlich oft sagt — „die vier großen „G": Geduld, Geschick, Geld und Glück" gehören.

Keine Mühe ist Ehrlich zu viel, einem Kollegen eine Gefälligkeit zu erweisen, und er gibt dann gern auch aus dieser kostbaren Chemikaliensammlung. Ebenso bereitwillig gibt er Versuchstiere, Tierstämme, d. h. Tiere, die mit einem bestimmten Tumorstamm oder Trypanosomenstamm geimpft sind, denen ab, die auch ihrerseits Versuche damit machen wollen. Selten schlägt er etwas ab, so selten, wie er je... so sagt Felix Pinkus darüber (l. c.)

„mit der Mitteilung seiner eigenen Auffassung geizte; er gab mit vollen Händen aus dem breitströmenden Quell seiner Gedanken und nahm ebenso in seinen Gedankengang hinein, was von anderen gegeben wurde, und war dabei doch unendlich vielmal größerer Geber als Nehmer. Sein Gedankenflug war viel zu groß, um sich um kleine Äußerlichkeiten zu sorgen. Von dem, was von seinen Gedankengängen abfiel, lebten Viele, und er äußerte dauernd seine Gedanken."

„Es entsprach das ganz seiner gütigen, mitteilsamen Natur, die immer bereit war, sich in voller Offenheit zu erschließen und an dem reichen Born seiner Gedanken andere Anteil nehmen zu lassen. Nie vergaß er in seinen Publikationen oder Vorträgen das, was andere Forscher gefunden hatten, besonders zu erwähnen".

Professor William Bulloch, London, einer der besten Freunde Ehrlichs, schrieb mir vor langer Zeit sehr treffend:

„Niemals habe ich eine Bitte an ihn gerichtet, die er nicht sogleich freudig erfüllt hätte, und hunderte von Malen erwies er mir ungebeten Gefälligkeiten wertvollster Art. Er war der außergewöhnlichste Mann, den ich je getroffen habe; mit seiner wundervollen Eingebung, der ungeheuren Arbeitskraft, seinem erstaunlichen Wissen der größte Mann in

der medizinischen Welt seiner Zeit und mehr geniusgleich als irgendein
anderer. Paul Ehrlich war tiefinnerlich bescheiden, aufrichtig, edelmütig, von größter Güte und Rücksicht gegen jeden. Und ich bin überzeugt, daß jeder meiner englischen Landsleute, der je mit ihm in Berührung kam, die gleichen Gefühle ihm gegenüber hegt."

Ehrlichs eigener Ausspruch:

,,Man verläßt das Feld nicht erst, wenn es abgeerntet ist, sondern läßt noch eine Ernte für andere" — zeigt seine Großzügigkeit in wissenschaftlichen Fragen.

Dieser Komplex liebenswerter Eigenschaften, seine eigene große Herzlichkeit und Liebenswürdigkeit, mit der er jeden noch so jungen Kollegen überschüttet, bewirkt, daß ihm alle Herzen zufliegen. Seine Arbeitsstätte ist nicht nur eine Hochburg der Wissenschaft, zu der junge Forscher aus allen Weltteilen hinströmen, sie ist auch gewissermaßen das Mekka, das aufzusuchen kein Wissenschaftler versäumt, der in die Nähe Frankfurts kommt.

. . . . .

DRITTER ABSCHNITT

DIE CHEMOTHERAPIE

KAPITEL XII

UNTERSCHIED ZWISCHEN SERUMTHERAPIE UND CHEMOTHERAPIE

$$\underset{\underset{OH}{NH_2}}{\bigcirc}\!\!\!As =\!\!\!= As\!\!\!\underset{\underset{OH}{NH_2}}{\bigcirc}$$

Die weiteren Arbeiten Paul Ehrlichs sind vornehmlich dem Ausbau der von ihm begründeten *Chemotherapie* gewidmet, dem Studium, der Darstellung und Einführung *chemischer Heilmittel* in die Medizin, in Durchführung der Ideen, von denen er, wie er selbst sagte, schon als Student „besessen" war: *Chemische Mittel zu finden, die „heilen" und nicht nur „symptomatisch wirken."*

Ganz anders als in der *Serum-Therapie* bei *Bakterien*-Infektionen, wo die Vakzine-Therapie äußerst wirksam ist und nach Ehrlichs Ansicht *die ideale Behandlung* darstellt, muß die *Chemotherapie* nach seiner Auffassung geeignete *chemische Substanzen* finden, die sowohl auf die *Körperzellen* als auf die infektionserregenden *Parasiten* Wirkung haben. Ihre „Affinitäten" zu den Körperzellen, d. h. ihre „*Organotropie*" und ebenso zu den Infektionserregern, d. h. ihre „*Parasitotropie*" müssen aufs genaueste studiert werden mit der Absicht, chemische Mittel zu finden und in die Medizin einzuführen, die *maximal* „parasitotrop" für die krankmachenden Parasiten und *minimal* „organotrop" für die Gewebe und Zellen des infizierten Körpers sind.

Ausgehend von seinen allerersten Arbeiten als Student, über seine Dissertation, die Arbeiten über „vitale Färbung", „Studien über Konstitution, Verteilung und Wirkung chemischer Körper", die „Seitenkettentheorie", das „Sauerstoffbedürfnis des Organismus", die Arbeiten über die „Diagnostik der Blutkrankheiten", „Die Anämie", — um nur einige der bedeutendsten zu nennen — führt ein gerader Weg zur „*Experimentellen Chemotherapie*", seinem letzten großen Forschungsgebiet.

Über die Entwicklung dieser Arbeiten sagt Ehrlich:

„Ich selbst wurde auf diesen Weg durch die *vitalen Farbstoffinjektionen* geführt, bei denen es sehr leicht ist, die Verteilung der Farbstoffe makroskopisch und mikroskopisch zu verfolgen und bei denen man, je nach der Konstitution des angewandten Farbstoffes, die verschiedensten Lokalisationen verfolgen kann. Besonders interessant ist in dieser Beziehung das *Methylenblau*, das eine besondere Verwandtschaft zu den lebenden *Nervenfasern* besitzt, so daß man an einem frisch ausgeschnittenen Stückchen Gewebe die Verteilung des Farbstoffs bis in ihre feinsten Verästelungen verfolgen kann. Ja, auch am lebenden Tier ist das möglich! So gelingt es, Schmarotzer von Fröschen, die an der Harnblase des Frosches Blut saugen, durch Injektion des Frosches zu färben, und man kann dann ein Würmchen unter dem Mikroskop herumkriechen sehen, in dem alle Nerven und Muskeln blau gefärbt sind. Ja noch mehr! Man sieht sogar in den Embryonen, die die Leibeshöhle des Frosches erfüllen, die Anlagen des Muskel- und Nervensystems als einen ganz feinen blauen Ring erscheinen, von dem in regelmäßigen Abständen senkrechte, an die Oberfläche des Embryo sich anschmiegende Fasern verlaufen. — Im Gegensatz hierzu färbt das *Neutralrot* fast in allen Zellen des Organismus die sogenannten *Granula* der Zelle, während wieder ein anderer neuer Farbstoff, das Pyrrolblau, das durch Kondensation von Tetramethyldiamidobenzophenon und Pyrrol entsteht, nur die Körper einer einzigen Zellart färbt. Wer derartige Bilder in ihrer wundervollen Pracht und Distinktion gesehen hat, wird von der Notwendigkeit, die Verteilung der Stoffe innerhalb der feinsten Elemente als Grundlage der pharmakologischen Untersuchungen aufzufassen, ohne weiteres überzeugt sein.

„So habe ich neurotrope, lipotrope und polytrope Farbstoffe unterschieden, je nachdem sie sich im lebenden Organismus im Nervensystem, Fettgewebe usw. speichern. Ein Stoff kann nur auf das Gehirn wirken, wenn er *neurotrop* ist, nur auf einen *Parasiten*, wenn er die betreffende Tropie hat, also *parasitotrop* ist. Von diesen Anschauungen ausgehend, habe ich mich dann bemüht, in das Dunkel der Immunitätsforschung einzudringen und es haben mich die Vorstellungen von der primären Verankerung der Toxine zu dem Prinzip der *spezifischen Bindung* und davon ausgehend zu der sogenannten *Seitenkettentheorie* geführt."

Über chemotherapeutisches Arbeiten im allgemeinen sagt Ehrlich:

„Beherrscht wird das ganze Gebiet von einem ganz einfachen, ich möchte sagen selbstverständlichen Grundsatz: Wenn für die Chemie das Gesetz gilt:: „corpora non agunt nisi liquida", so ist für die *Chemotherapie* maßgebend: „corpora non agunt nisi fixata!" Auf den speziellen Fall angewandt, soll letzteres heißen, daß Parasiten nur von solchen Stoffen abgetötet werden können, zu denen sie eine gewisse Verwandtschaft haben, dank deren sie von den Bakterien verankert werden. Solche Stoffe bezeichne ich als *parasitotrop*. Nun sind, wie erwähnt, alle Substanzen, die zur Abtötung der Parasiten dienen, auch Gifte, — d. h. sie haben Verwandtschaft zu lebenswichtigen Organen, sind also gleichzeitig auch *organotrop*. Es ist ohne weiteres ersichtlich, daß nur solche Substanzen praktisch als Heilstoffe Verwendung finden können, in denen Organotropie und Parasitotropie in einem richtigen Verhältnis stehen. — Um praktisch weiter zu kommen, erschien es notwendig, sich nicht mit diesen primordialen Vorstellungen zu bescheiden, sondern tiefer in den Organismus einzudringen und zu sehen, in welcher Weise die Arzneistoffe von den Zellorganen fixiert werden. Und hier waren es besonders die Trypanosomenstudien, vor allem die eingehende Untersuchung der arzneifesten Stämme, die zu ganz eindeutigen Vorstellungen über den Vorgang der Fixierung führten."

Über den Unterschied zwischen *Serumtherapie* und *Chemotherapie* gibt Paul Ehrlich folgende Definition:

„Wir besitzen ja in der aktiven und passiven *Immunisierung* eine mächtige Waffe, die sich bei vielen Infektionskrankheiten schon bewährt hat und immer noch besser bewähren wird. Das, was die *Serumtherapie* auszeichnet, beruht darin, daß die Schutzstoffe Produkte des Organismus sind, und daß sie rein *parasitotrop*, nicht aber *organotrop* wirken.

Es handelt sich hier also sozusagen um *Zauberkugeln*, die nur auf den körperfremden Schädling gerichtet sind, den Organismus selbst und seine Zellen aber nicht tangieren. Die Serumtherapie ist daher, wo sie anwendbar ist, offenbar jedem anderen Aktionsmodus überlegen!

Aber wir kennen eine Reihe von Infektionskrankheiten, insbesondere von Protozoen verursacht, bei denen der Serumweg gar nicht oder nur unter außerordentlichem Zeitverlust gangbar ist. Ich erwähne hier besonders die Malaria, die Trypanosomenkrankheiten, und vielleicht eine Reihe von Infektionen mit Spirillen.

In diesen Fällen müssen chemische Mittel zu Hilfe kommen! Es muß also an die Stelle der Serumtherapie die Chemotherapie treten.

Um also Chemotherapie erfolgreich zu betreiben, müssen wir Substanzen aufsuchen, bei denen die Verwandtschaft und Abtötungskraft die Körperschädigung in der Weise überwiegt, daß eine Abtötung der Parasiten ohne erhebliche Schädigung des Organismus möglich ist. Wir wollen also den Parasiten an erster Stelle möglichst isoliert treffen, das heißt, wir müssen *zielen lernen, chemisch zielen lernen*!

Die Methoden hierzu bieten eine möglichst vielseitige Variation der in Betracht kommenden Stoffe auf dem Wege der chemischen Synthese."

Im Licht der Betrachtungsweise Ehrlichs erscheint die Heilwirkung nur als „Ausdruck einer besonderen Verteilungsform, die dann am günstigsten ist, wenn der Heilstoff maximale Verwandtschaft zum Krankheitserreger besitzt und den erkrankten Organismus nur in ganz minimaler Weise oder gar nicht schädigen kann." Er arbeitet bei den chemischen Mitteln das richtige Verhältnis aus zwischen *Heildosis,* „*dosis curativa*" und der *gerade noch ertragenen Dosis,*", *dosis tolerata*" und nennt dieses Verhältnis den „*therapeutischen Koeffizienten,*" oder „therapeutischen Index".

Über seine besondere Arbeitsweise auf diesem Gebiet gibt uns am besten ein Blick in Ehrlichs autobiographische Notizen Auskunft, wie sie aus einem Brief vom 10. Juli 1909 an seinen Freund Prof. Christian Herter in New York ersichtlich sind:

„Während meiner Schülerzeit", schreibt Ehrlich dort, „habe ich wiederholt versucht, bestimmten Ideen experimentell nachzugehen. Aber es ist mir nicht gelungen, auch nur eine einzige meiner Ideen durchzuführen. Und so bin ich denn bald dazu gekommen, den umgekehrten Weg zu gehen, nämlich nicht der Natur Vorschriften zu machen, sondern einfach experimentelle Tatsachen, die auffällig und dem Verständnis schwer zugängig waren, nach Möglichkeit zu analysieren, um die betreffenden Gesetze zu finden."

„Ich habe auch immer Wert darauf gelegt, die physiologischen, chemischen und biologischen Eigenschaften vieler Substanzen möglichst eingehend kennen zu lernen... Erst durch jahrelange und intensive Beschäftigung lernt man ein Terrain so genau kennen, daß man später mit vollem Erfolg arbeiten und — wie ich es nenne — prophezeien kann..."

„Ich glaube, daß das für jeden, der Chemotherapie treiben will, eine unumgängliche Voraussetzung ist: Man gewinnt so eine Menge von Einzeltatsachen, die im Unterbewußtsein aufgestapelt, einen unwillkürlich auf den richtigen Weg führen. So war z. B. die Erfindung des Trypanrots, das zur Benzopurpurinreihe gehört, auf diese Weise zustande gekommen: Es war mir immer aufgefallen, daß die Benzopurpurine so außerordentlich lange im Körper verweilen, und ich hatte mir immer gesagt: „diese Klasse muß irgend etwas Besonderes können"...

„Als ich dann in den Besitz der Trypanosomen kam, war das Benzopurpurin mit das erste, was ich probieren ließ. Es zeigte sich bei der Anwendung eine zwar geringe, aber ganz unverkennbare Wirkung, die ich auf die schwere Löslichkeit des Körpers zurückführte. Ich bat daher Weinberg[1] den Körper durch Einführung einer Sulfosäuregruppe noch etwas löslicher zu machen, und die Sache war gemacht... das Trypanrot gefunden!"

„So ist auch die Konstruktion des Arsenophenylglyzins (418) — ich kann das in meinen Zetteln schriftlich nachweisen — in zielbewußter

---

[1] Dr. Arthur v. Weinberg, Ehrlichs Freund und Förderer.

Weise vorausgesehen, indem ich das Programm aufstellte: *oben*, i. e. am Arsenrest durch Reduktion *giften, unten,* an der Amidogruppe, durch Einführung von Säureresten *entgiften.*"

. . . .

Über seine Art, *rein chemisch* zu arbeiten, hatte er schon früher, am 26. 5. 1905 in autobiographischen Notizen an Prof. Herter wie folgt geschrieben:
„Bei den chemischen Prozessen gibt es zwei Methoden der Analyse:
1. Die direkte Untersuchung der Komponenten auf chemischem Wege durch reine Darstellung und Analyse;
2. Kann man nicht selten durch Variation der Reaktion, insbesondere Abänderung der Komponenten, indirekt Schlüsse über den wesentlichen Vorgang, wie er sich abspielt, machen. Diese beiden Methoden kann man, etwa durch Darstellung des Kreises durch den Zirkel einerseits, durch Ausschattierung mittels Tangenten andererseits, vergleichen.

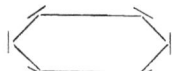

Diese letzte Methode ist rein chemisch eine Schleich- oder Räubermethode, aber sie ist die einzig maßgebende bei gewissen biologischen Problemen, bei denen die reagierenden Substanzen unbekannter Art sind, in Spuren vorkommen und überhaupt nicht isoliert werden können. Unter diesen Umständen versagt eben die rein chemische Methode und bleibt nur die indirekte übrig. Wer also in dieser Denkungsweise große Übung besitzt, hat hier anderen gegenüber ein pré."

. . . .

Das Trypanrot, erster Erfolg in Chemotherapie

Zunächst wurden, im Anfang dieses Jahrhunderts, Präparate ausprobiert, die der Chemiker Dr. Ludwig Benda in den Chemischen Fabriken Cassella, Frankfurt-Mainkur, nach Ehrlichs Angaben darstellte. Dr. Arthur v. Weinberg, Direktor der Cassella-Werke, die später dem I. G. Farben-Konzern eingegliedert wurden, Ehrlichs persönlicher Freund und Förderer, hatte Dr. Benda ganz zu Ehrlichs Verfügung gestellt, da im Serum- Institut die Herstellung chemischer Präparate nicht möglich war. Unter den dargestellten Substanzen zeigte sich ein roter Benzidinfarbstoff, Trypanrot, und ein gelber, Trypaflavin, im Tierversuch von guter Wirkung auf Trypanosomeninfektionen (Schlafkrankheit). Das Trypanrot wurde dann erfolgreich in den Tropen gegen Trypanosomenkrankheiten der Eingeborenen angewandt.

Die Tierversuche im Seruminstitut führte unter Ehrlichs Anweisung Dr. Shiga durch, ein Schüler von Professor Kitasato in Tokio.

Professor Kitasato hatte, nach längerer Studienzeit und wissenschaftlicher Arbeit in Europa, am Institut Pasteur in Paris, zusammen mit Ehrlich bei Robert Koch und mit v. Behring in Berlin, gearbeitet. Er hatte mit Behring zusammen die Forschungsarbeiten über Diphtherie- und Tetanus-Antitoxin durchgeführt und die ersten Ergebnisse mit diesem zusammen im Jahre 1890 veröffentlicht[1]. In seine japanische Heimat

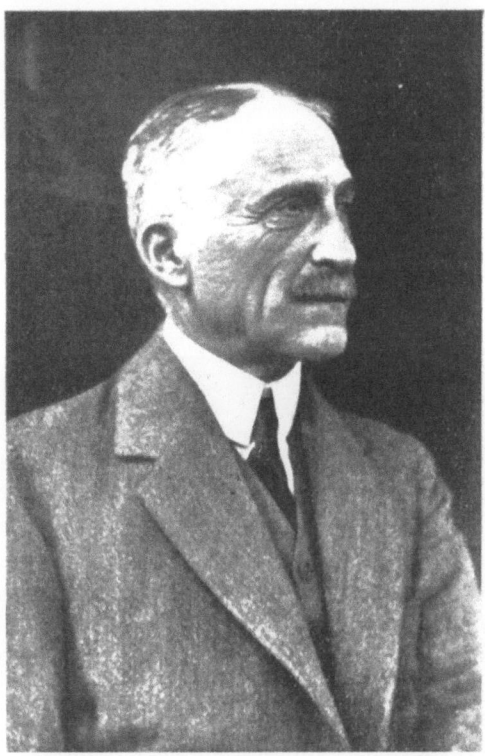

Ehrlichs Freund Dr. A. v. Weinberg

zurückgekehrt, hatte Prof. Kitasato nach Art des Instituts Pasteur — das auch als Vorbild diente für das Robert-Koch-Institut für Infektionskrankheiten in Berlin — in Tokio das Institute for Infectious Diseases gegründet und fing bald an, besonders begabte von seinen Schülern an die drei hervorragendsten Forschungsstätten jener Zeit: das Institut

---

[1] Behring und Kitasato. Über das Zustandekommen der Diphtherie-Immunität und Tetanus-Immunität bei Tieren (Aus dem hygienischen Institut des Herrn Geheimrat Koch in Berlin). Deutsche Medizinische Wochenschrift 1890, No. 49, 4. Dezember.

Pasteur in Paris, das Robert-Koch-Institut in Berlin und zu Paul Ehrlich in Frankfurt zu weiterer Ausbildung zu entsenden.

Als erster kam im Jahre 1902 Dr. Shiga, der nun, 1905, nach Tokio zurückkehren will. Ehrlich ist gerade wieder emsig beim Experimentieren, hat die Zigarre ausgehen lassen, Lösungen geschüttelt, in den Fläschchen gekramt, als Dr. Shiga ins Laboratorium kommt um sich zu verabschieden. Er nickt ihm zu:

„Tag ook, lieber Shiga,... was gibts Neues?"

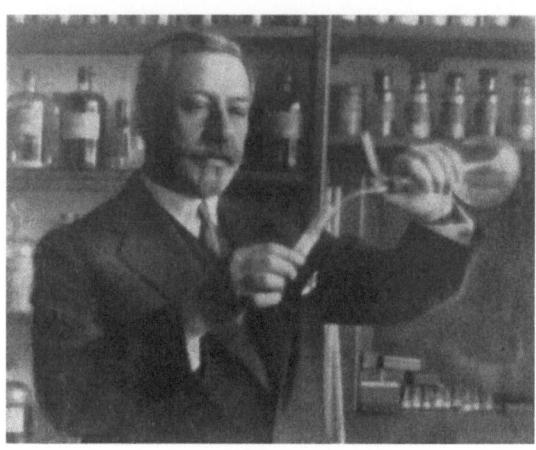

Dr. Ludwig Benda

Dr. Shiga reicht ihm mit der bei den Japanern üblichen tiefen Verbeugung die Protokollbücher seiner Tierversuche. Ehrlich blättert darin und sagt, erfreut lachend:

„Abgeschlossen!... schöne Versuche, lieber Shiga..."

Dr. Shiga verbeugt sich sehr tief und sagt freudig:

„Trypanrot — sehr wirksam... heilt Trypanosomeninfektion."

„Ja, ..." sagt Ehrlich und spricht etwas weniger schnell als gewöhnlich und pointierter, damit Dr. Shiga ihn besser versteht... „Ich habe auch aus Ostafrika von Professor Kleine und Dr. von Raven Berichte... *sehr gute* Erfolge mit Trypanrot... und dann von Professor Iversen, Petersburg, bei Rückfallfieber und Hühnerspirillose... *schöne Heilerfolge, auch schon bei Menschen!...*"

Immer sehr erfreut und sich verbeugend, wiederholt Dr. Shiga:

„Sehr schön — sehr wirksam — Trypanrot!"

Kadereit meldet, Dr. Franke sei angekommen.

„Bitte, führen Sie ihn herein...",

und zu Dr. Shiga, der sich zurückziehen will, mit Handbewegung:

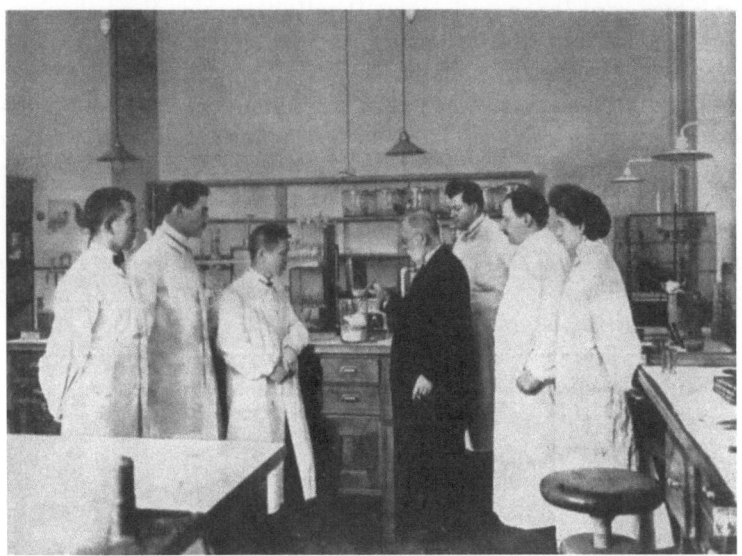

Im Laboratorium mit Dr. Shiga (3. von links)

„Bitte, lieber Shiga... einen... Au—gen—blick!"

Dr. Franke, mittelgroß, mit jungem, frischem Gesicht, kommt strahlend herein, begrüßt von Ehrlich:

„Tag ook, lieber Dr. Franke... also... nun wollen Sie bei uns arbeiten.. ich höre, Sie sind Schlesier... *Wie kann man nur aus Schlesien sein!*...

Dr. Franke macht ein verlegenes Gesicht, worauf Ehrlich lachend sagt:

„Ich bin nämlich auch aus Schlesien!..."

Dr. Frankes Gesicht hellt sich auf und schlagfertig sagt er:

„Aus Schlesien kommen die tüchtigsten Leute!"

Hell auflachend sagt Ehrlich:

„A—l—s—o... Dr. Shiga wird uns nun leider verlassen... er geht nach Tokio zurück an das Institut für Infektionskrankheiten... Ich möchte, daß Sie nun die Versuche mit unseren Präparaten... wissen Sie,... verstehen Sie... das Trypanrot hat sich nämlich bei Trypanosomenkrankheiten und Recurrens auch am Menschen wirksam erwiesen... aufnehmen und weiter fortführen... *eo ipso* Mäuse nehmen... aber auch zur *Affenbehandlung* übergehen..."

Dr. Shiga hat sich wiederholt verbeugt, Dr. Franke macht zustimmende Kopfbewegungen, Ehrlich tupft bald dem einen, bald dem andern, das Protokollbuch in der einen Hand, Farbstift in der anderen, auf den Rockärmel und fährt fort:

„Dr. Shiga wird Ihnen noch einige Details über seine Versuche sagen" ... er gibt Shiga das Protokollbuch zurück... „wenn Sie wollten so gut sein..." — Er schüttelt dann Dr. Shiga herzlich die Hand:

„A—l—s—o..., lieber Shiga, grüßen Sie meinen Freund Professor Kitasato recht herzlich. Ich habe mich sehr gefreut, seinen tüchtigen Schüler Dr. Shiga"... er legt ihm die Hand auf die Schulter, Shiga verbeugt sich erfreut... „hier zu haben und werde mich freuen, wenn Dr. Hata bald herüberkommt... Lassen Sie bald was von sich hören..."

Indem sich beide zurückziehen, Shiga mit ehrerbietiger Verbeugung, sagt Ehrlich noch — er hat seine Brille abgenommen und tupft damit Dr. Franke auf Rock und Ärmel:

„Lieber Dr. Franke, viel probieren... möglichste Genauigkeit bei den Versuchen... möglichst wenig willkürliche Einschätzung... viel arbeiten ... wenig publizieren; und keine „vorläufigen" Mitteilungen... wissen Sie, ... verstehen Sie...

Dr. Franke nickt bejahend.

. . . . .

Briefe an Persönlichkeiten, von denen Ehrlich glaubte, einen Schreibmaschinenbrief nicht senden zu sollen, schrieb er eigenhändig; auch Gratulationen. Und wenn es sich um eine Verlobung handelte und die Verlobte noch jung war, sagte er in seinem Glückwunschbrief:

„Ich habe immer das Prinzip vertreten: ‚Jung gefreit, hat noch niemand gereut'". Von der Braut pflegte er zu mir zu sagen: „Das ist doch eigentlich eine ganz hübsche Frauensperson, nicht?" selbst wenn ich die Dame gar nicht kannte. Aber wenn Ehrlich sagte: „eine hochintelligente Frauensperson", so war das das höchste Lob, das er einem weiblichen Wesen zollte. „Frauensperson" und „Frauenzimmer" waren ja bekanntlich ganz richtige und ehrenhafte Bezeichnungen in den vorigen Jahrhunderten.

Bei dem Ausdruck „Frauensperson" fällt mir eine kleine lustige Begebenheit ein:

Ehrlich diktierte, während er Reagenzglasversuche machte, und seine ganze Aufmerksamkeit war bei der Experimenten, während das Diktat nur mehr mechanisch erfolgte. Er machte in einem Brief jemand den Vorschlag, in einem bestimmten Fall eine Vertrauensperson zu beauftragen, ein ärztliches oder wissenschaftliches Gutachten abzugeben. Aber er verhaspelte sich und sagte „Frauensperson beauftragen" und — wohl aus dem Gefühl heraus, etwas Falsches gesagt zu haben, doch in Gedanken zu sehr mit seinen Versuchen beschäftigt, wiederholte er mehrmals nacheinander mechanisch: „Frauensperson... Frauensperson... beauftragen" bis ich richtigstellte: „Vertrauensperson beauftragen". Aufatmend, sichtlich befreit, wiederholte er mit energischem Kopfnicken: „Vertrauensperson beauftragen".

Faksimile eines Teiles von Ehrlichs 16 Seiten langen Exposé an Prof. Darmstädter über seine chemotherapeutischen Arbeiten

Auch wenn es sich darum handelte, Geldmittel flüssig zu machen für die Fortführung wichtiger Versuche, und zu diesem Zweck eine prominente Persönlichkeit für seine Bestrebungen interessiert werden sollte, wozu eine programmatische Darlegung seiner wissenschaftlichen Ziele notwendig war, ließ Ehrlich es sich nicht nehmen, dies handschriftlich zu tun oder einen darauf bezüglichen Brief eigenhändig zu beantworten. Aber da er von allen Schriftstücken Belege zurückbehielt, machte ich stets eine Schreibmaschinenabschrift von einem solchen Originalbrief, und das Seite für Seite, sobald er eine fertig hatte. Natürlich war ich mit einer Seite Abschrift viel schneller fertig, als Ehrlich mit dem handschriftlichen Original. Dann stand ich neben ihm und sah zu, und während er mit seinem Riesenfederhalter seine großen, kräftigen Buchstaben auf das Papier setzte, sprach er das, was er schrieb, oft laut vor sich hin. Bei besonders wichtigen und pointierten Stellen hielt er mit Schreiben inne, sah mich über die Brille, mit hochgezogenen Brauen fragend an und sagte manchmal wohl auch: „Nicht?" Ich nickte dann zustimmend, machte auch wohl einen kleinen Einwurf, der gern aufgegriffen wurde. War Ehrlich unten auf der Seite angelangt, machte er, während er noch die letzten Buchstaben schrieb, mit der Linken das Zeichen des Ablöschens, und ich konnte meine Abschrift fortsetzen, wobei sich das Spiel oft fünfzehn- bis zwanzigmal wiederholte. Denn ein Umfang von 20 Seiten war in solchen Fällen durchaus nichts Seltenes.

Einen solchen ausführlichen programmatischen Brief richtete Ehrlich auch an seinen Freund Professor Darmstädter in Berlin, der bei seiner Schwägerin Frau Speyer sein Fürsprecher sein wollte. Bei diesem Schreiben jedoch wurde er gegen den Schluß ungeduldig und schrieb unleserlich. Dann besann er sich, diktierte mir das Ende und sandte die Abschrift als Brief. So kam es, daß das nicht ganz fertige Original von 17 Seiten uns erhalten geblieben ist.

. . . .

KAPITEL XIII

DAS GEORG-SPEYER-HAUS

Auf Grund dieser wichtigen Arbeiten, die großen Erfolg versprachen, gelang es Ehrlich, Frau Franziska Speyer aus der Frankfurter Familie

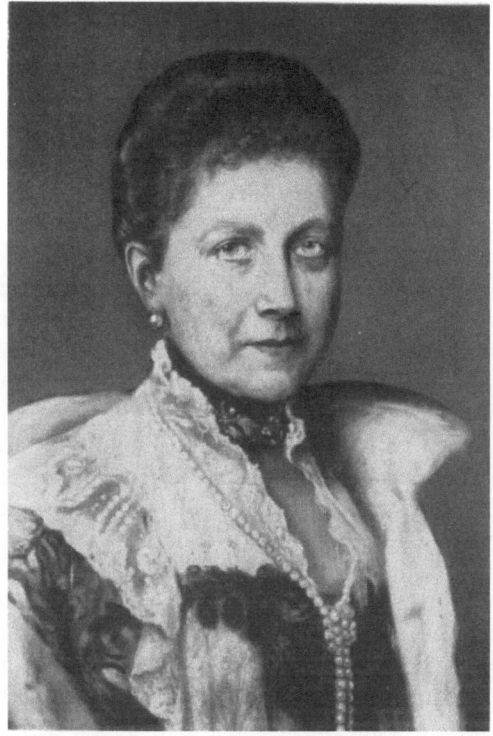

Frau Franziska Speyer erbaute das Georg Speyer-Haus und dotierte es mit reichen Mitteln für Ehrlichs Forschungen über Chemotherapie

Speyer-Ellissen, zu bewegen, ihm durch Schaffung eines neuen Forschungsinstituts, das ausschließlich seinen chemotherapeutischen Forschungen dienen sollte, und durch Stiftung eines Kapitals für den Betrieb dieses Instituts, die nötigen Räume, Einrichtungen und Geldmittel zur Verfügung zu stellen. Das dem Andenken ihres verstorbenen Gatten gewidmete „Georg-Speyer-Haus" wurde auf dem der Stadt Frankfurt gehörigen Grundstück neben dem Institut für experimentelle Therapie erbaut und 1906 seinen Zwecken übergeben.

Nun hat Paul Ehrlich zwei Institute zu betreuen, beide mit seinem Geist zu erfüllen, nun geht es nicht mehr so „friedlich" zu, wie im Anfange seiner Frankfurter Tätigkeit, als alle die neuen Aufgaben ihm zwar schon als Ziel vorschwebten, aber doch nicht in dem ihm eigenen „Tempo" durchgeführt werden konnten. Nun muß er in beiden Häusern nach dem Rechten sehen,... das bedeutet eine Verdoppelung seiner Arbeit und seiner Verantwortung.

Eine Fülle von chemischen Stoffen, die Ehrlich auf über tausend schätzt, wird nun nach seinen Prinzipien hergestellt und an Tieren untersucht: Benzidinfarbstoffe, Triphenylmethanstoffe, Akridinfarbstoffe, Arsenverbindungen. Schon im Institut für experimentelle Therapie (Seruminstitut) hatte er angefangen, hieran zu arbeiten, in konsequenter Verfolgung seiner „Seitenkettentheorie".

Seine Arbeitstage sind jetzt so eingeteilt, daß er, kurz nach zehn Uhr vormittags, nachdem er zu Hause schon gearbeitet hat, an seiner Arbeitsstätte eintrifft. Sein erster Gang gilt den Laboratorien der beiden Institute, mit Ausnahme der selbständig arbeitenden Abteilungen. Es sind dies die prüfungstechnische Abteilung, in der alle in den deutschen Fabriken hergestellten Serumpräparate für die menschliche und Tiermedizin nach staatlich geregelten Vorschriften geprüft werden. Diese Abteilung wird von einem von der Regierung abgesandten Stabsarzt geleitet. Dann ist da die serologische Abteilung, in der die Untersuchungen auf Wassermannsche Reaktion für die Krankenhäuser und Ärzte der Stadt Frankfurt durchgeführt werden und über die Probleme der Serologie und Immunitätsforschung weitergearbeitet wird.

Ehrlich besichtigt die im Gang befindlichen Versuche der chemischen und biologischen Abteilungen des Speyer-Hauses, der Karzinomabteilung des Seruminstituts und bespricht neue Versuchsanordnungen.

Der Rundgang ist gegen 1 Uhr beendet, und mir bleibt der Anblick unvergeßlich, wenn ich Paul Ehrlich aus dem neben dem Seruminstitut liegenden, nur durch eine schmale eingezäunte Gartenanlage getrennten Georg-Speyer-Hause herüberkommen sah: das kleine, fünfundzwanzig Stück Importen enthaltende Zigarrenkistchen unter den linken Arm geklemmt, in der Rechten die große Hornbrille, die er an einem der Seitenbalken auf- und abwippen läßt, den Blick geradeaus und doch ganz nach innen gerichtet, in tiefstes Nachdenken versunken, selbst im Winter ohne Überrock, nur mit dem Hut bedeckt, und oft ohne Hut, Regen und Wind und schlimmstes Unwetter nicht achtend — — ein tief eindrucksvolles Bild des ganz seiner Wissenschaft hingegebenen Forschers.

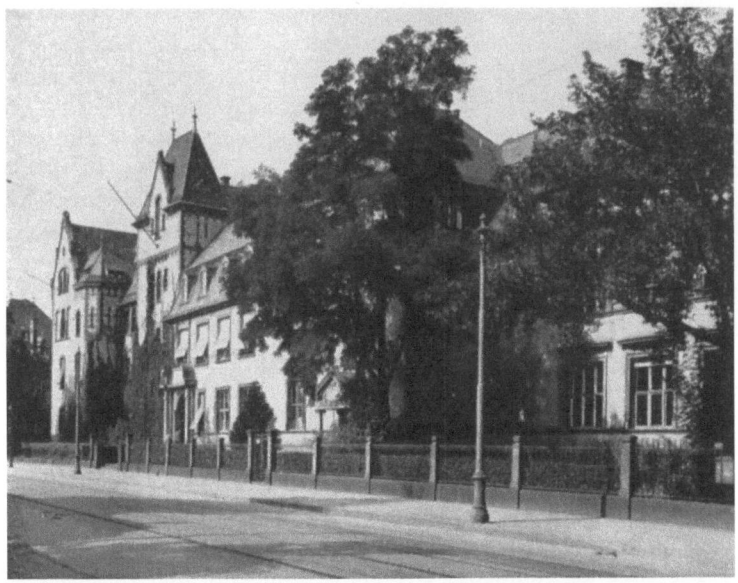

Das Georg-Speyer-Haus (rechts), daneben (links) das Serum-Institut

Schon am Eingang des Instituts ruft er, daß es über den langen Gang schallt:

„Ka—de—reit!... Mineralwasser!" oder „Zigarren!" worauf Kadereit unverzüglich reagiert.

Und nun kommt die Erledigung der ungeheuer umfangreichen Korrespondenz und der sonstigen schriftlichen Arbeiten, ein wichtiges Tageskapitel, dem stets viel Zeit und Sorgfalt gewidmet wird. Aber wie sehr auch Ehrlich durch diese Arbeiten und seine Experimente, die er sogar während des Diktierens häufig gar nicht unterbricht, in Anspruch genommen ist, für Besucher hat er stets Zeit und beschäftigt sich intensiv mit ihnen.

Intensiv...wenigstens scheint es so. Denn, trägt ihm ein Kollege, ein auswärtiger Forscher, ein Anliegen vor, des Meisters Rat und Ansicht zu eigenen Versuchen erbittend, so hört Ehrlich anfangs wirklich aufmerksam zu und hat durch Rede und Gegenrede sehr bald den Kern der Sache erfaßt. Spricht dann der Besucher mit einiger Ausführlichkeit weiter, in dem Bemühen, sich möglichst klar verständlich zu machen, verstummt Ehrlich und nur noch einzelne Zwischenrufe, tieferstaunt, „Ach!" und „Was!" täuschen Aufmerksamkeit vor. Felix Pinkus (l. c.) gibt hierüber eine treffende Schilderung:

„Für den Kundigen war es eines der lehrreichsten Schauspiele, wenn er ihn, anscheinend voll Eifer einem Erklärer folgend, mit seinen Gedanken die vorgetragene, ins einzelne gehende Rede schon bei den ersten Worten durchschauend, längst weit über das Erzählte hinausschweben sah. Wie es geschah, daß er — ganz klar bereits an etwas ganz Entlegenes denkend — trotzdem nach langer Zeit sich jeder Wendung des Vortragenden erinnerte, ist mir stets als eine der wunderbarsten Einrichtungen dieses Gehirns erschienen...

„Die Gedanken jagten sich bei der Aussprache so, daß nur der an seine Sprechweise Gewöhnte seinen Anakoluthen und Begriffsverschiebungen zu folgen wußte. Für den Unkundigen machte er den Eindruck des zerstreuten Gelehrten, der alles vergißt und unkundig durch die Welt geht, und dabei war er in seiner Wissenschaft und in der Organisation seiner weltberühmten Forschungsinstitute einer der geschicktesten Praktiker, die je gelebt haben."

Sehr lebhaft ist Paul Ehrlich im Gespräch mit Kollegen und Fachgenossen, bei denen er großes Verständnis voraussetzen kann. Dann spricht er schnell, animiert, doch niemals pathetisch. Und wenn er von einer Idee ganz erfüllt ist, trägt er sie mit der ihm eigenen Lebendigkeit vor, auch wenn er weniger wissenschaftlich gebildete Besucher bei sich hat. Die Idee als sinnliches Gebilde empfindend, den Besucher scharf betrachtend, unterstützt er seine Ausführungen durch nachdrückliche Interjektionen: „Wissen Sie, verstehen Sie"... „*Das* ist die Sache!... „A—l—s—o"... „*Das ist ganz einfach!*", dem also Apostrophierten dabei mit der Spitze eines Farbstiftes oder Reagenzglases, mit einer frisch aus dem Kistchen genommenen Importe, oder mit seiner großen Hornbrille, die er gelegentlich abnimmt, an einem der starken Hornbalken balanziert und wieder aufsetzt, wiederholt auf Arm und Brust tupfend. Er nimmt dabei eine ganz eigentümliche Haltung an: Den Kopf leicht vorgeschoben, das edle Antlitz zu dem bei der Zierlichkeit seiner eigenen Gestalt ihn meist überragenden Angeredeten erhoben, wobei die scharfen Denkerfurchen der hohen Stirn sich noch vertiefen, sieht er den Besucher mit den großen klaren Augen, in denen aus den Tiefen seiner Seele eine Welt voll Güte sich spiegelt, eindringlich an. Eine solche Szene ist für mich stets ein wundervoll ästhetischer Anblick: Beide Personen stehen sich Aug' in Auge gegenüber, der eine gespannteste Aufmerksamkeit, Ehrlich, als wolle er das, was er seinem Gegenüber mit Lebhaftigkeit vorträgt, mit seinen Handbewegungen gleichsam in ihn hineinhämmern. Ich könnte mir denken, daß ein solcher Akt einen Künstler zu einem Gemälde oder einer Skulptur als Verkörperung des Begriffes „Belehrung" würde begeistern können.

Paul Ehrlichs Verhältnis zu seinen Mitarbeitern, Assistenten und Angestellten ist stets jovial-freundschaftlich. Bei Neulingen oder solchen Angestellten, die durch die Art der Arbeit seltener mit ihm in Berührung kommen, merkt man häufig in der Unterhaltung, wie unbehaglich sie sich während des Gesprächs fühlen, trotz aller Liebenswürdigkeit Ehrlichs. Von einer Seite wurde mir diese Beobachtung bestätigt und damit begründet, daß es sehr schwer sei, Ehrlichs sprunghafter Art zu folgen und aus den gegebenen Weisungen, die meist nur angedeutet würden, klug zu werden. Zudem sitzt ihm stets der Schalk im Nacken, und seine Art, irgendeine scherzhafte Bemerkung mit völlig ernster Miene hinzuwerfen, seine Neigung sogar zur Selbstironie, mag auf manchen verwirrend wirken. Wer aber täglich mit ihm zusammenkommt und auf ihn eingestellt ist, weiß sofort, was er will, wenn er nur eine Andeutung macht.

Seine Mitarbeiter und Angestellten beurteilt er lediglich nach ihren Leistungen und ihrem Können, fragt nie nach dem Woher, Wohin, und oft genug hält er für richtig, bei kleinen Schwächen ein Auge zuzudrücken. Oft spricht er sich dahin aus, daß ihn das Privatleben nichts angehe, wenn sie nur ihre Pflicht täten. Klatsch und Tratsch findet bei Ehrlich kein Gehör.

Oft erkennt er tüchtige Männer aus einem einzigen wissenschaftlichen Brief. Auf diese Weise gewinnt er sich tüchtige Mitarbeiter, spinnen sich Freundschaften. Ein Chemiker, der sich nur mit einer wissenschaftlichen Frage, nicht mit einer Bewerbung an ihn gewandt hatte, wird später sein Assistent. So wußte Ehrlich schon zu Beginn des Jahrhunderts die große Bedeutung von Professor R. Willstätter, des berühmten Erforschers des Chlorophyll, des Pflanzenpigments und der Enzyme, zu schätzen, als er mit dem damals in München lebenden jungen Gelehrten wegen einiger wissenschaftlicher Fragen in Briefwechsel stand. Er erkannte auch schon wenig später die ungeheure Wichtigkeit der bahnbrechenden Versuche Professor Friedrich Dessauers zur Erzeugung von Gammastrahlen in Röntgenröhren als Ersatz des Radiums und förderte die Bestrebungen dadurch, daß er nicht nur Professor Dessauer zu großen Reihen von Tierversuchen auf dem Gebiet der Strahlentherapie veranlaßte, sondern auch sich an maßgebender Stelle für eine finanzielle Unterstützung dieser Versuche verwandte.

Bewährt sich einmal ein Assistent oder Mitarbeiter für Paul Ehrlichs Zwecke nicht — womit jedoch keineswegs gesagt sein soll, daß er ihn auf anderem wissenschaftlichem Gebiet nicht doch als tüchtig einschätzt —, so sorgt er dafür, daß der Betreffende bald in einen anderen Wirkungskreis kommt, und zwar meist in einer für den Ausscheidenden so vorteilhaften Weise, daß er für die Änderung nur dankbar sein kann. Dagegen läßt er jedem, der sich auf dem von ihm gewollten Arbeitsgebiet als tüchtig und zuverlässig erweist, schrankenlose Förderung angedeihen.

Selbständigkeit im Arbeiten schätzt er sehr und ist froh, wenn er sich nicht um jede Kleinigkeit zu kümmern braucht. Sein Grundsatz ist: „Einheitliche Richtung der Forschung bei möglichst selbständigen Leistungen des Einzelnen." Seinen beiden stets von ihm sehr geschätzten Mitarbeitern Max Neißer und Hans Sachs läßt er, als sie später Abteilungsleiter werden, in ihren speziellen Arbeitsgebieten — Hygiene und Bakteriologie bzw. Serologie — vollkommen freie Hand, und auch vielen anderen gewährt er große Selbständigkeit auf ihrem besonderen Arbeitsgebiet. Dagegen ist er peinlich genau, wenn er weiß, daß ein Assistent gern auf

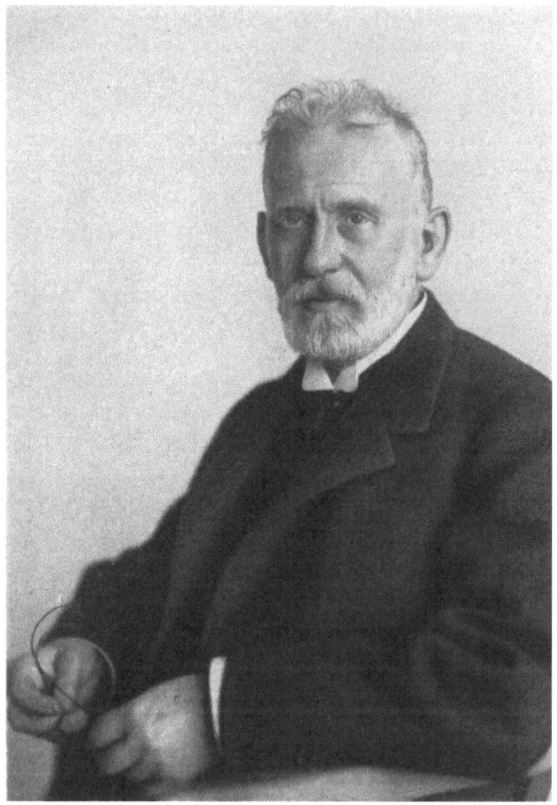

Paul Ehrlich 52 Jahre alt

eigene Faust Untersuchungen unternimmt, die nicht in den Rahmen seiner Arbeiten passen, und er kann sehr energisch auftreten, wenn seine Anordnungen nicht genau befolgt werden. So sagt er einmal einem seiner Assistenten gehörig die Meinung, der eine seiner Aufgabenkarten, einen „Block" zerrissen und die darauf gewünschte Versuchsanordnung nicht angestellt hatte, wohl auf die „Vergeßlichkeit" des Chefs bauend. Da aber Ehrlich stets ganz genau weiß, welche Versuche er disponiert hat, gelegentlich auch einmal im Kopierbuch nachsieht, erinnert er von

Zeit zu Zeit daran, wenn ihm nicht spontan Bericht erstattet wird. Wir sehen das an einem dramatischen Fall, der Ehrlich sehr erregte und über den an späterer Stelle Einzelheiten mitgeteilt werden.

. . . . .

Am Schreibtisch in seinem Arbeitszimmer sitzt er nur, wenn er Zeitschriften oder Bücher durchsieht. Zur Erledigung der schriftlichen Arbeiten, zum Diktat, müssen wir jetzt, da in seinem Schreibzimmer kein Platz mehr ist, in das anstoßende Laboratorium gehen. Und auch hier sind alle verfügbaren Flächen, ebenso wie der kleine Schreibtisch, so dicht mit Schriftstücken bedeckt, daß ich oft genug das Stenogramm stehend aufnehmen muß, wenn es mir nicht gelingt, die Stöße vorher schnell etwas wegzuschieben oder wenigstens — trotzdem er nicht wollte, daß irgend etwas anders gesetzt wurde — so umzuräumen, daß oben auf den Stößen eine ebene Fläche als Unterlage zum Schreiben entsteht.

Große Anforderungen und Anspruchslosigkeit

Ehrlich stellt, wie wir gesehen haben, große Anforderungen an seine Mitarbeiter, aber seine Richtlinien im Arbeiten: „Viel probieren, möglichste Genauigkeit der Versuche, möglichst wenig willkürliche Einschätzung. Viel arbeiten, wenig publizieren; keine „vorläufigen" Mitteilungen" gelten auch für ihn selbst in noch erhöhtem Maße.

Im Gegensatz zu den hohen Anforderungen steht seine Anspruchslosigkeit in den *Arbeitsbedingungen für sich selbst.* „Ich kann auch in einer Scheune arbeiten", sagt er oft in Anspielung auf die höchst primitive Arbeitsstätte in Steglitz — eine ehemalige verfallene Bäckerei und ein Stall — „und brauche eigentlich nur: Röhrchen, Flamme und Löschblatt."

Im Festband zu Ehrlichs 60. Geburtstag[1] schreibt Dr. Ludwig Benda:

„Betreten wir Ehrlichs Laboratorium, so sehen wir zu unserer Überraschung, daß hier manches fehlt, was sonst zum Bestand eines chemischen Laboratoriums gerechnet wird. In einem mittelgroßen Raum befindet sich ein mächtiger Tisch, auf dem — eng aneinandergereiht — viele Hunderte von Flaschen und Fläschchen mit den verschiedenartigsten Substanzen stehen: anscheinend ein unentwirrbares Chaos, in dem aber Ehrlich, der die Präparate nach einem originellen System geordnet hat, sich vollkommen zurechtfindet.

„Aus diesem Meer von Gläsern ragt einsam heraus ein großer Bunsenbrenner. Daneben steht ein Kästchen mit Reagenzgläsern. Einige Re-

---

[1] Paul Ehrlich, Eine Darstellung seines wissenschaftlichen Wirkens. Festschrift zum 60. Geburtstage des Forschers (14. März 1914), Gustav Fischer, Jena 1914. S. 417—418.

gale an der Wand mit den gebräuchlichen Reagenzien und Solvenzien vervollständigen die Einrichtung des Laboratoriums, in welchem Ehrlich ohne Assistenz arbeitet.

„Kolben und Retorten, Trichter, Bechergläser, Schalen, Kühler, Thermometer und alle anderen Geräte, die sonst zum Handwerkszeug des Chemikers gehören, würde man hier vergeblich suchen. Ehrlich bedient sich

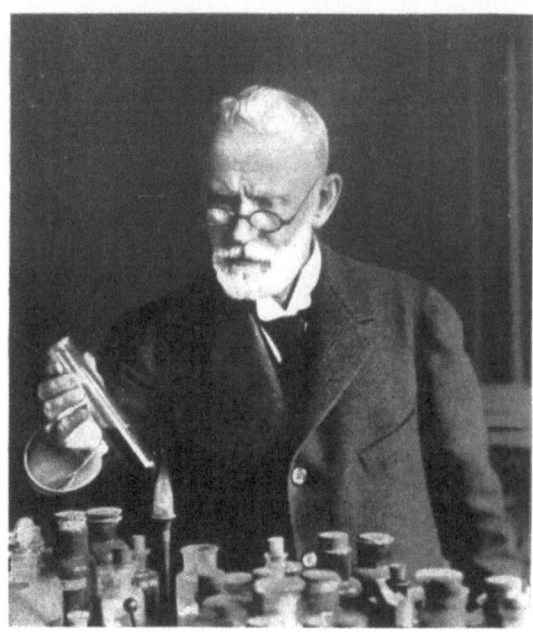

Ehrlich im Laboratorium. Reagenzglasversuche

seit Jahren des Reagenzglases, um seine orientierenden Beobachtungen zu machen. Das einfache Instrument genügt ihm, um fast jede Reaktion soweit zu verfolgen, daß er sich die richtige Ansicht über den Verlauf bilden kann. Er ist ein Virtuos in der Kunst des Reagenzglasversuches.."

. . . . .

„Tag ook", begrüßt mich Ehrlich, wenn ich zur Erledigung der schriftlichen Arbeiten in sein Zimmer trete und nickt mir zu.

„A—l—s—o, — jetzt wollen wir mal schreiben", und schon gehts los im Eiltempo, während Ehrlich mit großen Schritten im Zimmer auf und ab geht — wie Felix Pinkus treffend sagt[1]: „Wie ein ungeduldiges Vollblutpferd, das im Gespann zu vergehen droht" und nicht abwarten kann,

---

[1] Felix Pinkus, l. c.

bis der Trab losgeht. Mitten im Diktat sagt Ehrlich manchmal plötzlich: „Einen Augenblick!" — und fängt an unter den Hunderten von Fläschchen und Gläsern auf dem großen Laboratoriumstisch herumzukramen. Findet er das Gesuchte nicht gleich auf dem Tisch, so öffnet er die Türen am unteren Teil des gewaltigen, fast den ganzen Raum füllenden Laboratoriumstisches, dessen innere Fächer ebenfalls mit Gläsern und Fläschchen voll der seltensten und kostbarsten chemischen Substanzen dicht bestellt sind. Er sitzt dabei in einer ganz merkwürdigen Hockerstellung, beide Knie gleich hochgezogen, in fast unmöglicher, schwer balanzierbarer Haltung, so daß man glaubt, der Oberkörper müsse jeden Augenblick hintenüberfallen. Aber so sitzt er eine ganze Viertelstunde, kramt und betrachtet Fläschchen um Fläschchen, bis er findet, was er sucht. Jedes Fläschchen nimmt er in die Hand, dreht es herum, betrachtet aufmerksam und mit Wohlgefallen Inhalt des Fläschchens und Inschrift der Etikette. Manches, vielleicht vor unendlich langer Zeit erhaltene Präparate kommt so wieder in seine Hand, ihn an die bereits damit angestellten Versuche erinnernd, und seinen Geist zu neuen Gedankengängen anregend.

Die schriftlichen Arbeiten sind für eine Weile vergessen, und er beginnt zu experimentieren. Reagenzglas um Reagenzglas wird aus dem kleinen Kästchen neben dem Bunsenbrenner entnommen, Spuren verschiedener Präparate hineingebracht, gelöst, gekocht, Säuren und Alkalien zugesetzt. Bald ergibt sich eine schön blauviolette Flüssigkeit, bald ist sie leuchtend rot, bald grün, bald orange. Glückt es, eine interessante Reaktion aufzufinden, deren Verlauf mit dem Ausruf:

„Wundervoll!" — „Wundervoll!" begleitet wird, zeigt Ehrlich sie mir, als ob ich vom Fach sei.

Ehrlich kann entzückt sein über einen besonders schönen Farbenumschlag, eine schöne Fluoreszenz, und gibt seiner Bewunderung, den Versuch mehrmals wiederholend, immer von neuem Ausdruck:

„Herrlich, nicht??! — Eine wundervolle Reaktion!"

Er gibt mir die Reagenzgläser mit den schönen, leuchtend gefärbten, opalisierenden oder fluoreszierenden Flüssigkeiten, eins nach dem andern in die Hand. Oder er fordert mich auf, bei Wiederholung des Versuches:

„So, jetzt wollen wir mal ein bißchen Schwefelsäure dazutun — noch ein bißchen — nein, das geht nicht — jetzt wollen wir mal Essigsäure nehmen — sehen Sie! — noch ein bißchen Äther — schön nicht?!"

Und dann macht er die schon beschriebene Probe auf dem großen Bogen weißen Lösch- oder Filtrierpapiers, die so wichtig ist für seine Schlußfolgerungen. Dieses einfache Hilfsmittel hatte Dr. Benda in seiner schönen, lebendigen Beschreibung des Laboratoriums ganz vergessen.

Wir wissen, wie kindlich Ehrlich sich freuen konnte über die in verschiedenen Farben auslaufenden Ränder der Flüssigkeit auf dem Löschpapier und wie er es versteht, aus den feinsten Farbennuancen wissenschaftlich wichtige Schlüsse zu ziehen. Auch die in großer Zahl vorhandenen Ausfärbungen von Woll- und Baumwollfäden in allen möglichen Farben und Schattierungen von hell zu dunkel, die Dr. Benda ihm regelmäßig einsendet, spielen bei den Versuchen eine besondere Rolle.

Das Arbeiten mit einfacheren, primitiveren Mitteln ist wohl kaum denkbar, und doch hat Paul Ehrlich auf diese Weise alle seine wichtigen Entdeckungen gemacht.

Benda (l. c.) sagt darüber:

„Wenn Ehrlich eine Reaktion gefunden hat, die ihm interessant genug erscheint, weiter verfolgt zu werden, so teilt er seine Beobachtungen einem Freunde oder Mitarbeiter mit und nun folgt die Disposition des Arbeitsprogrammes. Das Zusammenarbeiten mit Ehrlich ist ein Vergnügen. — Die Zähigkeit, mit der er einen Gedanken verfolgt, ein Problem anpackt und festhält, bis er es gelöst hat, wirkt suggestiv auf die Mitarbeiter. Der Optimismus, von dem er erfüllt ist, und der ihn davor bewahrt, sich von Enttäuschungen — die ja jedem Forscher beschieden sind — niederdrücken zu lassen, überträgt sich auf seine Schüler. — Wie oft, wenn ein Präparat, auf das wir große Hoffnungen gesetzt hatten, sich als zu giftig, als zu wenig wirksam erwies, wenn der Quotient von Dosis curativa : Dosis tolerata zu groß ausfiel, ermutigte er uns: „Wenn wir jetzt noch Chlor einführen oder wenn wir die Sulfogruppen eliminieren, dann haben wir, was wir brauchen." Und wir schöpften neuen Mut, führten Chlor ein, eliminierten Sulfogruppen und — — — erreichten häufig das Ziel.

„Auch die Freude, die Ehrlich empfindet, und die man ihm am Gesicht ablesen kann, wenn man ihm ein besonders schön kristallisierendes Präparat oder eine leuchtende Ausfärbung eines neuen Farbstoffes bringt, wirkt auf den Mitarbeiter wohltuend und spornt ihn zu neuen „Taten" an.

„Ehrlich ist als Chemiker Autodidakt; aber er ist der ‚geborene Chemiker'. Die so glückliche Verschmelzung des Biologen und Mediziners mit dem Chemiker, wie wir sie in der Person Ehrlichs und sonst wohl kaum ein zweites Mal vor uns haben, ist den beiden Disziplinen, der chemischen wie der medizinischen, zugute gekommen."

Bei besonders interessanten Befunden kommt es wohl vor, daß Ehrlich — was sonst nie geschieht — seine Zigarre ausgehen läßt, die kalte Zigarre ruhig im Munde behält und vor Eifer vergißt, sie wieder anzuzünden oder wegzulegen. Selbst Besuch, den er sonst immer gern sieht, ist dann nicht angenehm. Kommt Kadereit, in dieser Zeit jemand anzumelden, so klagt Ehrlich, seinen Körper unwillig schüttelnd:

„Schon wieder Besuch — nun bin ich gerade im besten Arbeiten!" — Aber schnell fügt er hinzu: „Dann muß er warten!" — ... Und er läßt manchmal so lange warten, daß der Besuch weggeht. So gänzlich ausgeschaltet ist bei Ehrlich dann jedes Gefühl für Zeit, daß ihm erst nach vielleicht eineinhalb bis zwei Stunden der Besuch wieder einfällt und er Kadereit zuruft, der Kollege Soundso möge jetzt kommen.

„Ja, der is doch längst wech, Herr Jeheimrat", entrüstet sich Kadereit.

Darauf sagt Ehrlich mit leichtem Vorwurf:

„Aber warum haben Sie ihn denn weggeschickt? — Ich hatte doch gesagt, er solle warten!" —

Kadereit verteidigt sich treuherzig:

„Ick hab'n nich wechjeschickt, Herr Jeheimrat, der is janz von alleene jejangen, weils ihn zu lange jedauert hat."

Alles was Ehrlich dazu sagen konnte, war:

„Ach, ist es schon so spät? Ja, dann wollen wir nach Hause gehen."

Dabei geschieht es nicht selten, daß Ehrlich in die wartende Lohndroschke — die abends stets zu einer bestimmten Zeit kommt und dann warten muß, bis er weggeht — einsteigt, um nach Hause zu fahren, aber schon gleich wieder vor dem nebenanliegenden Speyer-Hause halten läßt und schnell noch einmal in die chemische oder biologische Abteilung läuft. In dem kurzen Augenblick im Wagen, zwischen den beiden Instituten, ist ihm etwas eingefallen, was er noch mit einem der Mitarbeiter besprechen muß.

Mitten im Experimentieren ruft Ehrlich auch wohl unvermittelt:

„Ach... er—lauben Sie mal!" — und ist schon zur Tür hinaus, selbst bei schlechtestem Wetter ohne Kopfbedeckung und ohne Mantel, sogar das Zigarrenkistchen vergessend, hinüber in die chemische Abteilung des Speyer-Hauses, um dort mit seinen Assistenten eine neugefundene Reaktion zu besprechen. Auf das Wiederkommen zu warten, hat keinen Zweck, darüber kann unter Umständen mehr als eine Stunde vergehen; so ziehe ich mich in mein Arbeitszimmer zurück und fange an zu arbeiten. Nach einiger Zeit ertönt unten auf der Treppe laut der Ruf: „Ka—de—reit!" und gleich darauf: Markart!" (Ehrlich spricht meinen Namen stets mit französischer Betonung). Kaum trete ich ins Zimmer, werde ich schon apostrophiert:

„A—l—s—o—, was hatten wir zuletzt gesagt?" und der vorher abgerissene Faden wird wieder aufgenommen bis zur nächsten Unterbrechung.

An weniger stürmischen Nachmittagen macht Ehrlich ruhig seine Reagenzglasversuche und erledigt dabei die Post. Dabei fällt ihm während des Diktierens über dem Experimentieren etwas anderes ein, und ganz unvermittelt geht er auf dieses neue Thema über. Dazwischen wiederum kommt eine chemische Bestellung, Notizen für einen „Block" für sich selbst oder einen der Assistenten. Und dann auf einmal greift er auf das unterbrochene erste Diktat plötzlich zurück, nimmt ohne weiteres den

Faden wieder auf und diktiert glatt zu Ende. Lange zu fragen, ist keine Zeit, und ich muß es mir selbst zusammenreimen, wie das nun alles zueinander gehört und an wen es gerichtet ist.

Will Ehrlich einige Zeit allein und ungestört arbeiten, so fragt er nach Erledigung des Diktats von einer Anzahl Briefen:

„Wieviel haben wir jetzt?"

Dann errate ich seinen Gedankengang und sage, ich könnte ja einen Teil der Briefe gleich schreiben, was mit zustimmendem Kopfnicken beantwortet wird:

„Wenn Sie wollten so gut sein..." ohne vom Reagenzglas aufzublicken.

Einmal will er nicht lange unterbrechen, nur ein paar kleinere Versuche machen, und fragt mich, welche kürzeren Briefe wir haben, womit er wissen will, welche kleineren Briefe ich gleich schnell schreiben könnte. Ich nenne ihm einige Namen, was er mit Kopfnicken begleitet, und füge dann noch hinzu „Wechselmann" (der bekannte Berliner Dermatologe Prof. Wechselmann, der sich an der klinischen Erprobung der Präparate in umfangreicher Weise beteiligte), verbessere mich aber schnell und sage:

„Nein, der Brief ist länger..."

Ehrlich, ganz absorbiert von seinem Reagenzglasversuch, wiederholt zerstreut:

„So—hm—ja—a—l—s—o—Wechselmann ist länger — a—l—s—o— Wechselmann ist länger —" Mit erhobener Stimme, mich einen Augenblick kopfnickend anschauend:

„Hm — a—l—s—o — Wechselmann ist länger! — Ja — wenn Sie wollten so gut sein!"...

Und ich verlasse eiligst das Zimmer.

. . . . .

Einen Feiertag muß ich immer schon vorher anmelden, was ihn manchmal vollkommen gleichgültig läßt. Ich sage am Montag schon:

„Herr Geheimrat, am Donnerstag ist Feiertag".

Ohne seine Arbeit zu unterbrechen und ohne aufzuschauen, fragt er:

„Ja, wieso denn, wieso denn?"

„Himmelfahrtstag, Herr Geheimrat."

Das Reagenzglas wird weiter eifrig geschüttelt, Ehrlich verfolgt aufmerksam die sich darin abspielenden Vorgänge, und ganz gedankenverloren sagt er:

„Wieso denn Himmelfahrt? — Wieso denn Himmelfahrt? — Eine wunderschöne Reaktion!"

Aber wenn der kommende Feiertag ihm gar nicht in den Kram paßt, ist die Aufregung jedesmal groß:

„Ja, wieso denn, — wieso denn? — Aber das hätten Sie mir doch schon *längst* sagen müssen!" —

„Wir haben ja auch noch Zeit genug," beschwichtige ich und mahne jeden Tag an die zu erledigenden wichtigen Dinge. Erst am letzten Tage wird dann in fliegender Eile, aber mit bewundernswerter Klarheit die laufende Post erledigt, auch noch alle möglichen älteren und neueren Rückstände ihrer Vergessenheit entrissen und aus dem „eiligen Kasten"[1] ans Tageslicht gezogen — dann in den Nachmittagsstunden noch ein Aufsatz von der Länge eines halben Druckbogens oder ein langer wissenschaftlicher Brief von zwanzig und mehr Seiten aus dem Ärmel geschüttelt, als sei nun das Ende aller Tage gekommen und es müsse schnell noch tabula rasa gemacht werden...

. . . .

---
[1] Mit dem „eiligen Kasten" hatte es folgende Bewandtnis: Ehrlichs Freund, Professor Hermann Kossel, Heidelberg, mit dem er wegen Erprobung eines Präparates in wissenschaftlicher Korrespondenz steht, schreibt auf einen Brief Ehrlichs, in dem dieser ihn bittet, die Ergebnisse der verabredeten Versuche ihm doch mitzuteilen, am 2. August:

„Ich hatte sie bereits im Frühjahr mitgeteilt, aber der Brief scheint bei Ihnen in den Kasten „eilig" geraten zu sein, denn ich habe nie eine Antwort bekommen, was mir sehr schmerzlich war."

Und darauf schreibt Ehrlich — *absichtlich*, denn ich hatte ihm bereits mehrmals gerade diesen Brief zur Beantwortung vorgelegt — erst am 30. Dezember:

„Auf den Kasten mit „Eilig" hatte ich mir geschrieben: ‚Neujahrsgratulation für H. Kossel'. Sie sehen, daß die Sache doch nicht so schlecht funktioniert, wie Sie glauben."

Und der Freund war versöhnt.

KAPITEL XIV

DIE ATOXYLFORMEL

Wie wir gesehen haben, erstreckte sich die systematische Untersuchung auf Heilwirkung zunächst auf Benzidinfarbstoffe, Triphenylmethanfarbstoffe, Akridinfarbstoffe, Arsenverbindungen.

Bei den *Arsenverbindungen* muß Paul Ehrlich das Gebiet in chemischer Hinsicht zunächst erschließen. Von verschiedenen Seiten waren schon zu Anfang dieses Jahrhunderts Versuche bei Trypanosomenkrankheiten mit *Atoxyl* durchgeführt worden, das sich bei Hühnerspirillose und Schlafkrankheit wirksam erwies. Aber die Forscher, die in den Tropen das Atoxyl anwandten, mußten auch feststellen, daß dieses Präparat hochtoxische Wirkung auf den Opticus ausübte und bei der drohenden Erblindungsgefahr für die Kranken stellten sie die Behandlung ein. Man war auf einem toten Punkt angelangt, weil das Atoxyl nach seiner bisher allgemein angenommenen chemischen Formel als Ortho-arsensäureanilid galt, das chemisch nicht oder nur sehr schwer veränderbar war; *daher dachte niemand daran, andere Arsenpräparate herzustellen.*

Bevor noch das Georg Speyer-Haus gebaut war, hatte Paul Ehrlich schon im Seruminstitut bei seinen Versuchen festgestellt, daß das Atoxyl eine ganz andere chemische Formel aufwies, als 1863 von Béchamp beschrieben und seither als richtig angenommen wurde. Die Béchampsche

$$C_6H_5NH-As \underset{\diagdown OH}{\overset{\diagup OH}{\Leftarrow}} O$$

Auffassung sah das Atoxyl an als ein „leicht in seine Komponenten spaltbares, chemisch indifferentes Anilid", während Paul Ehrlich fand, daß es eine „Aminophenylarsinsäure, also eine sehr beständige und dabei äußerst reaktionsfähige Substanz ist. Durch diese Erkenntnis allein ist das Atoxyl erst der weiteren chemischen und biologischen Bearbeitung zugängig geworden."

$$\underset{As \underset{\diagdown ONa}{\overset{\diagup OH}{\Leftarrow}} O}{\overset{NH_2}{\bigcirc}}$$

Erst Monate später, nach diesen Feststellungen Paul Ehrlichs wurde der Chemiker Dr. A. Bertheim auf Wunsch von Frau Speyer im Frühjahr 1906 an das Georg-Speyer-Haus berufen und mit der genauen chemischen Ausarbeitung der von Ehrlich gefundenen Tatsachen über die wirkliche Konstitution des Atoxyls beauftragt. Die erste wissenschaftliche Mitteilung hierüber erfolgte gemeinsam von Ehrlich und Bertheim am 1. Mai 1907, als erste erfolgreiche Arbeit aus dem Georg-Speyer-Haus.

Dabei waren die Hintergründe dieser Entdeckung für Paul Ehrlich aufregend genug. Dr. Bertheim mußte zuerst, da die Inneneinrichtung des Speyer-Hauses noch nicht fertig war, im Seruminstitut unter Verhältnissen arbeiten, die für exakte chemische Arbeit primitiv zu nennen waren. Dann, als die Chemische Abteilung des Georg-Speyer-Hauses fertig eingerichtet war, konnte er seine Tätigkeit im Sommer 1906 dorthin verlegen, und es wurde als Leiter der Chemischen Abteilung Dr. von Braun berufen.

Paul Ehrlich hat in einer längeren schriftlichen Darstellung, die nicht veröffentlicht wurde und als eine dokumentarische Feststellung zu werten ist, die Tatsachen der „Geschichte des Atoxyls" festgelegt.

Widerstände

Zunächst gab es deswegen im Speyer-Hause schwere innere Konflikte: Seine Chemiker wollten Ehrlich, der so ganz andere Behauptungen aufstellte als die anderen erfahrensten Chemiker, als chemische Autorität nicht anerkennen und sagten ihm die Gefolgschaft auf. Das spielte sich in sehr aufregender Weise ab:

Paul Ehrlich erklärte bestimmt den drei Chemikern des Georg-Speyer-Hauses:

„Das Atoxyl ist *kein* Arsensäureanilid, es enthält vielmehr eine freie Amidogruppe, ich habe die hierher gehörigen arsenhaltigen Azofarbstoffe schon vor einiger Zeit dargestellt und untersucht...

„Die Notwendigkeit der Reduktion des Atoxyls hat sich auf Grund meiner Arbeiten eo ipso ergeben und ich halte das Hydrosulfit dazu am geeignetsten...

„Auf Grund der biologischen Tatsachen lasse ich absichtlich zuerst die denkbar einfachsten Verbindungen herstellen. Ich bitte Sie, sich danach zu richten... Sie können die Richtigkeit meines Vorgehens nicht beurteilen..."

Dr. von Braun erwidert:

„Wir können Ihre Anordnungen nicht anerkennen und müssen uns nach der klassischen Béchampschen Formel richten..."

Worauf Paul Ehrlich mit erhobener Stimme scharf sagt: „Ich bleibe bei meinen Anordnungen und überlasse es Ihnen, die Konsequenzen zu ziehen."

Er dreht ihnen den Rücken zu und geht hinaus, man sieht ihm die innere Erregung an. Die drei stehen verdutzt. Dr. von Braun zieht seinen Laboratoriumsmantel aus und seinen Rock an:

„Ich gehe..."

Dr. Schmitz tut das gleiche. Dr. Bertheim steht einen Augenblick nachdenklich, dann sagt er:

„Vielleicht hat er *doch* recht.... ich bleibe".

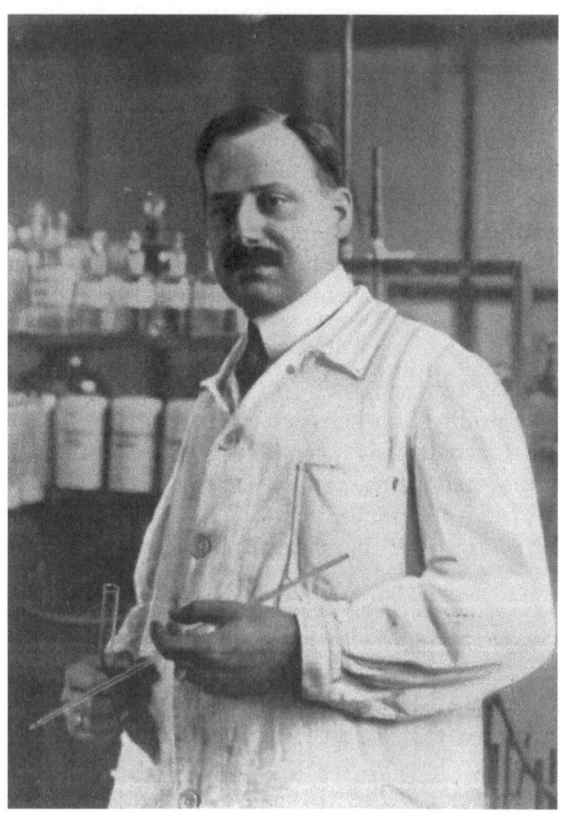

Dr. Alfred Bertheim, Chemischer Assistent im Georg-Speyer-Hause

Die anderen beiden verlassen das Haus. Dr. Schmitz ging an das Physikalische Institut der Stadt Frankfurt, später nach Breslau in eine leitende Stellung. Gelegentlich der Einweihung einer Gedächtnistafel am Geburtshause Paul Ehrlichs in Strehlen (Schlesien), Jahre nach seinem Tode, hielt Dr. Schmitz eine begeisterte Einweihungsrede.

. . . . . .

Als Paul Ehrlich anschließend an das beschriebene aufregende Erlebnis wieder in seinem kleinen Laboratorium im Seruminstitut arbeitet, kommt Dr. Bertheim, ein paar Stunden später, zu ihm:
„Herr Geheimrat,... ich möchte bei Ihnen bleiben..."

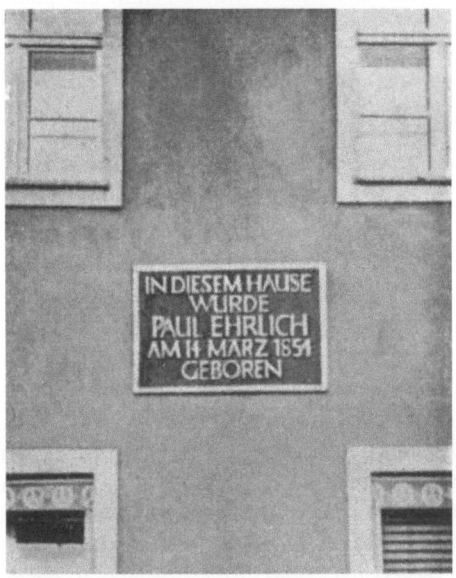

Erinnerungstafel an Ehrlichs Geburtshause

Ehrlich schaut einen Augenblick von seiner Arbeit auf und ohne sie zu unterbrechen, nickt er freundlich:
„Gut..."
„Ich werde die Versuche ausführen, die Sie heute angegeben haben..."
„Gut, lieber Bertheim..."

. . . . . .

Ehrlich arbeitete weiter auf dem von ihm beschrittenen Wege, nunmehr unterstützt durch Dr. Bertheim. Die wirkliche Konstitution des Atoxyls, wie Ehrlich sie gefunden hatte, wurde bestätigt.
Er führte in den Arsenrest Substanzen ein, schaltete andere aus und erreichte durch Reduktion des Arsens zur dreiwertigen arsenigen Säure Substanzen von erheblich höherer Wirksamkeit. Auf dem Wege der aromatischen Arsenverbindungen kam er — schon 1906 — zum Acetyl-para-amido-phenyl-arsinsauren Natrium, dem „*Arsazetin*", das sich im Tierversuch bei Trypanosomiasis sehr wirksam erwies, dann weiter zum „*Arsenophenylglyzin*, das die Nummer 418 trug, — das vierhundertund-

achtzehnte Präparat, das wiederum an vielen Tierversuchen ausprobiert und nach dem allgemeinen Urteil der Tropenforscher als das bis dahin mächtigste Mittel gegen Trypanosomenkrankheiten erklärt wurde.

Und dann schließlich kam er zum „606", dem Dioxydiamido-arsenobenzol-dichlorhydrat. Das „606" hätte schon ein paar Jahre früher in

$$\text{H}_2\text{N}\underset{\text{OH}}{\overset{\text{As}=\!=\!=\text{As}}{\bigcirc\bigcirc}}\underset{\text{OH}}{\text{NH}_2}$$

die Medizin eingeführt werden können, denn es wurde schon 1907 patentiert. Aber bei seiner Erprobung im Tierversuch fand Ehrlichs damaliger Assistent an der biologischen Abteilung des Speyer-Hauses überhaupt keine Wirkung, und das Präparat wurde beiseite gelegt. Das erscheint fast unglaublich, aber — sei es, daß sich das 418 (Arsenophenylglyzin) so sehr wirksam erwies, daß er es nicht für nötig hielt, das 606 überhaupt im Tierexperiment anzuwenden, sei es, daß er sich nur ganz oberflächlich damit beschäftigte — jedenfalls war kein Resultat damit erzielt worden. Er verließ dann bald wegen ernstlicher Divergenzen das Speyer-Haus. Erst als zwei Jahre später Dr. Hata kam, Schüler des alten Freundes von Paul Ehrlich, Professor Kitasato in Tokio, von seinem Lehrer zu Ehrlich geschickt, um unter ihm über Kaninchensyphilis zu arbeiten, und Ehrlich diesem Auftrag gab, *die ganze Reihe der bisher gefundenen Arsenpräparate noch einmal im Tierversuch genau durchzuprobieren, ergab sich die erstaunliche Wirkung des Präparats 606.* Darüber später noch ausführlicher.

. . . . .

Eines Morgens — im Jahre 1905 — kommt Dr. Sachs, Leiter der Serologischen Abteilung des Instituts, gegen seine sonstige ruhige Art stürmisch und aufgeregt in Ehrlichs Zimmer, schwenkt strahlend eine Tageszeitung in der einen Hand, die neueste Nummer der „Wiener klinischen Wochenschrift" in der andern. Er ruft:

„Herr Geheimrat... der Syphiliserreger ist gefunden!"

Ehrlich geht ihm schnell entgegen, lebhaft interessiert:

„Ach... was Sie sagen..."

nimmt die Zeitung und die Zeitschrift, überfliegt die Nachrichten:

„Fa—bel—haft! Groß—ar—tig!"

Dr. Sachs nickt lächelnd:

„Fritz Schaudinn und Erich Hoffmann, beide in Berlin... Es soll nur erst ein vorläufiger Bericht sein, wie sie sagen, aber es wird sich sicher bald herausstellen, daß sie recht haben."

Ehrlich sieht Sachs von unten herauf groß an, über die Brille hinweg, den Kopf leicht vorgeschoben, die Querfalten auf seiner Stirn werden ganz tief, und sagt eifrig, mit leichtem Bedauern:

„... und nicht Albertus magnus mit seinen Affenversuchen... schade... ich hätte es ihm gegönnt..."

Aber dann kommt doch die Freude über die wichtige Entdeckung zum

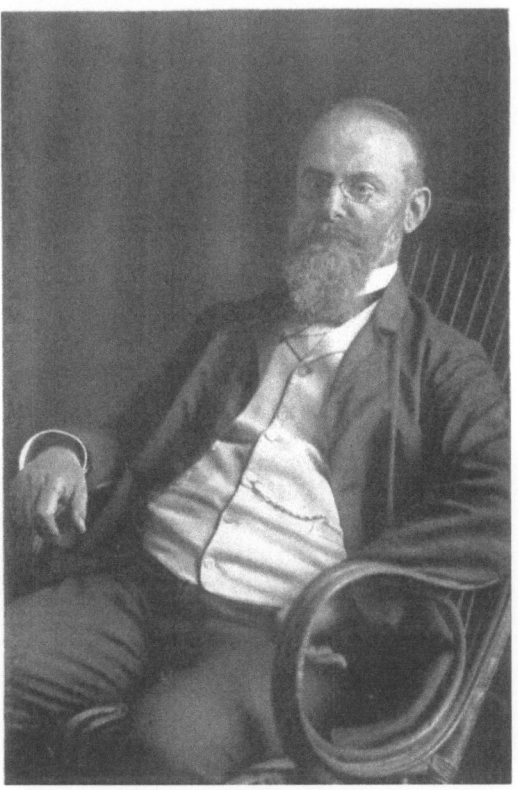

Prof. Albert Neißer

Durchbruch und er hämmert in seiner Ekstase mit dem Rotstift auf Dr. Sachs' Ärmel und Rock und ruft:

„Aber *jetzt*... herrlich... wirklich großartig!"

. . . . .

Im Herbst des folgenden Jahres kommt Kadereit an einem Nachmittag in Ehrlichs Laboratorium und meldet mit wichtigem Gesicht, wobei er stets den Mund etwas öffnet und die Oberlippe langzieht, so daß sein ganzes Gesicht länger erscheint:

„Herr Jeheimrat, der Herr Professor Hoffmann aus Bonn mechte den Herrn Jeheimrat sprechen... Er „berlinerte", obwohl aus Litauen stammend, was er sich in ein paar Jahren Aufenthalt in Berlin unauslöschlich angewöhnt hatte.

„Was?... Hoffmann?" ruft Ehrlich, mit heller Freude in Ton und Blick... ,,Groß—artig! Soll reinkommen!"

Er geht schnell zur Tür, zu Kadereit bemerkend: „Rufen Sie Sachs"...

Professor Hoffmann, der inzwischen Berlin verlassen und die Leitung der Dermatologischen Klinik an der Universität Bonn übernommen hatte, war schon eingetreten und wurde von Ehrlich auf das lebhafteste begrüßt:

„Tag ook, Herr Kollege... das ist aber eine angenehme Überraschung... also — wissen Sie, verstehen Sie... Ihre wundervolle Entdeckung... *das* haben Sie ja groß—artig gemacht!"

Nun kommt Dr. Sachs herein und nachdem sich die beiden begrüßt hatten, sagt Prof. Hoffmann lebhaft:

„Ich hätte schon längst einmal zu Ihnen kommen müssen, aber dann, die vielen Berichte und Ergänzungen..."

„Ja, natürlich... natürlich... Sie hatten eine Menge Arbeit..." unterbricht ihn Ehrlich, worauf Hoffmann lächelnd erwidert:

„Ja, jetzt, wo nach all den „vorläufigen Berichten" des letzten Jahres der Beweis erbracht werden konnte, daß es *wirklich* die Syphilisspirochaete ist, die wir gefunden haben, möchte ich Sie nun doch sehr bitten, Herr Geheimrat, mir von den Präparaten, die Sie im Tierversuch als wirksam befunden haben, einige zu überlassen zur Erprobung an meinen Syphiliskranken in der Klinik.... zumal ja auch die Spirochaeta pallida der Syphilis den Trypanosomen des Rekurrens und der Tropenkrankheiten etwas ähnelt."

„Aus—ge—zeichnet... aber *vorsichtig*, lieber Kollege, *vorsichtig!"*

Professor Hoffmann lächelt und nickt zustimmend.

Ehrlich fährt fort: „Wissen Sie, verstehen Sie,... wir haben doch jetzt die schönen Resultate mit Trypanrot von Shiga und Browning im Tierversuch an Trypanosomen... Sie können sich die Versuche von Browning drüben... (mit Kopfnicken nach der Richtung hin, wo das Speyer-Haus liegt) mal ansehen." Er geht dabei im Zimmer hin und her, apostrophiert seine Rede jedesmal, wenn er an Professor Hoffmann vorbeigeht, durch Betupfen von Brust und Arm, abwechselnd mit Rotstift oder Brillenbalken, nimmt die Brille bald ab, bald setzt er sie auf. Er hatte Prof. Hoffmann Mineralwasser angeboten und nun trinkt er im Vorbeigehen bald aus seinem eigenen Glase, bald aus dem von Prof. Hoffmann, kritzelt irgend etwas, eine chemische Formel, eine Bezeichnung, an die Schranktür und Zimmertür. Dann öffnet er die Tür nach dem Korridor und ruft hinaus:

„Ka—de—reit!... und als der kommt, nickt ihm Ehrlich verständnisvoll zu und sagt nur:

„Kadereit...,, Z"... und als er antwortet:
„Jawohl, Herr Jeheimrat"... und schnell kehrtmacht, sagt Ehrlich zu Hoffmann mit schalkhaftem Lächeln, doch so, daß Kadereit es noch hört:

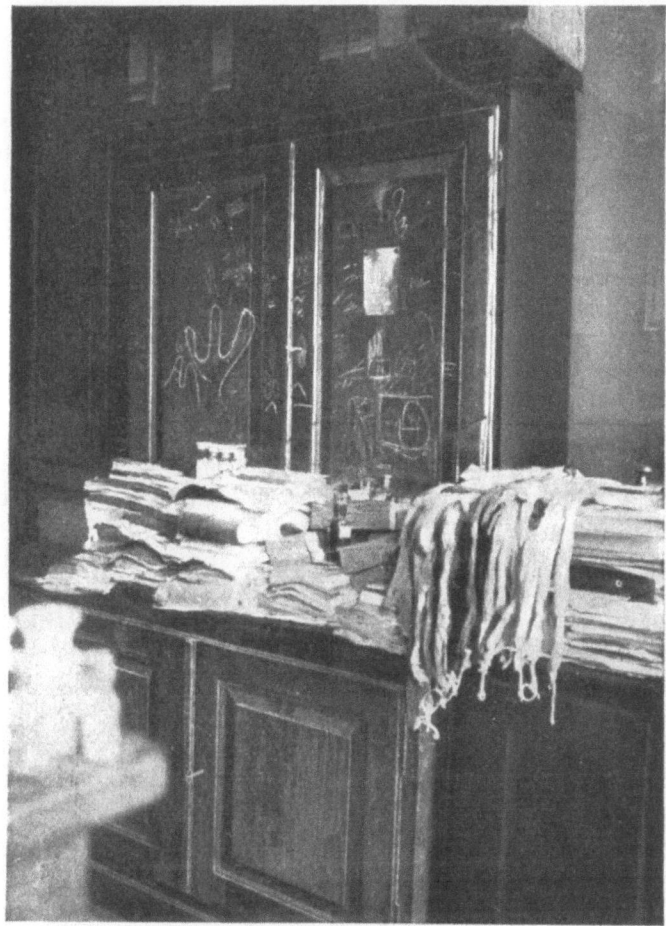

Die Schranktür in Ehrlichs Laboratorium mit gekritzelten Zeichen. Rechts ein Bündel ausgefärbter Wollfäden von Dr. Benda zu Versuchen

„Sehen Sie, Herr Kollege, sogar *das* weiß Kadereit... ich brauche gar nicht viel zu sagen... wir verständigen uns nur durch Zeichen und Buchstaben..."

Alle lachen und Kadereit eilt stolz davon, so schnell ihn seine schon etwas steifen Beine tragen. Gleich darauf kommt er zurück mit einem frischen Kistchen Zigarren, das er Ehrlich geöffnet hinreicht. Ehrlich bietet Prof. Hoffmann und Dr. Sachs Zigarren an und nimmt selbst. Aber keiner zündet sie an, denn Ehrlich fährt fort zu sprechen.

Er redet unaufhörlich, geht dabei wieder auf und ab, um den großen Experimentiertisch herum, zum Fenster und wieder zurück, malt an Tür und Schrank, tupft beide... jetzt mit der Zigarre... und redet, redet:

„Wissen Sie, verstehen Sie... in der Immunisierung haben wir ja eine mächtige Waffe. Das, was die S*erumtherapie* auszeichnet, ist, daß die Schutzstoffe Produkte des Organismus sind, die die Parasiten angreifen, aber nicht den Organismus... *parasitotrop* sind, aber nicht *organotrop*... sie sind „*Zauberkugeln*", *die nur auf den körperfremden Schädling gerichtet sind und nur diesen treffen, aber nicht den Organismus*... *re vera* ist die Serumtherapie aber nicht bei allen Infektionskrankheiten anzuwenden, insbesondere durch Protozoen verursachte, Malaria, Trypanosomenkrankheiten, Spirillenkrankheiten..."

Professor Hoffmann und Dr. Sachs machen zustimmende Kopfbewegungen. Ehrlich fährt fort:

„... Wir *müssen* also *chemische Mittel* haben... an die *Stelle der Serumtherapie muß also die Chemotherapie treten, jedenfalls auch bei Syphilis*..."

Professor Hoffmann stimmt zu, Ehrlich bleibt vor ihm stehen und durch seine besondere Art zu sprechen, der Kleinere den körperlich größeren Kollegen durch seinen Geist, die Intensität seines Willens und seinen tiefen Ernst faszinierend, entsteht dieses wunderbare Bild der „Belehrung", wie es schon an anderer Stelle beschrieben worden ist.

„Wir haben Versuche mit Reduktionsprodukten des Atoxyls — der Arsanilsäure — und Derivaten der Phenylarsinsäure ausgeführt und sind zu der Überzeugung gekommen, daß nicht nur die Arsengruppe von dem Protoplasma verankert wird, sondern daß auch die anderen Gruppierungen des chemischen Moleküls in gleicher Weise von bestimmten Rezeptoren gefesselt werden... Es müssen also eo ipso mehrere Rezeptoren an der Zelle vorhanden sein... Der Arzneistoff wird gewissermaßen in seinen verschiedenen Gruppierungen sukzessive von besonderen Fängen des Protoplasmas gefesselt... wie ein Schmetterling, dessen einzelne Teile mit verschiedenen Nadeln fixiert werden. Genau wie der Schmetterling erst am Rumpf und dann sukzessive an den Flügeln aufgespannt wird, gilt das auch von den komplizierter gebauten Arzneisubstanzen..."

Professor Hoffmann, der ebenso wie Dr. Sachs mit gespannter Aufmerksamkeit den Ausführungen Ehrlichs gefolgt ist, sagt bewundernd:

„Die Seitenkettentheorie in der Chemotherapie..."

„Natürlich,... natürlich", nickt Ehrlich eifrig,... „und wir müssen Hunderte von Substanzen systematisch durchprobieren... Jetzt haben wir das Arsenophenylglyzin... Präparat 418... das bisher am besten wirkt. Wir müssen weiter... weiter...!"

„Kommen Sie, sich die Versuche ansehen..." sagt er schnell und ist schon zur Tür hinausgestürmt, den anderen voran, ganz eingefangen in seine Gedanken und immer vorwärts schauend.

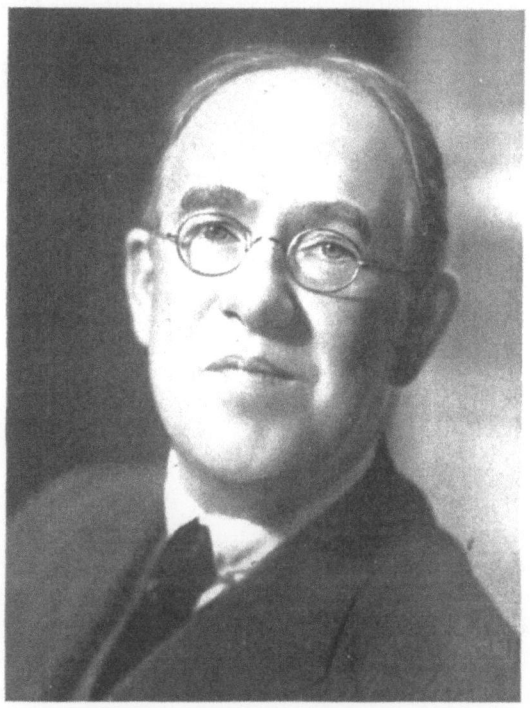

Dr. Carl H. Browning (Glasgow), Ehrlichs Assistent 1904—1905

Die beiden anderen gehen Ehrlich nach, Dr. Sachs geht noch mit bis zur Treppe, verabschiedet sich von Prof. Hoffmann schnell und bleibt zurück, während dieser eilig hinter Ehrlich hergeht nach draußen. In tiefem Gespräch gehen sie nebeneinander hinüber ins Speyer-Haus. Ehrlich läßt die Brille an einem Balken auf- und abwippen in seiner etwas erhobenen rechten Hand. Er sagt:

„Was mir vorschwebt, ist die „*Therapia sterilisans magna*" — *die Heilung mit einem Schlage*... das *muß* zu erreichen sein! Man darf die Behandlung nicht verzetteln mit zu kleinen Dosen... Ist die Verträglichkeit eines chemischen Heilmittels einmal in unzähligen Tierversuchen festgelegt und vorsichtig am Menschen erprobt, muß man mit starken Dosen vorgehen, nach dem alten Axiom „*frapper fort et frapper vite*"...

Im Speyer-Haus gehen sie in die biologischen Abteilungen. Ehrlich zeigt Protokollbücher und Versuchstiere. Sie gehen dann in die Chemische Abteilung im ersten Stock, wo Dr. Kahn, der an Stelle von Dr. von Braun Leiter der Chemischen Abteilung wurde, Dr. Bertheim und Dr. Bauer, und die Laboratoriumsdiener emsig bei der Arbeit sind. Ehrlich macht die Herren miteinander bekannt, dann sagt er zu Dr. Bertheim mit Nachdruck:

„Lieber Dr. Bertheim, *wir müssen bei der Darstellung der Präparate absolut Sauerstoff ausschalten und sie unter Vakuum abfüllen, damit die Gefahr der Oxydation ausgeschlossen ist... Bitte überlegen Sie, wie das am besten zu machen ist und berichten Sie mir. Es ist absolut notwendig!"*

. . . . .

Währenddessen ist Kadereit in Ehrlichs Laboratorium im Seruminstitut gegangen, macht ein bißchen Ordnung und liest sich alle Zigarrenstummel, halb aufgerauchte Zigarren und die verschwenderisch abgeschnittenen Enden zusammen, eine ganze Menge, da Ehrlich täglich mindestens ein Kistchen zu fünfundzwanzig Stück raucht. Kadereit riecht daran genießerisch, schmunzelt und sagt vergnügt, als ich ihn frage, was er denn damit machen wolle:

„jeschnitten... jiebt dat'n scheenes Sonntagspfeifchen... piekfein, sag' ick".

Als Ehrlich zurückkommt in das Seruminstitut, ist sein gelbbrauner Dackel Männe im Garten. Er ist an Sarkom erkrankt, die Geschwulst macht ihm große Beschwerden, und er kann nicht mehr gut laufen. Deshalb ist er schon seit einiger Zeit bei Kadereit in Pflege und darf nicht mehr mitfahren in Ehrlichs Haus. Das nimmt er so übel, daß er von seinem Herrn nichts mehr wissen will und vor ihm davonläuft. Er achtet nicht auf Ehrlich, der ein paarmal ruft:

„Männe... Männe, komm doch!..."
er läuft die Stufen hinauf so schnell er kann und kratzt an Kadereits Tür. Kadereit öffnet und läßt ihn herein und sagt zu Ehrlich, der nochmal ruft: „Männe"... und bekümmert aussieht, weil der Hund nicht zu ihm kommt:

„et jeht ihn nich jut, Herr Jeheimrat..."

Ehrlich nickt:

„Er nimmt es übel, weil er nicht mehr mitfahren darf... aber es geht ja nicht. Wir werden uns bald..."

Ehrlich dreht sich um, damit Kadereit seine Rührung nicht sieht...

„von ihm trennen müssen".

Langsam und nachdenklich geht er in sein Zimmer.

Früher war Männe gewöhnt, stets als erster in den Wagen zu springen und heraus. Ehrlich nahm häufig im Wagen einen seiner Assistenten mit, der am Bahnhof ausstieg, und machte sich ein Vergnügen daraus, den Hund zu necken, indem er den rechten Wagenschlag öffnete nach dem Bahnhofsplatz zu, um den Assistenten aussteigen zu lassen. Der Hund will auch heraus, kratzt aber immer hartnäckig an der linken Wagentür und will nur hier, an der Seite des Bahnhofsgebäudes abspringen. Vermutlich waren in Männes Hundehirn irgendwelche Assoziationen in Verbindung mit „verreisen" vorhanden. Dieser Eigensinn des Tieres bereitete seinem Herrn jedesmal köstliches Vergnügen. Nun geht das nicht mehr...

. . . . .

Weitere Widerstände

Kadereit ist am nächsten Morgen aus Ehrlichs Wohnung gerade zurückgekommen, hat eine Handvoll Briefe und „Blöcke" und steigt eilig in die Chemische Abteilung im ersten Stock des Speyer-Hauses. Er gibt Dr. Kahn, Dr. Bertheim und Dr. Bauer je einen Aufgabenblock und geht dann rasch wieder hinunter mit den übrigen Postsachen für die Biologische Abteilung.

Dr. Kahn liest seinen „Block", ebenso Dr. Bauer, beide legen ihn nach dem Lesen auf ihren Arbeitsplatz. Dr. Bertheim überfliegt seine Karte nur flüchtig, sieht verärgert aus, zerreißt die Karte und wirft sie in einen der hohen Abfalltöpfe.

Bald darauf kommt Ehrlich in die Chemische Abteilung. Alles ist eifrig bei der Arbeit. Er ist, wie immer, barhäuptig, hat das Zigarrenkistchen unter dem Arm, begrüßt seine Mitarbeiter freundlich:

„Tag ook"... und zu Dr. Kahn: „Was gibts Neues?"

Dr. Kahn zeigt ihm irgend etwas, sie sprechen leise miteinander, Ehrlich nickt und wendet sich zu Dr. Bertheim:

„Lieber Bertheim, haben Sie sich die Anordnungen schon überlegt?"

Dr. Bertheim schaut kaum auf von seiner Arbeit und sagt verbissen:

„Welche Anordnung, Herr Geheimrat?"...

„Was ich ihnen gestern sagte", antwortete Ehrlich ungeduldig,...

„daß die Präparate unter Sauerstoffausschluß hergestellt werden müssen..."

„Nein"...

„Ich hatte Ihnen auch einen Block darüber geschrieben", sagt Ehrlich scharf.

Dr. Bertheim zuckt die Achseln, obstinat, ohne mit der Arbeit innezuhalten und sagt nichts.

„Wo ist der Block, Herr Dr. Bertheim?" sagt Ehrlich scharf. Er ist sehr ärgerlich.

Dr. Bertheim unterbricht nun die Arbeit und sagt mürrisch:

„Ich habe die Notiz zerrissen..."

Ehrlich explodiert, wie das nur *in ganz seltenen Fällen* geschieht. Er ruft einem Laboratoriumsjungen zu:

„Kadereit soll *sofort* mit dem Kopierbuch kommen..."

Der Junge fährt vor Schreck zusammen und fällt beim Hinunterlaufen fast die Treppe herab. Gleich darauf kommt Kadereit mit dem Kopierbuch gelaufen.

Inzwischen ist Ehrlich in der Abteilung hin- und hergerannt, mit geballten Fäusten, nach hinten gerollten Armen, vor Wut hochrot im Gesicht. Er ruft laut, abgehackt und barsch, wie man es sonst *nie* an ihm gewohnt ist:

„Unverschämtheit... ich gebe meine Anweisungen doch nicht zum Spaß... Wenn ich etwas angebe, dann ist es *dringend notwendig!*... Und ich wünsche, *daß es beachtet wird!*"

Kadereit reicht ihm das Kopierbuch, er schlägt es auf, blättert aufgeregt darin, schlägt wütend mit der Faust auf die Seite, wo der „Block" für Dr. Bertheim kopiert ist. Dr. Kahn ist hinzugekommen. Ehrlich, auf das Kopierbuch deutend, sagt erregt:

„Herr Dr. Kahn, ich bitte Sie, sich dieser Sache anzunehmen... Wenn meine Anordnungen nicht befolgt werden,... *wenn wir nicht die Präparate unter absolutem Ausschluß von Sauerstoff herstellen und sie unter Vakuum abfüllen...* (immer erregter)... *werden wir über Leichen gehen und die Präparate auf den Misthaufen werfen müssen!!* — *Mit oxydierten Präparaten würde der größte Schaden angerichtet, der sich denken läßt!!*... Bitte notieren Sie sich den Inhalt des Blockes und berichten Sie mir *noch heute* was Sie vorschlagen!"...

Das ist heute bekannt und wird befolgt; damals wußte man es nicht, und Ehrlich mußte alles sagen und anordnen. Und dafür kämpfen.

Er geht wütend hinaus.

Dr. Kahn schreibt sich die Notiz aus dem Kopierbuch ab, Kadereit wartet solange bis er fertig ist. Dr. Bertheim steht verlegen da mit hochrotem Kopf und geht schließlich verdrießlich zu seiner Arbeit zurück.

Kleinen Fehlern und Versehen gegenüber war Ehrlich stets sehr nachsichtig, wie viele kleine Geschehnisse zeigen, aber wenn es sich um wichtige Dinge handelte, konnte er sehr streng und hart sein. Und dieses Vorkommnis war in der Tat außerordentlich wichtig. Wären die Präparate in allen Darstellungsstadien nicht vollkommen gegen Sauerstoffeinwirkung geschützt worden, wie er es verlangte, würde vieles verdorben und auch für die Tierversuche nicht anwendbar gewesen sein, ganz abgesehen von dem Unglück, das an Menschenleben hätte geschehen können. Auf jeden Fall wäre dann sehr viel Zeit verloren gewesen in den Tierversuchen und kein Fortschritt möglich in den praktischen klinischen Versuchen an Patienten, wenn nicht Schlimmeres eingetreten wäre.

. . . . .

Man mag erstaunt fragen: Wie war es möglich, daß Dr. Bertheim nach der großen Szene wegen der „Konstitution des Atoxyls" und seiner Bereitwilligkeit, in Zusammenarbeit mit Ehrlich sein Bestes zu tun, jetzt solchen hartnäckigen Widerstand gegen Ehrlichs Anordnungen an den Tag legte? Vielleicht findet sich eine *psychologische* Erklärung für sein Verhalten, wenn man sich vergegenwärtigt, daß Dr. Bertheim sich wohl verletzt gefühlt haben mag, sich nach Weggang von Dr. von Braun aus dem Speyer-Hause unter die Leitung von Dr. Kahn gestellt zu sehen, der sozusagen als „Mittelsperson" zwischen Paul Ehrlich und ihm — wenigstens in einigen, aber eigentlich ganz nebensächlichen Fragen — agierte, anstatt *in allen Dingen mit Ehrlich direkt zu verhandeln*. Dr. Kahn war Bertheim *in keiner Weise* überlegen, hatte sogar sehr bald in ernsthafter Weise versagt und mußte aus dem Speyer-Hause ausscheiden. Hierüber später Einzelheiten, — dieses Versagen war natürlich nicht vorauszusehen.

. . . . .

Wieder in seinem Arbeitszimmer angelangt, raucht Ehrlich heftig, laut vor sich hin schimpfend:

„Un—ver—schämtheit!... so ein ungeschickter Taperkerl!..."

Er zieht heftig die Schubladen in seinem Schreibtisch auf, nimmt einige Schriftstücke heraus und sieht, daß sie von Mäusen angeknabbert sind ... betrachtet sie und wiederholt:

„Unverschämtheit... *caput pigerrimum*... ungeschickter Taperkerl!"..

Er behält die Schriftstücke in der Hand, geht zur Tür und ruft hinaus: „Kadereit!"

Zu dem herbeieilenden Kadereit sagt er, schon etwas ruhiger — er läßt andere seinen Ärger nie entgelten:

„Kadereit, hier sind Mäuse in den Schubkasten... Lassen Sie gleich festschließende Blechkasten machen, die genau dahinein passen,... sonst wird hier alles aufgefressen..."

Kadereit wagt nichts weiter zu sagen als :

„is jut, Herr Jeheimrat", und geht wieder. Im Stillen denkt er bei sich, daß man ja auch Mäusefallen aufstellen kann, wie das sonst üblich ist. Aber sein Herr verlangt es so, und das wird unfehlbar befolgt. Nachdem dann die Blechkasten in die Schubfächer gekommen sind, sind die Schriftstücke drinnen vor den kleinen Nagern sicher; nun können sie draußen ihr Wesen treiben, was sie auch uneingeschränkt besorgen. Besonders auf dem alten Kanapee in den hochgetürmten Akten- und Bücherstößen finden sie ein reiches Feld für ihre Tätigkeit.

. . . . .

KAPITEL XV
WENIG ZEIT FÜR ZERSTREUUNGEN. DER NOBELPREIS

Bei der gesteigerten Inanspruchnahme Paul Ehrlichs in den beiden Instituten, dem damit verbundenen Ärger und Kampf seinen souveränen Willen durchzusetzen, sind die „starken Reize" und die kleinen, naiven Freuden zur Entspannung und Ablenkung nötiger denn je. Aber die Zeit dafür ist immer kärglicher bemessen. Der kleine Laubfrosch zu Hause, dem er morgens zusieht und dessen Verhalten ihn zu scherzenden Betrachtungen über die Wetterprognose veranlassen kann, findet nur noch flüchtige Beachtung. Aber nie vergißt Ehrlich, daß Kadereit die kleine grüne Amphibie mit Futter versorgt und auch sonntags, wenn er im Hause in der Westendstraße erscheint, ist seine erste Frage, ob er auch das Reagenzglas mit Fliegen — die in den Tierställen des Instituts gefangen werden müssen — mitgebracht hat.

Paul Ehrlich hat Tiere gern und liebt es, sie zu beobachten. In seinen autobiographischen Notizen nennt er sich selbst einen „Tierfreund". Ein interessantes Beispiel seiner Kenntnis der Eigenheiten der Tiere erzählte mir Sir Almroth Wright.

Als Ehrlich sich einmal mit Freunden über seine Arbeiten mit Diphtherieantitoxin unterhielt, Arbeiten, die ihn dahin führten, einen Standard für die Wertbemessung zu suchen und aufzustellen, wurde er gefragt, wie es möglich sei, einem Pferde so viele Injektionen zu machen wie nötig sind, um ein genügend starkes Serum für die Diphtherieprophylaxe zu gewinnen. Ehrlich antwortete:

„Man muß das Pferd lieben ... *und es darum bitten...*"

Er hat auch einen ausgeprägten Sinn für alle Kleinnatur und zieht eine schlichte Landschaft dem Hochgebirge vor. Von seinem Lieblingsplatz aus auf der kleinen Terrasse seines Hauses betrachtet er täglich im Frühjahr und Sommer eine winzige Eberesche, die sich auf dem absterbenden Stamm einer Pappel entwickelt hatte. Immer wieder freut er sich über den kleinen Sämling. Jedes Insekt, jeder Vogel erregt sein Interesse.

> „Das Wenigste gerade, das Leiseste, einer Eidechse
> Rascheln, ein Hauch, ein Husch, ein Augenblick —
> Wenig macht die Art des besten Glücks!"

zitiert er oft aus Nietzsche. Dies alles zeigt schon seine anspruchslose, glückliche Natur; er ist ein Glücklicher und Beglückender. Zum vollen Ausdruck kommt dies vor allem in der Geselligkeit seines Hauses. Am liebsten sieht er nur einen Gast bei sich, um sich diesem dann ganz zu widmen und sein großes Interesse für dessen Persönlichkeit und Erleben an den Tag zu legen.

Er liebt Scherze und Neckereien im geselligen Kreise, der sich gelegentlich bei ihm einfindet, und einmal verblüfft er seine Gäste durch Erzählungen von „amerikanischen Lords", während es diesen Titel in Amerika bekanntlich gar nicht gibt.

Sehr hübsch hat Martha Schiff, eine Freundin der Familie Ehrlich, in einer kleinen Plauderei über Ehrlich erzählt[1]:

„... Und bis in die allerletzte Zeit seines Lebens trieb er seine kleinen Späße, die ihm selbst so viel Vergnügen bereiteten, die nur der Eingeweihte verstand. Eine solche Probe guter Laune gab er noch in den letzten Wochen seiner Lebenszeit an einem Frühlingsnachmittag. Ehrlich empfing die Besuche in seinem Bibliothekszimmer. Man sprach von Weimar, wo einer der Gäste soeben ein paar genußreiche Tage verlebt hatte. Jeder gab seine Eindrücke kund, jeder verweilte bei einer besonderen Erinnerung, als einer sagte: „Das Schönste von Weimar ist aber doch das Denkmal von Shakespeare". Einen Augenblick lang herrscht tiefes Schweigen; aber Ehrlich unterbricht die Stille mit den fast gleichgültig und scheinbar ernsthaft hingeworfenen Worten: „Das gehört sich auch, Weimar ist doch Shakespeares Geburtsort." Die Gattin, besorgt um seinen Ruf als Literaturkenner, ruft mit tiefem Vorwurf: „Aber Paul!" Doch Ehrlich blickt unschuldig vor sich hin; denn es hätte ihm den größten Spaß bereitet, irgend jemand weiszumachen, er sei auf diesem Gebiet nicht beschlagen. Einer der Anwesenden aber geht auf seinen Scherz ein, und nun entspinnt sich zwischen ihm und Ehrlich eine rasche Wechselrede, in der das Dichterhaus in Stratford am Avon in das Reich der Fabel verwiesen und Shakespeares Wiege nach Weimar versetzt wird."

Manchmal versucht Paul Ehrlich, seine Gattin zu überreden, wenn Gäste geladen sind, in jedem Gang irgendein ausländisches Gericht zu geben, und er will es nicht einsehen, daß eine solche Speisenfolge selten auf Gegenliebe rechnen könne.

. . . . .

Ich hatte schon mehrere Jahre täglich mit Paul Ehrlich zusammengearbeitet, ohne zu wissen, daß er Jude war. So wenig er je daran ge-

---
[1] Deutsche Revue, Juni 1916.

dacht hätte, etwa um äußerer Vorteile willen seine Religion zu wechseln, so wenig kümmert er sich um den jüdischen Ritus und die Feiertage. Mit Leib und Seele Gelehrter, Forscher, lebt er so sehr in seiner wissenschaftlichen Welt, daß er in jeder anderen Hinsicht, in bezug auf Religion, Politik und alle sonstigen materiellen Fragen „außerhalb der Parteien" steht. Und doch ist er über die öffentlichen Tagesfragen stets genau unterrichtet, hat in vielen politischen Dingen ein sehr scharfes, zutreffendes Urteil, nennt sich aber „apolitisch" und sagt, jedes Gehirn habe nur begrenzten Raum; das seine sei angefüllt mit Chemie, Medizin und etwas Mathematik. Aber einmal, zur Reichstagswahl im Januar 1906 — es war die Zeit des Krieges in Südwestafrika — geht auch er zur Wahlurne. Doch so fremd fühlt er sich in dieser Welt und in dem Getriebe des Wahlkampfes, daß sein getreues Faktotum Kadereit ihn zum Wahllokal begleiten und ihm die Einzelheiten der Wahlhandlung erklären muß.

. . . .

Der Nobelpreis

Die Zeitungen bringen 1908 die Nachricht, daß dem bekannten Forscher Paul Ehrlich, Frankfurt am Main, in Gemeinschaft mit Professor Elie Metchnikoff vom Institut Pasteur in Paris der Nobelpreis für Medizin für das Jahr 1908 für ihre erfolgreichen Arbeiten über Immunität verliehen worden ist.

Während seines mehrtägigen Aufenthalts in Stockholm, als er vor dem Nobel-Komitee den bei solchen Festlichkeiten zur Überreichung des Preises üblichen Vortrag halten will, sucht ihn im Hotel ein Zeitungsberichterstatter auf, ihn um ein Interview zu bitten. Der Berichterstatter spricht aber hauptsächlich über philosophische Fragen, auf die Ehrlich eingeht und sich bemüht, die inneren Zusammenhänge zwischen Philosophie und Medizin dem Besucher begreiflich und glaubhaft zu machen. Bis dieser, über das jedesmalige Hinübergleiten auf medizinisches Gebiet schließlich stutzig geworden, die Frage an Ehrlich richtet, er sei doch wohl recht bei Professor Eucken (dem Jenenser Philosophen, der gleichzeitig den Nobelpreis für Philosophie erhalten hatte).

„Ach nein", — sagt Ehrlich lächelnd, „*so weit*" habe ich es noch nicht gebracht", — sichtlich erleichtert aufatmend, — „da müssen Sie sich schon eine Tür weiter bemühen."

Beide Preisträger hatten in dem Hotel Tür an Tür gewohnt, und der Berichterstatter hatte sich in dem Zimmer geirrt.

Über diesen Stockholmer Besuch Paul Ehrlichs schrieb mir vor längerer Zeit Professor Sundberg, Mitglied des Nobel-Komitees, noch folgendes:

Als Ehrlich in Stockholm eintraf, holte Professor Sundberg ihn am Bahnhof ab und ließ sich den Gepäckschein geben, um Ehrlichs Gepäck in Empfang zu nehmen und zu besorgen. Das geschehen, bemerkte er, daß Ehrlich zwei Zigarrenkistchen trug und wollte sie ihm abnehmen. Aber Paul Ehrlich wehrte lächelnd ab:

„Alles,... nur nicht meine Zigarren! Wirklich gute Zigarren", und er behielt sie, fest unter seinen linken Arm gepreßt. Er hatte sich seinen

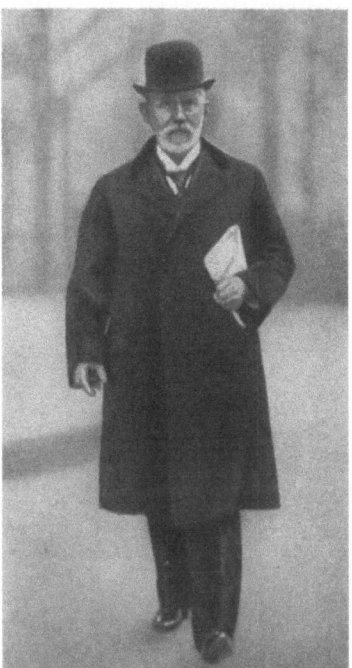

Paul Ehrlich 54 Jahre alt

Zigarrenbedarf mitgebracht, um möglichst seine gewohnte Sorte nicht zu entbehren.

Man sagt von Ehrlich, wenn ihm irgendwo einmal eine Zigarre angeboten wurde, nahm er sie aus Höflichkeit an, ließ sie aber bei der ersten Gelegenheit in seiner Brusttasche verschwinden, um heimlich eine seiner eigenen Zigarren „unterzuschieben".

Nach Frankfurt zurückgekehrt, wird von Ehrlichs Freunden, um die hohe Auszeichnung der Verleihung des Nobel-Preises zu feiern, ein Kommersabend (Bierabend), eine Feier voll ungezwungener Fröhlichkeit veranstaltet, ohne die Steifheit großer offizieller Feiern, die Paul Ehrlich nicht liebt. Die Damen, Paul Ehrlichs Gattin, seine Töchter, die Frauen von Freunden usw. sind Zuschauer von der Empore des Saales aus.

Der Oberbürgermeister von Frankfurt, Dr. Adickes, dem es in Gemeinschaft mit Ministerialdirektor Dr. Althoff in Berlin zu danken war, daß Paul Ehrlich vor zehn Jahren nach Frankfurt kam, hält eine enthusiastische Rede, in der er namentlich ausführt, daß, wenn es sein müsse, Paul Ehrlich außer seinen beiden Instituten auch mit noch mehr Stiftungen und Instituten fertig würde, was bei dem so Gefeierten und allen teilnehmenden Gästen große Heiterkeit und Zustimmung auslöst.

. . . . .

KAPITEL XVI

UND DAS LEBEN, DIE ARBEIT GEHT WEITER...
DAS „606"

Der Chemiker Dr. Ludwig Benda, der in den Chemischen Werken Cassella in Mainkur bei Frankfurt, wie erwähnt, schon seit mehreren Jahren fast ausschließlich mit chemischen Arbeiten für Ehrlich beschäftigt wurde, ist auch nach der Gründung des Georg-Speyer-Hauses externer Mitarbeiter Paul Ehrlichs geblieben. Sie stehen in lebhafter wissenschaftlicher Korrespondenz, und Dr. Benda kommt oft ihn zu sehen und chemische Versuche mit ihm zu besprechen.

Die von ihm in den Werken in Mainkur dargestellten Trypanfarbstoffe und die nach Ehrlichs Angaben und unter seiner Leitung im Georg-Speyer-Hause gefundenen neuen chemischen Präparate, hauptsächlich die vom Atoxyl, d. h. der Arsinsäure ausgehend gewonnenen Reduktionsprodukte, also „Arsenpräparate" werden in den biologischen Abteilungen des Speyer-Hauses in langen Tierreihen an weißen Mäusen ausprobiert. Ehrlich schreibt täglich die Versuchsanordnungen und Aufgaben auf „Blöcke" und kontrolliert jeden Tag die Versuche selbst.

Ehrlich arbeitet und arbeitet, experimentiert, macht Reagenzglasversuche zur Auffindung weiterer chemischer Präparate, die ausprobiert werden und gibt seinen Chemikern sofort Kenntnis von jeder wichtigen Beobachtung, die er feststellt, zur weiteren Ausarbeitung.

So war er schon 1907 — wie bereits angedeutet — bis zum *606ten Präparat* gelangt, hatte es unter Patentschutz stellen lassen und mußte darüber hinweggehen, weil sein damaliger Assistent behauptete, es sei im Tierversuch nicht wirksam, das Präparat 418 — Arsenophenylglyzin — sei besser. 606 wurde beiseite gelegt...

Im Frühjahr 1909 schickte Ehrlichs Freund Professor Kitasato in Tokio seinen zweiten Schüler Dr. Hata zu Studien an das Georg-Speyer-Haus. Nach Entdeckung der Syphilisspirochaete durch Prof. Schaudinn und Prof. Hoffmann hatte Dr. Hata in Tokio begonnen, durch Überimpfung die Syphilis experimentell an Kaninchen zu erzeugen und es in dieser experimentellen Arbeit zu besonderer Geschicklichkeit gebracht. Der Gedanke war also naheliegend, daß er im Georg-Speyer-Hause in dieser Arbeit fortfahren und an den erkrankten Tieren die von Ehrlich gefundenen Präparate auf ihre Heilwirkung untersuchen solle. Zu seinem Ressort gehörte auch die Überwachung der richtigen Pflege und Wartung der infizierten Tiere. Er probierte die verschiedenen chemischen Substanzen nach Rat und Weisung des Meisters und scheute keine Mühe, die Versuche so lange zu wiederholen, bis ein eindeutiges Resultat sichergestellt war.

Von dieser Vorerprobung im Speyer-Hause an großen Tierreihen und in immer wiederholten Versuchen, von der unendlich mühseligen, kostspieligen und zeitraubenden Arbeit, die damit verknüpft war, kann sich der Fernerstehende überhaupt keine Vorstellung machen. Die Sorgfalt und Gründlichkeit der Laboratoriumsversuche läßt sich einigermaßen ermessen, wenn man sich klar macht, daß das Arsenophenylglyzin, ein Vorläufer des Salvarsans, das schon starke Heilwirkung zeigte, die Nummer 418, das Salvarsan selbst die Nummer 606 trug, also das sechshundertsechste Präparat ist, das von Ehrlich nach seinen Prinzipien hergestellt und im Tierversuch erprobt wurde. Es handelt sich also nicht, wie oft fälschlich erwähnt wird, um Ehrlichs *„606ten Versuch"*, sondern um das *606te Präparat,* das chemisch hergestellt und — wie alle anderen Präparate vorher und nachher — in ungeheuer zahlreichen Versuchen an Tierreihen ausprobiert wurde. Darin ist eine so große Menge von Kleinarbeit eingeschlossen, daß es jede Vorstellungskraft übersteigt. Einzelheiten über den Ablauf der Ereignisse dürften den Leser interessieren.

Dr. Hata kommt.

Im Frühjahr 1909 meldet Kadereit eines Morgens, als Ehrlich gerade im Institut angekommen ist:

„Dr. Hata is anjekommen, Herr Jeheimrat..."

„Lassen Sie ihn hereinkommen", nickt Ehrlich eifrig.

Dr. Hata tritt ein, sich tief verbeugend, und wird von Ehrlich begrüßt:

„Tag ook, lieber Dr. Hata. Freut mich sehr... Mein Freund Kitasato hat mir viel Gutes von Ihnen geschrieben..."

Dr. Hata verbeugt sich wiederholt, beglückt lächelnd, und sagt, wobei er jedes Wort mit Nicken und Kopfbewegungen skandiert:

„Sehr erfreut... ich" (indem er auf sich selbst deutet) ... „bei Herr Professor Ehrlich arbeiten zu dürfen..."

„Mein Freund Kitasato schreibt, Sie hätten... — (er spricht etwas langsamer als gewöhnlich, damit Hata besser versteht, und macht Handbewegungen zur Unterstützung dessen was er sagt) — Sie hätten nach der Entdeckung der Syphilisspirochaete durch Schaudinn und Hoffmann sofort begonnen, Syphilis durch Überimpfung auf Kaninchen experimentell zu erzeugen... und darin schon große Übung, wissen Sie, verstehen Sie..."

„Sehr wichtig, Herr Professor, sehr wichtig!" entgegnet Hata, mit Verbeugungen.

„Ja natürlich... natürlich... Ich möchte, daß Sie hier bei uns weiter darüber arbeiten... Große Versuchsreihen anstellen, wissen Sie... verstehen Sie (er breitet die Arme weit auseinander) ... viele Kaninchen... und alle unsere älteren und neueren Präparate der Reihe nach durchprobieren... gründlich, eo ipso... sehr gründlich!"

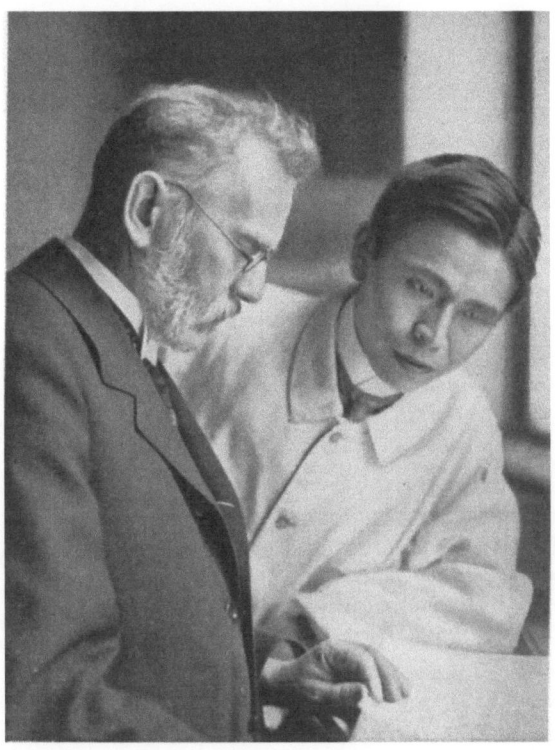

Paul Ehrlich mit Dr. Hata

„Sehr glücklich... Herr Professor" sagt Hata strahlend unter fortwährenden Verbeugungen.

Ehrlich gibt ihm eine Anzahl kleiner Fläschchen mit Präparaten und deutet auf die Etiketten:

„Genaue Protokolle... genau beobachten... wissen Sie, verstehen Sie ... und mir jeden Tag berichten..."

Hata nickt zu allem, nimmt die Fläschchen und betrachtet stolz die Aufschriften auf den Etiketten, sagt laut: „,418'... ,606'..."

„Kommen Sie, lieber Dr. Hata", sagt Ehrlich... „wir gehen jetzt ins Speyer-Haus... ich werde Ihnen Ihr Arbeitszimmer zeigen und Sie bekannt machen... Drüben... (mit entsprechender Kopfbewegung) haben wir noch mehr Präparate... *viel mehr*"... lachend und mit nachdrücklicher Handbewegung hinzufügend:

„a—l—s—o,... viel Arbeit... alles durchprobieren!..."

„*So* glücklich, Herr Professor!" sagt Hata, strahlend vor Freude.

. . . . .

Güte, die keinen Vorwurf kennt

Ehrlich ist wieder am Experimentieren im Laboratorium, als Fräulein Krüger, eine Laboratoriumsassistentin, mit einem Laboratoriumsjungen hereinkommt, der im kleinen Käfig eine tote Maus hat. Ohne von der Arbeit aufzusehen, sagt Ehrlich:

„Tag ook, a—l—s—o... was gibts Neues?"

Fräulein Krüger deutet auf die tote Maus und sagt:

„Die Fütterungsversuche, Herr Geheimrat... die andern leben noch... was soll hiermit geschehen?"

Ehrlich schaut nur einen Augenblick auf, nickt Fräulein Krüger zu, ist schon wieder am Weiterarbeiten und sagt nur:

„.... fraschen... (Das war seine eilige Betonung von „veraschen", d. h. einäschern).

Sie ist ganz konsterniert, wagt nicht zu fragen, was er damit meint und sagt nur, mit einer Verbeugung, sehr verlegen:

„Ja,... Herr Geheimrat..." und geht mit dem Jungen hinaus.

Sie sah sehr verängstigt aus und wagte nicht, einen der Assistenten zu fragen. Da sie nicht so oft mit dem Chef zu tun hat, gehört sie, wie sie mir später einmal gestand, zu den wenigen Menschen, die sich sehr schwer an Ehrlichs Sprechweise gewöhnen konnten. In ihrem Arbeitszimmer steht sie nun ratlos, geht dann verzweifelt auf und ab und sagt immer wieder vor sich hin:

„fraschen... fraschen... was *hat* er nur denn damit gemeint?"

Der Laboratoriumsjunge, gewitzig und nicht auf den Mund gefallen, ein echter „Frankforter Bub" sagt schließlich:

„Och... wahrscheints ,veraschen...'"

Fräulein Krüger atmet erleichtert auf:

„O ja, — aber wie macht man denn das... ,veraschen?' Weißt Du es nicht?"

„Och", repliziert der Junge... des mecht man woll so, daß des Tier uff 'ner heiße Platt verbrennt werd"...

Sie machen das so, es dauert entsetzlich lange und riecht fürchterlich... nicht zum Aushalten... Ein paarmal will jemand zum Zimmer hereinkommen, macht die Tür auf und schnell wieder zu. Fräulein Krüger fragt immer wieder, angstvoll:

„Ob das wohl richtig ist?"...

Am nächten Tag bringt Fräulein Krüger die Eisenplatte mit den armseligen Resten der verkohlten Maus. Ehrlich kommt neugierig näher:

„Tag ook,... was haben Sie denn da Schönes?"

Fräulein Krüger sagt ängstlich:

„Guten Tag, Herr Geheimrat... das ist die... veraschte Maus..."

Ehrlich sieht sie merkwürdig forschend an, bleibt aber ganz ernst:

„So, ... ja... die veraschte Maus... a—l—s—o... ja... da ist nichts zu machen... schade..."

Er sieht sie an, als wolle er sie trösten... Sie zieht sich eilig zurück in dem Gefühl, eine riesengroße Dummheit begangen zu haben und unter dem starken Eindruck dieser Güte, die keinen Vorwurf kennt.

. . . . .

Männes Tod

Der gelbbraune Dachshund Ehrlichs ist sehr krank, seine Erkrankung ist schon zu weit vorgeschritten, er muß eingeschläfert werden.

Vor Kadereits Tür, die halb geöffnet ist, stehen Dr. Neißer und Dr. Sachs, wartend. Ehrlich kommt aus seinem Zimmer zu ihnen. In demselben Augenblick kommt Männe aus Kadereits Zimmer, geht zu seinem Herrn, dem er bisher während seiner Krankheit die ganze Zeit ausgewichen ist, kratzt heftig, bittend, an seinen Füßen und sieht klagend zu ihm auf, wie wenn er sagen will:

„Hilf *Du* mir doch... Du *mußt* mir helfen!"

Ehrlich beugt sich herab zu ihm, tief ergriffen, streichelt ihn und sagt:

„Armer Männe..."

Dr. Sachs fragt leise, um Ehrlich über die Rührung, die ihn ergriffen hat, hinwegzuhelfen: „Chloroform?"...

Ehrlich nickt nur. Dr. Neißer und Dr. Sachs gehen voran in Kadereits Zimmer, Ehrlich ihnen nach. Der Hund, der natürlich merkt, daß ihm etwas geschehen wird, will zuerst nicht mitgehen. Dann folgt er doch, widerstrebend, Ehrlichs Ruf:

„Komm... Männe"...

und die Tür schließt sich hinter ihm.

Dr. Hatas erste Feststellungen

Dr. Hata hat zur Berichterstattung über seine ersten Versuche Paul Ehrlich die Protokollbücher vorgelegt und sagt mit den üblichen Verbeugungen:

„Erst vorläufige Versuche... erst ganz flüchtigen Überblick, Herr Professor..."

Ehrlich blättert in den Büchern und nickt zustimmend:

„Sehr schön... sehr schön..."

Er blättert weiter und kommt zum letzten Versuch. Hata sagt:

„... Glaube 606 *sehr* wirksam..."

Ehrlich sieht das Protokoll genau an, sagt erstaunt:

„Nein... wieso denn,... wieso denn? Das ist doch schon von Dr. R. genau durchprobiert... und der hat nichts gefunden... (erregt) da hätte es doch auch wirken müssen... und er hat nichts... nichts gesehen!! Der ungeschickte Taperkerl!"... Er sieht Hata groß an über seine Brille und sagt mit Betonung und lebhafter Geste:

„Wir haben das 606 dann beiseite gelegt als unwirksam, schon vor mehr als einem Jahr... Irren Sie sich nicht, lieber Hata?...

Hata deutet auf die Protokolle, sagt achselzuckend:

„... *das* gefunden, Herr Geheimrat..."

„Wiederholen... lieber Hata... wiederholen... *Die Sicherheit einer Sache beruht immer auf vielen... unzählig vielen Kontrollen und Wiederholungen...*

Ehrlich nickt ihm zu, Hata verbeugt sich und verläßt das Zimmer. Ehrlich geht erregt auf und ab, spricht vor sich hin:

„Ich habe *immer* das Gefühl gehabt, *seit zwei Jahren*, ... *daß 606 gut sein muß*..."

. . . . .

In Ehrlichs Arbeitszimmer sind inzwischen die Stöße von Büchern und Akten auf dem Sofa, Schreibtisch und Stühlen so hoch gewachsen, daß sie über die Lehne des Sofas hoch hinausragen und auch sonst kein Platz mehr zu finden ist, weder zum Schreiben noch zum Sitzen. Es ist nun nicht mehr möglich, selbst bei hohen Besuchen, die Stöße unter das Sofa zu setzen. Die Wände über dem Sofa und an den Seiten füllen sich immer mehr mit Abbildungen, fast bis hinauf zur Decke. In schmalen Eichenholzrahmen sieht man jetzt neben den alten schematischen Darstellungen der Seitenkettentheorie und Antitoxinbildung neue Bilder über die von Hata angestellten Tierversuche: erkrankte und mit 418 und 606 von Hühnerspirillose geheilte Hühner, weiße Mäuse, Kaninchen, Tabellen und Kurven. An jeder freien Wandstelle gegenüber sind überfüllte Bücherregale und Regale mit chemischen Fläschchen, vergilbten Briefumschlägen und geleerten Zigarrenkistchen, die jetzt zur Aufbewahrung mikroskopischer Präparate dienen. In der Ecke links am Fenster hängt ein großer Kalender, eine Holzplatte in den Dimensionen 28×40 cm mit Riesenzahlen von 17 cm Größe — als könnten sie nicht eindringlich genug mahnen an die Flüchtigkeit der Zeit. Was jedoch nicht hindert, daß Paul Ehrlich niemals das Datum eines Tages weiß.

Bei seiner großen Vorliebe für flächenhafte Darstellung zur Unterstützung seiner Rede sind, wie bereits erwähnt, in Ehrlichs Arbeitszimmer und im Laboratorium alle Schränke, Türen und Tischplatten mit chemischen Formeln oder schematisch dargestellten Hypothesen bemalt.

Es ist eine eigenartige, phantastische Welt, eine Welt für sich, in der Paul Ehrlich wirkt und schafft.

. . . . .

Paul Ehrlichs „sicheres Gewahrsam"
Er hat gerade sein Vierteljahrsgehalt in Empfang genommen, hält die Scheine in der Hand und zählt sie flüchtig. Er nimmt ein paar davon und steckt sie in sein Portefeuille, das er in die Brusttasche zurückschiebt; einige hat Kadereit schon bekommen, damit er seinem Zigarrenlieferanten Wetzlar wenigstens eine Teilzahlung machen kann. In dieser Weise geht die „Verteilung" jedesmal unwiderruflich vor sich. Was dann übrig bleibt — oft wenig genug — kommt in „sicheren Gewahrsam". Er zieht an einer beliebigen Stelle der Bücherstapel und Schriften auf dem Sofa ein Buch heraus, legt den Rest der Scheine hinein und schiebt das Buch wieder an seinen Platz zurück. Und mit unfehlbarer Sicherheit findet er sie wieder, wenn er sie braucht...

. . . . .

„606" Vorerprobung
„A—l—s—o"... *an wen* haben wir jetzt alles wegen 606 geschrieben?" fragt mich Ehrlich eines Tages nach langem Diktat, das ich jetzt oft stehend aufnehmen muß, das Stenogrammheft auf der einen Handfläche, weil nirgends mehr Platz ist, es hinzulegen.

Nach den ersten positiven Versuchen Hatas müssen jetzt die auswärtigen Mitarbeiter, die schon mit 418 gute Heilerfolge hatten, mit dem Präparat 606 versorgt werden und genaue Anweisungen über die Anwendung erhalten.

Ich lese die Namen vor: „Professor Alt, Uchtspringe, Dr. Schreiber, Magdeburg, Professor Iversen, Petersburg, Professor Ascoli, Catania..."

„... noch Hoffmann, Bonn," nickt Ehrlich zustimmend, „... das ist für den Anfang genug... ei—nen... Augen—blick"... und schon ist er wieder beim Kochen und Schütteln über der Flamme.

Dr. Kahn von der Chemischen Abteilung des Speyer-Hauses kommt und spricht leise mit Ehrlich, der ihm ein paar Schritte entgegengegangen ist. Ehrlich hört ihm ruhig zu, beschwichtigt mit Handbewegung und sagt abwehrend etwas unwillig die Stirn runzelnd:

„Lassen Sie ihn doch kritisieren..."

Und als Dr. Kahn sich zurückzieht, sagt er zu mir, sich schüttelnd, als wolle er den Ärger abschütteln:

„Welcher Assistent schimpft *nicht* über seinen Chef?! Haben Sie schon einen gesehen?... Ich nicht!..."

Und dann, ganz unvermittelt fragt er mich:

„Wie lange sind wir eigentlich schon zusammen?"

„Fast acht Jahre, Herr Geheimrat", gebe ich zur Antwort.

„Wirklich so lange?..." und nach einer kurzen Pause, mich über die großen Brillengläser hinweg treuherzig ansehend:

„*Wir* haben uns doch *immer gut* vertragen... nicht?"

Ich bestätige lachend und von Herzen:

„*Immer*, Herr Geheimrat!" wozu er freundlich nickt.

. . . .

Franke hatte... einen Affen

Dr. Franke hatte in der Zwischenzeit mit Trypanfarbstoffen eine große Anzahl von Tierversuchen durchgeführt und abgeschlossen, so auch an trypanosomeninfizierten Affen, die an Schlafkrankheit erkrankt waren. Er hatte dann das Institut verlassen und war in seine schlesische Heimat zurückgekehrt, wo sich ihm eine Erfolg versprechende Tätigkeit in der tierärztlichen Medizin eröffnete. Ihm folgte im Institut Dr. Boehme aus Kiel, den Ehrlich aus alter Gewohnheit Dr. Franke nannte, auch als Dr. Boehme schon ein halbes Jahr lang unmittelbar unter ihm arbeitete und ihn täglich sprach.

Ehrlich will einen Vortrag ausarbeiten und die Versuche von Dr. Franke dabei erwähnen. Ohne mit dem Experimentieren aufzuhören und ohne vom Bunsenbrenner aufzuschauen, fängt er an zu diktieren:

„A—l—s—o... jetzt wollen wir mal schreiben... a—l—s—o... Franke hatte einen Affen."...

Ich unterbreche ihn lachend:

„Aber, Herr Geheimrat, so können wir das doch nicht sagen!..."

„Ja, wieso denn,... wieso denn?" antwortet er verwundert, und ohne meine Antwort abzuwarten oder seine Arbeit zu unterbrechen, beginnt er von neuem:

„A—l—s—o... als Franke einen Affen hatte..."

Ich mache nochmals Einwendungen:

„Herr Geheimrat, das geht doch nicht,"... aber er ist so in seine Reagenzglasversuche vertieft, daß ihm dieser köstliche Witz gar nicht zum Bewußtsein kommt. Und nach sekundenlangem Schweigen wiederholt er abermals:

„Hm — a—l—s—o — *damals*, als Franke einen Affen hatte..."

Ich gebe die Hoffnung auf, Dr. Franke von dem Odium, einmal einen Affen gehabt zu haben, zu befreien, und schreibe weiter, um später bei

Übertragung des Stenogramms den Anfangssatz so umzuarbeiten, daß diese — auch bei Dr. Franke vielleicht einmal in seinem Leben vorgekommene Möglichkeit menschlicher Schwäche nicht allzusehr in den Vordergrund tritt.

Es wird dem Leser nicht uninteressant sein, über das spätere Schicksal dieses Versuchsaffen von Dr. Franke etwas Näheres zu erfahren. Der mit Trypanosomen infizierte und schwer schlafkranke Affe wurde durch die Behandlung mit dem Farbstoff Trypanrot vollkommen geheilt und erfreute sich bester Gesundheit. Er sollte wegen eines bei der Natur dieser Erkrankung mit aller Wahrscheinlichkeit zu erwartenden Rückfalles längere Zeit in Beobachtung bleiben und fühlte sich so wohl, daß er übermütig wurde, mit Reagenzgläsern hantierte, sich Ehrlichs Brille aufsetzte und ihn kopierte. Als er gar aus dem Stall entwich, auf den Dächern der Institutsställe herumkletterte, die Kinder der Institutsdiener, die mit ihren Familien im Institut wohnten, mit Steinen und Schmutz bewarf und die Patienten in den Krankenhausanlagen in ihren Liegestühlen in Angst und Schrecken versetzte, war man genötigt, ihn im Frankfurter Zoologischen Garten unterzubringen, wo er zur Belustigung der Besucher seinen Unfug ungestörter treiben konnte als in einem wissenschaftlichen Institut und Krankenhausgarten.

. . . . .

Und nun... wirkt es doch!

An Hunderten und Aberhunderten durch Überimpfung mit Syphilis erkrankter Tiere mußten die glänzend ausfallenden Heilversuche mit 606 immer wieder und nochmals wieder gemacht werden. Paul Ehrlich verlangte es, um sicher zu sein, daß kein Irrtum vorlag. Selbst der nimmermüde Dr. Hata fing an, ungeduldig zu werden. Und das will gewiß viel heißen; hat Ehrlich doch gerade den japanischen Mitarbeitern stets als Vorzug nachgerühmt, daß sie trotz ihrer ernsten wissenschaftlichen Einstellung solche Kleinarbeiten mit einer großen Geduld ausführen.

Kadereits Aktentasche mit täglich einlaufenden langen Berichten der ersten Behandlungsstellen zur Vorerprobung mit 606 wird von Tag zu Tag dicker. Er leert sie jetzt, wenn er aus der Wohnung Ehrlichs kommt, auf dem kleinen Laboratoriumstisch aus, der quer vor den beiden Fenstern steht und auf dessen linkem Teil sich nun auch schon Stöße mit Schriftstücken angesammelt haben.

Die ganze Arbeit drängt zum Höhepunkt, und es fehlt nicht an dramatischen Momenten, bis Ehrlich sich endlich überzeugen läßt von der überragenden Heilkraft des Präparats 606. Eines Morgens kommt er schnell ins Laboratorium, hinter ihm Dr. Hata mit den Protokollbüchern. Er hatte schon auf den Chef gewartet. Ehrlich reicht Hut und Mantel Kadereit, der beides in das Arbeitszimmer bringt und es aufhängt.

Hata hat schon die Protokollbücher auf dem Tisch unter dem Fenster bereitgelegt.

„A—l—s—o... lieber Hata... was haben Sie jetzt gefunden?" fragt Ehrlich, näherkommend.

Wiederholt mit dem Kopf nickend, sagt Hata:

„*Immer... 606 am besten!*"

„Unglaublich"... sagt Ehrlich verwundert, und fügt heftig hinzu: „dieser un—ge—schickte... Taper—kerl".

Hata ist ganz erschrocken und macht mit beiden Händen eine abwehrende Bewegung. Ehrlich legt ihm begütigend die Hand auf die Schulter und schüttelt den Kopf:

„*Nicht Sie... nicht Sie...*" mit wegwerfender Handbewegung: „der andere... vor Ihnen... hat nicht mal bei Trypanosomen etwas gefunden .... der dumme Taperkerl!..."

Hata lacht über das ganze Gesicht und wiederholt: „Taper——kerl".

„Wissen Sie, verstehen Sie... deshalb habe ich Ihnen doch gleich gesagt: „Alles von Anfang an... nochmal... nochmal... und nochmal... genau durchprobieren." Und mit lebhaften Gesten fügt er hinzu: „Ich war immer überzeugt, seit zwei Jahren... das 606 muß gut sein!... Der andere hat nichts gefunden..."

„Ta—per—kerl..." nickt Hata begeistert.

Ehrlich, beglückt, packt Hata am Arm und schüttelt ihn:

„Und nun... wirkt es doch! Und sogar bei Syphilis!... Wissen Sie, verstehen Sie... lieber Hata..." er hat aus den Briefstößen zwei umfangreiche Berichte herausgenommen und den einen auseinandergefaltet: „Sehen Sie, Professor Alt schreibt nämlich, er habe zuerst Versuche an Hunden gemacht, um zu sehen, ob das 606 gut vertragen wird, dann haben..." er stupst Hata mit dem Rotstift auf den Arm... „zwei seiner Assistenten sich eine Injektion mit 606 gemacht, um die Dosierung und die Verträglichkeit am Menschen festzustellen..."

Hata lacht erfreut und nickt: „Gut... gut... oh... sehr gut!"

„und dann haben sie ein paar Paralytiker injiziert und schon eine leichte Besserung gesehen."

Ehrlich faltet den anderen großen Bericht auseinander, überstürzt sich im Sprechen:

„... und dann Professor Iversen am Petersburger Krankenhaus für Männer hat eine ganze Reihe von Kranken mit Rückfallfieber behandelt."

Er zeigt mit einer großen Handbewegung auf den Bericht, von oben nach unten...

„vollkommen geheilt" — (nickt) — ja... Recurrens geheilt!"

Hata, voll Begeisterung, strahlend, in einem Übermaß von Freude, legt beide Hände ineinander, hebt die Arme in halbe Höhe, die Ellbogen am Körper, und bewegt die ineinandergelegten Hände mehrere Male auf und ab, etwa wie Kinder es tun, wenn sie ihre übergroße Freude ohne lauten Ausdruck zeigen wollen. Er konnte nichts sagen als:

„Oh... gut... sehr... sehr... gut!"

„Aber nun, lieber Hata"... mahnt Ehrlich mit nachdrücklicher Handbewegung und bestimmtem Ton... „nochmal wiederholen... wiederholen ... damit wir ganz *sicher* sind..."

Hata antwortet, sich immer gleich bleibend, mit tiefen Verbeugungen: „ich... ganz sicher!"

. . . . .

Veröffentlichungen folgen und weitere werden vorbereitet. Professor Albert Neißer, Breslau, dem im Sommer 1907 die Vorläufer des Salvarsans, — Arsazetin und Arsenophenylglyzin — für seine Affenversuche nach Java gesandt worden waren, hatte, nach Breslau zurückgekehrt, die Versuche an syphilitischen Affen fortgesetzt und 1908 darüber berichtet[1].

Einige Veröffentlichungen über die tastende Erprobung bei Menschen, die schrittweise vor sich ging, folgten. Professor Julius Iversen, St. Petersburg, berichtete über die gute Verträglichkeit und Heilerfolge an einer großen Zahl von Fällen menschlicher Rekurrens (Rückfallfieber), die er am Obuchow-Krankenhaus für Männer behandelt hatte[2], und in der Abteilung für Haut- und Geschlechtskrankheiten des Krankenhauses in Pavia (Italien) waren von den Professoren Ascoli und Pasini Heilversuche unternommen worden[3], die gleichfalls übereinstimmend günstig und ermutigend ausfielen. Professor Konrad Alt war nach den ersten sehr sorgfältigen und vorsichtigen Vorversuchen in der Landes-Heil- und Pflege-Anstalt Uchtspringe (Altmark) zur Erprobung in der menschlichen Therapie übergegangen. Um die Verantwortung hierfür übernehmen zu können, orientierte er sich zunächst ein Vierteljahr lang über das Präparat und seine Wirkung und überzeugte sich von der Unschädlichkeit des Mittels an Hunden. Zwei seiner Assistenten, die sich mutigerweise spontan dazu erboten hatten, machten sich selbst Einspritzungen mit 606, wie bereits erwähnt, um an ihrem eigenen Körper die Wirkungsweise zu studieren[4]. Sobald sich Professor Alt so von der guten Verträglichkeit beim Menschen überzeugt hatte, wurden Paralytiker seiner Anstalt damit behandelt und weitere Heilversuche an frischen Syphilisfällen im Magdeburger Krankenhause von Professor Schreiber eingeleitet[5].

---

[1] Deutsche Medizinische Wochenschrift 1908, No. 35.
[2] Münchener Med. Wochenschrift 1910, Nr. 15.
[3] Ehrlich-Hata: Die Chemotherapie der Spirillosen, Berlin: Springer, 1910, p. 149.
[4] Münchener Med. Wochenschrift 1910, Nr. 11.
[5] ebenda, 1910, Nr. 27.

Daneben liefen die klinischen Heilversuche von Prof. Iversen, St. Petersburg, weiter. Im Januar 1910 wurde das Präparat 606 noch zwei weiteren deutschen Krankenhäusern übergeben, und es kam ferner im Krankenhause Sarajevo in ausgedehntem Maße an Syphiliskranken zur Anwendung.

Professor Nägeli in Zürich berichtete, er habe eine Leukämie — die sonst immer tödlich verläuft — mit 606 geheilt.

Und nun endlich entschließt sich Paul Ehrlich, in Gemeinschaft mit Dr. Hata und Professor Schreiber, einer größeren Öffentlichkeit von den bisherigen Resultaten Kenntnis zu geben.

. . . . .

VIERTER ABSCHNITT

DIE SALVARSANPERIODE

VOR 40 JAHREN

Dioxy-diamido-
arsenobenzol
(Salvarsan)

„Die Zeit hob ihn als ihr echtes Kind über Tausende von Forschern hinaus, ja er ist aus seinem eigensten Kreis, den mit ihm Pasteur, Koch und Behring bildeten, der populärste geworden. Die nächste Ursache davon ist, daß er gerade gegen die Syphilis, die unheimliche Krankheit, ein Heilmittel fand. Der große Gelehrte war damit zu den Menschen, auf denen nicht nur Krankheit, sondern auch Beschämung durch Krankheit lastete, in eine befreiende, fast entsühnende Intimität getreten.

(Prof. Richard Koch im Vorwort zu meinem Buch „Paul Ehrlich als Mensch und Arbeiter" l. c.)

KAPITEL XVII

DER KONGRESS FÜR INNERE MEDIZIN
WIESBADEN, 19. APRIL 1910

An dem Kongreß nahm auch eine große Zahl ausländischer Ärzte teil.

Paul Ehrlich berichtete über die Grundlagen der experimentellen Chemotherapie, die Darstellung der chemischen, namentlich der Arsenpräparate bis zum „606", verwies auf die genauen Tierversuche Dr. Hatas, die ersten Versuche an Menschen durch Professor Iversen, St. Petersburg, der bei Rückfallfieber (Rekurrens) Heilung erzielte, die Behandlung von Paralytikern durch Professor Alt, die Behandlung von Syphilitikern am Magdeburger Krankenhause durch Dr. Schreiber...

Dr. Hata gab ausführlichen Bericht über seine Heilversuche an syphilitischen Kaninchen, die er länger als ein Jahr an langen und wiederholten Tierreihen durchgeführt hatte.

Dr. Schreiber machte genaue Mitteilungen über die ersten Heilerfolge an Syphiliskranken im Magdeburger Krankenhaus.

Die Begeisterung der Kongreßteilnehmer war ungeheuer, die Tageszeitungen brachten die weltbewegende Mitteilung in großen Schlagzeilen, allerdings unter der fälschlichen Bezeichnung des Präparats als „Ehrlich-Hata 606", eine Bezeichnung, die jahrelang immer wiederkehrte, trotzdem die wissenschaftlichen Zeitschriften natürlich die richtige Bezeichnung und richtige Darstellung der Vorgänge brachten. Es geht aus allem Vorhergesagten ja auch klar hervor, daß Dr. Hata mit der „Entdeckung" selbst nichts zu tun hatte. „Entdeckt" oder „erfunden" wurde es durch Paul Ehrlich allein, wie alle anderen Präparate vor und nach „606". Das „606", das muß immer wieder betont werden, wurde 1907 zum Patent angemeldet, und Dr. Hata kam erst 1909 zu Ehrlich nach Frankfurt. Hata hat nie eine „Miterfinderschaft" für sich in Anspruch genommen — was er auch gar nicht konnte —, und Ehrlich war viel zu nobel, hatte gar nicht die Zeit, diese falsche Bezeichnung in den Tageszeitungen richtigzustellen.

Hatas Verdienst um das „606" ist ohnehin groß genug dadurch, daß er die Tierversuche nach Ehrlichs Anleitung auf das Gewissenhafteste und Genaueste und auf Ehrlichs ausdrücklichen Wunsch in immer wiederholten Versuchsreihen durchführte. Das ist sein Verdienst,... und daß er eben bei diesem unermüdlichen, genauen Arbeiten nach Ehrlichs Weisungen „entdeckte" oder „fand", daß das 606 so überragende Wirkung hat, wo sein Vorgänger im Tierversuch nichts „entdeckt" oder „gefunden" hatte.

Manche der Chemiker, die mit Paul Ehrlich zusammen arbeiteten, haben sich später gern „Miterfinder" des 606 genannt, aber auch sie führten nur das aus, was Ehrlich ihnen auftrug... und das, wie vorstehend gezeigt worden ist (Atoxylgeschichte) und später bei der Darstellung des Präparats noch gezeigt werden soll,... nicht einmal ohne Widerstand.

. . . .

Nach dem Wiesbadener Kongreß

Wenn es nach Ehrlichs Wunsch und Willen gegangen wäre, hätte er den Kreis der Erprobungsstätten noch nicht erweitert, aber kaum von Wiesbaden zurückgekehrt, wurde er mündlich und schriftlich um Überlassung des Präparats bestürmt und konnte sich diesen Wünschen unmöglich entziehen.

Die täglichen Begebenheiten überstürzten sich vom Tage nach dem Wiesbadener Kongress ab derart, daß es schwer ist, auch nur die hauptsächlichsten Einzelheiten wiederzugeben. Im Folgenden soll versucht werden, Besonderes hervorzuheben.

Der lange Korridor im Serum-Institut steht täglich schon von morgens früh ab voll Besucher aus allen Ländern. Die Kongreßteilnehmer kamen sofort von Wiesbaden herüber nach Frankfurt, dann kam die große

Schar von Ärzten und Klinikern, die durch die Zeitungsnachrichten und die Veröffentlichungen in den wissenschaftlichen Zeitschriften aufmerksam gemacht worden waren; viele kamen aus Rußland. Es kamen Patienten aller Art, die nicht wußten, daß Paul Ehrlich keine ärztliche Praxis ausübte, sondern nur theoretische Forschungsarbeit durchführte, und baten um Behandlung. Sie wurden an eine der Behandlungsstellen verwiesen, denen 606 regelmäßig vom Speyer-Hause aus zugesandt wurde.

Jeden empfängt Paul Ehrlich freundlich, spricht mit ihm, läßt sich vom Mediziner, der um das Präparat bittet, seine Adresse geben, gibt ihm ein paar Ampullen zur Behandlung oder verspricht, sie zu schicken. Der Arzt oder Kliniker muß seinerseits versprechen, Ehrlichs Weisungen über die Anwendung genau zu befolgen, die zu behandelnden Fälle streng auswählen, namentlich nur Kranke in den Frühstadien der Syphilis zu behandeln. Diese Beschränkung war notwendig, solange das Präparat nur in kleinen Mengen dargestellt und abgegeben werden konnte, weil natürlich die späteren Stadien der Erkrankung eine intensivere und längere Behandlung erforderten. Weiter muß der Arzt oder Kliniker versprechen, seine behandelten Patienten genau zu beobachten, über jede kleine und kleinste Erscheinung oder Veränderung bei den Kranken Protokoll zu führen und Ehrlich über alles einen detaillierten Bericht zu schicken. Nur so sei ein maßgebliches Urteil über die Wirkung möglich und nur so könne Ehrlich versprechen, weitere kleine Mengen von 606 zu senden.

Als erste interne Maßnahme gibt Paul Ehrlich der chemischen Abteilung des Georg-Speyer-Hauses Weisung, alle anderen chemischen Arbeiten zurückzustellen und nur 606 unter strengster Einhaltung aller Vorsichtsmaßnahmen herzustellen.

Es wird mit aller Beschleunigung im Speyer-Hause eine Apparatur eingerichtet, um sofort mit der Herstellung von 606 in dem Umfange, der dort überhaupt möglich ist, zu beginnen. Alle Kräfte werden dazu herangezogen, außerdem stellen die Höchster Farbwerke zwei ihrer erfahrensten Apotheker zu den Arbeiten zur Verfügung.

Als nächstes wird ein Vertrag geschlossen zwischen den Farbwerken in Höchst a. M. und dem Georg-Speyer-Hause wegen Übernahme der Fabrikation in großem Stil — also nicht mit Ehrlich direkt. Er begnügt sich mit einer bescheidenen Unterbeteiligung, die in einem Vertrage zwischen ihm und dem Georg-Speyer-Hause festgelegt wird.

Ein Name für 606 wird gesucht

Nach wiederholten Beratungen und Rückfragen beim Patentamt einigt man sich auf den Namen

„Salvarsan" = *Salv-arsan,*

d. h. ein Arsenpräparat, das „rettet"... „heilt." Der Name wird unter Patentschutz gestellt.

Inzwischen zerbricht sich jeder die Zunge über dem Ungeheuer des chemischen Namens von 606:

Dioxydiaminoarsenobenzoldichlorhydrat

das überhaupt nur auszusprechen ist, wenn man es in seine „einzelnen chemischen Bestandteile" zerlegt:

Dioxy-diamino-arseno-benzol-dichlor-hydrat.

Sogar die Dichtkunst ließ sich anregen zu einem Erguß über das „Riesenwort", der hier nur aus historischen Gründen wiedergegeben sei:

Paul Ehrlich aus Frankfurt, der Menschheit Erretter,
Dein Sieg und Erfolg ist ein völlig kompletter!
Du fandest das Mittel, womit man die Seuche,
die qualvoll gemeine, bekämpfe und scheuche.

Es werden Dich rühmen die Völker und Zeiten,
Und in die Unsterblichkeit seh' ich Dich schreiten.
Gern lob' ich Dich, Ehrlich! Ich lob' auch Dein Mittel,
nur find ich entsetzlich vom Mittel den Titel.

Und soll ich ihn sagen, so wird mir nicht wohl:
„Dichlorhydratdioxydiaminoarsenobenzol!"
Zwar kann man das Scheusal in etwas bezähmen,
Man braucht es nur klar auseinanderzunehmen.
Dann klingt's nicht so völlig wie Rüben und Kohl:
„Di-chlor-hydrat-di-oxy-di-amino-arseno-benzol".

Und doch möcht' ich raten: statt diesem Geklapper,
O Ehrlich, such' einen Titel, der knapper,
Sonst stöhnen die Leute und rufen in Ängsten:
„Auch hier währt Ehrlich mal wieder am längsten."

(Abgedruckt in „Frankfurter Zeitung" vom 16. Juni 1910 aus der Zeitschrift „ULK").

. . . . .

Bei der ersten Abgabe von 606 wurde so verfahren, daß Ehrlich das Präparat, wie erwähnt, ohne Unterschied allen Ärzten und Klinikern gab, die sich mit der Bitte um Überlassung des Mittels an ihn wandten, sofern sie ihm dem Namen nach bekannt oder gut empfohlen waren. Diese Methode der Abgabe entsprach seinem Gerechtigkeitsgefühl. Natürlich waren aber die Mengen des Präparats, die in den kleinen Laboratorien des Speyer-Hauses hergestellt werden konnten, bei weitem einem solchen Ansturm nicht gewachsen, und selbst als mit Hochdruck gearbeitet wurde und alle Hände mithalfen, änderte das wenig an der Not, denn täglich kamen Hunderte von Anfragen und Bitten. Die große Apparatur zur fabrikatorischen Darstellung, die in den Höchster Farbwerken aufgestellt werden sollte, mußte zunächst ausgearbeitet und gebaut werden, was Monate an Zeit erforderte.

Paul Ehrlichs Bestreben ging dahin, die Erprobungsstätten fortlaufend mit den nötigen kleinen Mengen für einige der wichtigsten Fälle zu versorgen in einer Weise, daß bei dieser beschränkten Zahl wenigstens die Heilversuche nicht aus Mangel an 606 unterbrochen werden mußten und eine laufende Berichterstattung möglich war. Diese Maßnahme setzte natürlich der weiteren Abgabe an größere Kreise der Ärzteschaft zunächst eine Grenze, die zu Ehrlichs großem Bedauern nicht zu vermeiden war. Selbst dann, als das Präparat — immer noch zur Gratisabgabe an die Kliniker und Ärzte — von den Höchster Farbwerken zur Verfügung gestellt werden konnte, war es gerade nur möglich, die inzwischen auf einige Hundert angewachsenen Erprobungsstätten im In- und Auslande laufend mit den nötigsten Mengen zu versorgen und so eine Unterbrechung der Behandlung zu vermeiden. Denn nur auf Grund größerer, zuverlässig kontrollierter Behandlungsreihen war es möglich, schließlich zu einer maßgebenden Beurteilung über Wirksamkeit und Heilwert des Präparats in der allgemeinen Praxis zu gelangen.

Viele der eigentlichen Fachärzte an den dermatologischen Universitätskliniken waren nur zögernd zu der Einsicht gekommen, Ehrlich um das Präparat zu bitten und gerieten durch ihr Zögern natürlich den ,,Spezialärzten" der gleichen Stadt, die sich sofort nach dem WiesbadenerKongreß gemeldet und das Präparat, wenn auch nur in ganz kleinen Mengen, erhalten hatten, ins Hintertreffen. Daraus erwuchs manche Schwierigkeit, Eifersucht und Vorwürfe Ehrlich gegenüber, namentlich wenn er aus Mangel an Vorrat das 606 gerade den ,,berufenen" Dermatologen versagen mußte, wenn sie mit ihrer Bitte um Überlassung des Präparats verspätet zu ihm kamen. Ehrlich gab das Präparat an die Spezialärzte auch erst nach genauer Darstellung über Art und Umfang ihrer Praxis und der Versicherung, aus der Behandlung gegenüber den Patienten kein ,,Geschäft" zu machen. Aber wenn Ehrlich sich überzeugt hatte von dem Können und guten Willen des Arztes, gab er unter rückhaltlosem Vertrauen.

Es kam dann, nach einigen Monaten, wirklich eine Zeit, da trotz intensivster Arbeit die hergestellten Salvarsanmengen nicht mehr ausreichten und die Salvarsanbehandler gemahnt werden mußten, ,,*nur ganz besonders geeignete Fälle mit 606 zu behandeln*". Diese Mahnung geschah durch kleine gedruckte rote Zettel, die den Briefen angeklebt wurden.

Über die Anzahl der täglich gratis abgegebenen Salvarsanröhrchen hatte Paul Ehrlich sich eine ganz eigenartige Kontrolle eingerichtet; es mußten täglich die abgesandten Salvarsanampullen unter Aufzeichnung des Datums und Empfängers ... an der Innenseite der Tür eines Aktenschrankes in Paul Ehrlichs Arbeitszimmer ziffernmäßig notiert werden.

Die daneben selbstverständlich bestehenden ordnungsmäßigen Buchungen der versandten Mengen waren für den Chef nicht so maßgebend und beweisend, wie seine Zusammenstellungen innen an der Schranktür, die er übersichtlicher fand. Er richtete sich nur nach diesen Aufzeichnungen, die bei der großen Menge der täglichen Versendungen — es wurden von Juni bis Dezember 1910 etwa 65000 Dosen unentgeltlich abgegeben — bald die ganze Innenfläche der Schranktür bedeckten. Oft fand man in jener Zeit Paul Ehrlich vor der geöffneten Tür auf dem Boden hokkend — denn die Zahlenreihen gingen von oben bis unten —, zusammenaddierend oder Zahlen hinzufügend. Je nach der Menge, die eine Klinik oder ein Arzt in einem bestimmten Zeitraum erhalten hatte, richtete Ehrlich dann von Zeit zu Zeit eine Anfrage dorthin, welche Beobachtungen und Erfahrungen mit dem Präparat gemacht worden seien.

Die Verteilung geschieht in der Weise, daß vom Speyer-Hause täglich eine Vorratsliste der einzelnen Dosierungen aufgestellt wird, wonach Ehrlich selbst disponiert. Er macht mir Angaben, schreibt mir deswegen auch kleine „Blöcke" oder gibt mir die Briefe der Behandlungsstellen zur selbständigen Disposition, wenn Wünsche über besondere Dosierungen geäußert werden. Dabei können oft die quantitativen Wünsche nicht erfüllt werden, sondern es muß nach den Vorräten abgestuft werden. Der Versand erfolgt nach diesen Angaben vom Speyer-Hause.

Um die ungeheure Arbeitslast zu bewältigen, müssen für die Beantwortung gewisser Briefe Schemata ausgearbeitet werden.

Was Paul Ehrlich in der Zeit der Vorerprobung auch *körperlich* geleistet hat, neben all der wissenschaftlichen Arbeit, geht ins Ungemessene. Monatelang wiederholt sich tagaus tagein das gleiche Schauspiel in noch gesteigerter Form, das gleich nach dem Wiesbadener Kongreß seinen Anfang nahm. Es kommen Besucher, Ärzte, Kliniker aus allen Weltteilen, die um sein Präparat bitten oder dem Meister persönlich ihre Beobachtungen bei der Behandlung mit 606 vortragen, seinen Rat in besonderen Krankheitsfällen erbitten wollen; es kommen Patienten, die um Behandlung flehen.

Für jeden hat er ein gutes Wort; er gibt von dem Präparat soweit er kann oder verspricht es für später; er hört die Schilderungen besonderer Fälle an, rät was zu tun, was zu unterlassen; er läßt sich von den Patienten ihre Krankheit schildern und verweist sie, je nach Art ihrer Erscheinungen, an die geeignete Behandlungsstelle.

Dabei erfordern die Arbeiten in den Laboratorien, in der chemischen Abteilung, in der biologischen Abteilung bei den Tierversuchen, täglich dringend die Anwesenheit des Chefs. Er leitet und überwacht alles, die Tierversuche, die ihren Fortgang nehmen müssen, um das Präparat möglichst noch zu verbessern; die erste klein-fabrikatorische Darstellung von 606 im Georg-Speyer-Hause, ebenso die hiermit in Zusammenhang stehenden chemischen Versuche. Über die von Ehrlich erkannte Notwendigkeit, die Präparate im Vakuum einzuschließen und bei den einzelnen Stufen der Darstellung jeden Luftzutritt zu verhindern, über die hiermit verbundenen aufregenden Vorgänge ist bereits an anderer Stelle berichtet. Bei 606 war diese Vorsicht in noch erhöhtem Maße geboten, denn es ging um die Behandlung von *Menschen*.

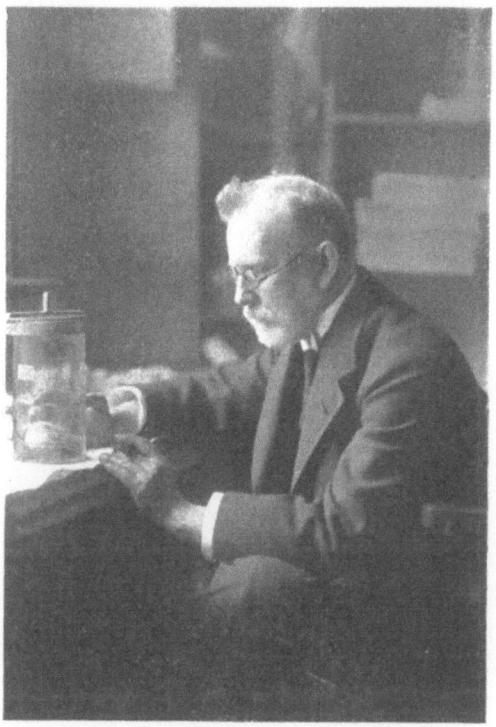

Ehrlich betrachtet ein Tierexperiment

„Ohne diese Erkenntnis und die strikte Durchführung aller Vorsichtsmaßnahmen" — so sagt Paul Ehrlich später selbst —„ wäre es unmöglich gewesen, das 606 in die ärztliche Praxis einzuführen."

Ist diese Phase der Tagesarbeit überwunden, die häufig genug mit einer reichlichen Dosis Aufregung und Verdruß verbunden ist, geht es an die Erledigung der berghoch angeschwollenen Korrespondenz. Der Briefwechsel mit den Kliniken allein ist selbstverständlich sehr groß und ungeheuer kompliziert. Ehrlich läßt sich schriftlich genau über die behandelten Fälle berichten, gibt die Resultate an die anderen Behandlungsstellen weiter, fügt Anregungen und Ratschläge hinzu und fragt, welche Beobachtungen man selbst gemacht hat. Darüber noch Näheres.

Es werden sehr viele Photographien und Moulagen gesandt, worin die syphilitischen Erscheinungen vor und nach der Behandlung veranschaulicht werden. Auch aus den Tropen kommen schon Berichte mit Photos über geheilte Frambösiefälle (Erdbeerkrankheit, so genannt nach dem Aussehen der Geschwüre). Dieses wertvolle Anschauungsmaterial füllt im Laufe der Zeit Schubladen und Fächer. Aufgehängt, wie die Bilder über die Tierversuche, kann es nicht werden. Abgesehen von der großen Zahl... es ist grauenvoll über jede Beschreibung. Namentlich ein Fall von ganz bösartiger Syphilis, wie sie nur in den Tropen vorkommt, läßt das Blut erstarren... es ist schauerlich anzusehen.

. . . . .

Beanspruchung ganz anderer Art

Zu dieser vielseitigen und aufreibenden Tätigkeit kommt noch eine Beanspruchung von ganz anderer Seite: Aus ganz Deutschland werden Ehrlich alle möglichen überspannten Ideen über Heilung von Krankheiten von Laien unterbreitet. Er soll Salben, Mixtürchen und sonstige „Heilverfahren" als „Autorität" prüfen. Es wird ihm zugemutet, den „ursächlichen Zusammenhang zwischen den vielen Krebserkrankungen und der großen Zunahme des Verbrauchs von Konserven in Blechdosen" aufzudecken; „Pflanzenextrakte, die alle Krankheiten heilen", nachzuprüfen; „eine Methode, menschliches Blut von Krankheitskeimen direkt durch Licht zu desinfizieren", auszuarbeiten; die „Wirkung von Petroleumtrinkkuren bei Speiseröhrenkrebs", vom „Gift der Kartoffelblüte bei Karzinom" zu studieren. Bei aller Arbeit findet Ehrlich Zeit, allen Antwort zu geben, selbst auf die unsinnigsten Vorschläge zu „bedauern, die angeregten Ideen nicht verfolgen zu können, da seine eigenen Arbeiten und Probleme ihn vollauf in Anspruch nehmen".

Stellungsuchende wollen von Ehrlich angestellt sein, eine Schar von Bittstellern fleht um Hilfe, Briefe von Autogrammjägern, von Kindern, die am gleichen Tage Geburtstag haben wie er, Anfragen zahlreicher Namensvettern, ob sie nicht vielleicht mit ihm verwandt seien; Dankschreiben geheilter Patienten und Anfragen Kranker, die sich behandeln lassen wollen, laufen ein. Den Autogrammjägern pflegt er oft sein chemotherapeutisches Motto: „*Corpora non agunt nisi fixata*" einzuschreiben. Den Bittstellern gibt oder schickt er einen Betrag, soweit er kann, ohne lange zu fragen, wieso, weshalb. Paul Ehrlich war stets ein Geber der Art: „Laß die Linke nicht wissen, was die Rechte tut". Er will die näheren Umstände gar nicht wissen,... um nicht enttäuscht zu werden. Er *will einfach helfen!*

Paul Ehrlich ist so feinfühlend, daß ihn der Dank des Empfangenden sehr leicht bedrückt. So hilft er einmal — wie etwas ganz Selbstverständliches — einem Mitarbeiter aus großer Verlegenheit, und obgleich er in der Folgezeit den Empfänger täglich sieht, berührt er die Angelegenheit niemals und vermeidet alles, was den Betreffenden an die Wohltat erinnern könnte. — Unendlich viel tut er für vorübergehend oder ernstlich in Not geratene Angehörige des Ärztestandes oder deren Familien. Immer handelt es sich um namhafte Summen, wobei es für ihn von vornherein selbstverständlich ist, daß es Geschenke sind. Er hilft einem als sehr gut situiert geltenden, angesehenen Frankfurter Arzt, der ihm als Erklärung nur schreibt:

„Ich kann nichts weiter angeben, als daß mein Sohn Offizier ist."

Das Geld wurde erbeten, um die Schulden des Sohnes zu decken, und Ehrlich läßt ihm sofort die benötigte sehr große Summe durch seine Bank überweisen. Als schon kurz nach Kriegsausbruch der Sohn fällt, sagt Ehrlich zu mir:

„Was meinen Sie? Soll ich wohl eine Kondolation schicken?" —

Auf mein verneinendes Zögern fällt er sofort, wie von einer Last befreit, ein:

„Nicht!... Sie meinen doch auch nicht!!"

Einen Arzt, der ihm aus seiner Assistentenzeit bekannt ist und der nirgends festen Fuß fassen kann, hält Ehrlich monatelang über Wasser; er gibt der Tochter eines angesehenen Arztes, die sich gegen den Willen ihrer Eltern als Pianistin ausbilden läßt, in vorübergehender Not mehrmals größere Beträge; er unterstützt jahrelang mit großen Summen einen jungen Forscher, der gute Anlagen hat, aber etwas heruntergekommen ist und in keiner der Assistentenstellen aushält, zu denen Ehrlich ihm verholfen hatte. Gerade dieser Fall artet so aus, daß Ehrlich zuzeiten mit Briefen und Telegrammen von dem Betreffenden förmlich bombardiert wird — bis seine Freunde sich der Sache annehmen. Sie erreichen ihr Ziel erst, als sie mit gerichtlichen Schritten drohen. Ehrlich hätte das nie getan, er ist jedem schroffen Vorgehen abhold, er *kann* nicht „nein" sagen.

Wird sonst einmal ein Bittsteller zu aufdringlich, was oft genug der Fall ist, so zwingt sich Paul Ehrlich wohl dazu, zwar nicht eine abweisende Antwort zu geben, aber doch einen *kleineren* Betrag zu schicken als man verlangte. Und das geschieht nicht ohne inneren Kampf. Zuerst erzürnt, daß der Bittsteller nach kurzer Pause schon wieder mit einem neuen Anliegen kommt, sagt er mit gelinder Entrüstung:

„Das geht aber doch nicht *schon wieder!* — Meinen Sie nicht auch?"

Und wenn ich ihm beipflichte und das Gesuch als abgewiesen erledigt glaube, kommt Ehrlich nach einiger Zeit nochmals darauf zurück und sagt:

„Wir wollen *doch* etwas schicken!"

Und seine begleitende Antwort, in der er sich gewissermaßen entschuldigt, den an ihn gestellten Wunsch nicht ganz erfüllt zu haben, fällt dann stets so höflich und rücksichtsvoll aus, daß der Bittsteller sich durchaus nicht abhalten läßt, nach kurzer Zeit mit einem erneuten Ersuchen wiederzukommen. Selbst von den zahlreichen Bittenden, die persönlich kommen, wird selten jemand abgewiesen.

Man fragt sich, warum Paul Ehrlich so verfuhr, immer und immer wieder gab und nicht über die wirklichen Verhältnisse der Bittsteller Erhebungen anstellen ließ. Und doch kann man es verstehen, wenn man sein ganzes Wesen, das sich voll Empfindlichkeit von allem Häßlichen zurückzog, berücksichtigt. Er *konnte* nicht „nein" sagen, denn das „Nein" hätte vielleicht einen Menschen getroffen, der *wirklich* in Not war. Er wollte sich seinen Idealismus, seinen Glauben an das Gute nicht erschüttern lassen und hatte doch wohl das instinktive Gefühl, daß häufig irgend etwas in der Darstellung der Verhältnisse nicht ganz stimmte. Deshalb fragte er nie nach dem „Woher", „Wohin"?, wenn ihm nicht freiwillig Mitteilung davon gemacht wurde.

. . . . .

Wiederholt bieten sich ihm in Not geratene Personen an, Ehrlich möge gegen Vergütung einer bestimmten Summe medizinische Versuche mit ihnen vornehmen, was er jedesmal mit aller Bestimmtheit zurückweist, wobei er aber diesen am Leben verzweifelnden Schiffbrüchigen es niemals an gütigem, wohlwollendem Zuspruch und materieller Hilfe fehlen läßt.

Die im Geben stets offene Hand Paul Ehrlichs hat, besonders in Zeiten wirtschaftlicher Ebbe, sehr häufig zur Folge, daß er abgebrannt ist, wenn Rechnungen bezahlt werden müssen. Legt ihm dann Kadereit eine Zusammenstellung kleiner Ausgaben vor für Privattelegramme, Porti, Mineralwasser, Droschkenfahrten usw. und kommen dazu noch Abonnementsquittungen für die vielen in- und ausländischen wissenschaftlichen Zeitschriften, die Ehrlich zu seinem persönlichen Gebrauch hält und die sein Budget in recht ansehnlicher Höhe belasten, streckt er mit verzweiflungsvoller Gebärde beide Arme in die Höhe und ruft mit komischem Ernst:

„Ja, wo soll ich denn das viele Geld hernehmen? Meinen Sie vielleicht, ich könnt 's vom Himmel herunterholen?"...

„Dat hilft allens nischt, Herr Jeheimrat, bezahlt muß 't werden", meint darauf trocken das Faktotum.

„Ja, dann müssen wir mal sehen. Erinnern Sie mich morgen nochmal", antwortet Ehrlich resigniert.

Am nächsten Morgen bringt er Kadereit das Geld; er hat es nicht vergessen. Er hat bei seiner Gattin eine „Anleihe" gemacht, was sonst sehr selten geschieht und dann gewöhnlich mit kleinen Auseinandersetzungen verbunden ist... der einzige Punkt, in dem die beiden Ehegatten nicht ganz harmonisch übereinstimmen.

Dagegen schreibt Ehrlich bei einer besonderen Gelegenheit einen wundervollen Brief an seine Gattin — den sie mir einmal zu lesen gab —, daß er von tiefstem Dank gegen sie erfüllt sei, sie habe stets an seiner Seite gestanden, treu zu ihm gehalten und unter ihrem liebevollen Schutz immer die Familie in Harmonie vereinigt. Wenn er die Sonderabdrücke von seinen wissenschaftlichen Publikationen erhielt, sandte er sehr häufig sofort ein Exemplar mit besonderer Widmung an seine Gattin, seinem ,,Collaborator", wie er sie manchmal nannte. Auf dem Umschlag eines Sonderabdrucks seiner Arbeit über ,,Theorie der Lysinwirkung" (1899) steht in seiner Handschrift geschrieben:

>,,Anbei folgt meine Neujahrsgabe
>die eben ich empfangen habe.
>So schnell sie aus dem Arm geschüttelt,
>so schnell sei Dir sie übermittelt.",

. . . . .

Am eindrucksvollsten zeigt sich Paul Ehrlichs mit hohem Verantwortungsgefühl gepaartes Mitempfinden in der Beantwortung der Briefe von Kranken. Durch diese flehenden Klage- und Hiferufe der Elendesten aller Elenden, die ihre Krankheit als Schmach und Geißel mit sich tragen, tut sich der Abgrund des Jammers auf: Zerstörtes Familienglück, Verzweiflungsschreie, Selbstanklagen, die bis ins innerste Herz erschüttern. Von reinstem, edelstem Mitgefühl erfüllt sind Paul Ehrlichs Antworten: Er verspricht nichts, verweist nur auf die Notwendigkeit, ärztlichen Rat und Hilfe einzuholen, und hat gar oft ein aufrichtendes, tröstendes Wort für die verzweifelt Klagenden. Dabei ist es erschütternd, Ehrlich selbst physisch mitleiden zu sehen.

Professor Carl Ludwig Schleich, Berlin, hat in seinem Nekrolog diesen weichen, mitfühlenden Zug treffend geschildert, wenn er sagt[1]:

,,Wer Paul Ehrlich einmal, wie der Schreiber dieser Zeilen, am Krankenbette, in den Sälen eines großen Kinder-Krankenhauses zu beobachten Gelegenheit gehabt hat, der muß bemerkt haben, daß in diesem außerordentlichen Manne das tiefe Bewußtsein der gewaltigen Probleme der Medizin ganz gegenwärtig war. Es war geradezu rührend für mich zu sehen, wie schmiegsam zärtlich er mit den kleinen Patienten umging, sich über ihr Bettchen beugte, sie streichelte und Scherze machte..."

. . . .

---

[1] Neue Rundschau, Berlin, Oktoberheft 1915.

KAPITEL XVIII

SALVARSAN-NEBENERSCHEINUNGEN UND IHRE URSACHEN

Die Durchführung der Erprobung von 606 in der menschlichen Therapie steht vor kaum zu lösenden Schwierigkeiten und ... Widerständen. Wer Ehrlichs Temperament kennt, weiß, daß die Einführung des Mittels in die ärztliche Praxis eine schwere seelische Last für ihn bedeutete. Waren Nebenerscheinungen gemeldet, so forschte er unermüdlich nach allen Einzelheiten der Behandlung und ruhte nicht, bis die Ursachen klar zutage lagen. Es wurden alle Vorkehrungen getroffen, um in möglichst kurzer Zeit etwaige Fehler des Präparats oder der Behandlungsweise festzustellen und allen Behandlungsstellen mitzuteilen.

Ehrlich hatte oft harten Kampf zu bestehen, bis er klaren Einblick in die Behandlungsmethoden mancher Ärzte erhielt. Es traten auch schwere Rückschläge ein, deren Erklärung umfangreiche tierexperimentelle Forschung erforderte.

Ehrlich sprach sich selbst über die Schwierigkeiten der praktischen Erprobung der neuen Heilstoffe in der menschlichen Pathologie dahin aus, daß

,,1. Im Gegensatz zum Tierversuch es nicht möglich ist, für den Menschen die Dosis maxima bene tolerata anzuwenden bzw. festzustellen, und es daher notwendig ist, mühselig von kleinsten Dosen aufsteigend allmählich sukzessive durch vorsichtige Versuche die wirkungsvolle Dosis zu bestimmen.

2. Bestehen beim Menschen sehr häufig primäre Empfindlichkeiten und erworbene Überempfindlichkeiten. Mehr als die Hälfte aller angewandten Arzneistoffe ruft selbst in kleinen Mengen Nebenerscheinungen hervor; bei den neuen eigenartigen Chemikalien wird man mit dieser Möglichkeit immer zu rechnen haben und auch sich nicht verhehlen können, daß dieselben bei ihrem aktiven Charakter u. a. schwere Formen annehmen können.

3. Die primär vorhandene Empfindlichkeit und die erworbene Überempfindlichkeit stellen das allergrößte Hemmnis dar. Darum dürfen die neuen Mittel nur unter Bedingungen ausprobiert werden, in denen die genaueste und fortlaufende Beobachtung des Patienten möglich ist.

Vor Anwendung der neuen Mittel wird man bei den Patienten eine bestimmte Schädigung eines bestimmten Organs, den locus minoris re-

Ein „Block" Injektionstechnik.

Fieber vielleicht durch Injektion, die nicht absolut steril, bedingt! Vielleicht durch mangelhafte hautsterilisation!
Vielleicht sicherung durch *intensive* jodpinselung. Leopold anfragen!

(Leopold Landau, Berlin)

sistentiae feststellen und sehen, ob dieser durch das Chemikal besonders gefährdet wird. Noch wichtiger ist es, wenn es gelingt, durch Vorproben experimenteller und unschädlicher Art über die Empfindlichkeit des Patienten Aufschlüsse zu gewinnen.

Vor Übergabe der neu gefundenen Heilstoffe in die allgemeine Praxis müssen erst sehr ausgedehnte Untersuchungen und Erfahrungen über Indikationen, Kontraindikationen, Nebenwirkungen usw. vorliegen, damit unangenehme, das neue Forschungsgebiet diskreditierende Rückschläge vermieden werden"[1].

Ganz besondere Sorgfalt wird auf die Beantwortung der genauen Berichte über die klinische Behandlung von Patienten verwandt, die täglich einlaufen. Ehrlich geht jeder, auch der kleinsten Störung nach und erforscht die Ursachen. Es war zuerst intramuskuläre Injektion bei der Anwendung von 606 vorgeschrieben. Bei ungeschicktem Einstich in den Muskel (Oberschenkel) entstehen schmerzhafte Nekrosen an der Injektionsstelle, der Patient kann nicht gehen, es wird von „Lähmung" gesprochen.

Bei der genauen Nachforschung über Art und Ursache dieser Störung ergibt sich — außer der Ungeschicklichkeit des Arztes beim Einstich —, daß der Arzt die Salvarsanlösung zu lange hatte stehen lassen bis zur Injektion. Es war Oxydation durch Luftzutritt (Verfärbung der Lösung von hellgelb zu dunkelbraun) eingetreten.

Nun muß eine neue Vorschrift erlassen und allen Salvarsanbehandlungsstellen sofort zugesandt werden, daß zu den Injektionen nur ganz frisch hergestellte Lösungen verwandt werden dürfen.

. . . .

Damit auch bei der Darstellung des Präparats im Georg-Speyer-Hause — außer dem Einschluß in Vakuum und den anderen bereits besprochenen Maßnahmen — alles geschieht, was möglich ist, um eine Veränderung des Präparats während des Herstellungsprozesses zu vermeiden, sagt Ehrlich zu Dr. Kahn in der Chemischen Abteilung:

„Lieber Dr. Kahn, ich habe Ihnen einen „Block" geschrieben..."

Dr. Kahn nickt und bemerkt: „Ich habe ihn schon da, Herr Geheimrat" ... und deutet auf seinen Arbeitsplatz, wo der Block liegt...

„... Es ist unbedingt notwendig und sehr wichtig, bei der Darstellung von 606 *noch vorsichtiger vorzugehen* und bei den einzelnen Zwischenoperationen der Herstellung das Zwischenprodukt bis zur weiteren Verarbeitung nicht nur in den Eisschrank zu stellen, sondern *direkt in das Eis zu legen*. Nur so können wir eine Oxydation der Zwischenprodukte vermeiden..."

---

[1] Paul Ehrlich: „Die Chemotherapie, ihre Grundlage und praktische Bedeutung." Handbuch der Serumtherapie, München, J. F. Lehmanns Verlag 1910.

Aber Dr. Kahn hatte diese strenge Anweisung weder selbst befolgt, noch sie an die anderen Chemiker weitergegeben, sei es, daß er sie für überflüssig hielt, sei es, daß er überlastet war und es vergessen hatte. Tatsächlich waren alle Menschen in den beiden Instituten in jener Zeit in ihrer Arbeitskraft aufs äußerste angespannt... am meisten Paul Ehrlich selbst, aber er war der Unermüdlichste von allen!

Am nächsten Morgen will sich Ehrlich überzeugen, ob seine Anweisungen ausgeführt sind. Aber es ist nichts geschehen, die Zwischenprodukte des Präparats 606 stehen wieder wie bisher im Eisschrank, sie liegen nicht direkt im Eis, wie Ehrlich es will.

Dr. Kahn wird von Ehrlich äußerst heftig zur Rede gestellt und es findet zwischen beiden ein Auftritt statt, wie er schon einmal zwischen Ehrlich und Dr. Bertheim an anderer Stelle dieses Buches beschrieben worden ist. Dr. Kahn gibt Widerworte, daß er „überlastet sei und nicht überall zugleich sein könne". Dieses Vorkommnis war der Anlaß, daß Dr. Kahn bald danach das Speyer-Haus verließ.

Ehrlich überträgt dann Dr. Bertheim, der inzwischen die überragende Autorität Ehrlichs auch in chemischen Dingen erkannt hat und anerkennt, die provisorische Leitung der Arbeiten in der Chemischen Abteilung des Speyer-Hauses. Nach dem früher beschriebenen Auftritt zwischen Ehrlich und Bertheim hatte sich zwischen beiden eine ungestörte vertrauensvolle, fruchtbare Zusammenarbeit entwickelt, bis bei Ausbruch des Krieges 1914 Dr. Bertheim, zu seinem Truppenteil einberufen, schon am ersten Tage einen tödlichen Unfall erlitt, von Ehrlich tief und aufrichtig beklagt.

. . . . .

In dem Forschen nach den Ursachen von Nebenerscheinungen bei der Anwendung von 606 geht Ehrlich noch weiter: Er stellt eine schriftliche Umfrage an alle Salvarsanbehandlungsstellen, unter Hinweis auf die an manchen Stellen beobachteten Nekrosen, wie das zu den Lösungen des Präparats verwandte Wasser beschaffen sei, ob „sterilisiertes" Wasser benutzt werde, ob „destilliertes" Wasser, und woher das destillierte Wasser bezogen wurde. Ferner wollte er wissen, wie die Erfahrungen der anderen Ärzte in bezug auf Nekrosenbildung seien.

Einige antworten, daß sie sterilisiertes Wasser verwenden und nie eine Störung sehen, andere destillieren das Wasser selbst, einige hatten sogar, unter sonst allen Vorsichtsmaßnahmen, einfaches Leitungswasser verwandt, ohne auch nur die geringste Störung zu erleben.

Die meisten schrieben, daß sie das destillierte Wasser aus den Apotheken beziehen.

Ehrlich gibt sich damit natürlich nicht zufrieden. Er beauftragt einen der Apotheker, die im Speyer-Hause bei der Darstellung des Präparats mitarbeiten, aus den verschiedenen Frankfurter Apotheken „destilliertes Wasser" holen zu lassen. Kadereit bringt eine ganze Anzahl solcher Fläschchen mit den Etiketten der Apotheken, in denen das Wasser geholt worden war.

Zusammen mit dem Apotheker macht Ehrlich nun mikroskopische Untersuchungen des destillierten Wassers und beide stellen fest, daß in allen Proben des destillierten Wassers sich ungeheure Verunreinigungen durch Luftbakterien finden.

Der Apotheker bemerkt dazu:

„.... das ist erklärlich, Herr Geheimrat, wenn man bedenkt, daß die großen Ballons mit destilliertem Wasser, die in den Apotheken hoch oben auf dem Regal stehen und von denen mit einem herunterhängenden Schlauch das Wasser entnommen wird, längere Zeit da oben stehen und nur, wenn sie ganz geleert sind, frisch aufgefüllt werden..."

„Ja natürlich,... natürlich..." sagt Ehrlich, „die Ballons sind richtige Brutstätten für Luftbakterien..." Und schnell fügt er hinzu: „Wir müssen neue Vorschriften für die Lösungen geben..."

Zu Kadereit, der die Fläschchen angereicht hat und nun aus dem Zimmer gehen will, sagt er:

„Markart soll kommen..."

Im gleichen Augenblick komme ich mit den von mir ausgeschriebenen Anweisungen für den Versand von 606, die ich dem Chef zur Prüfung vorlegen will, und einen Stoß Briefe zur Unterschrift. Ehrlich überfliegt die Versandliste für 606, gibt sie mir mit zustimmendem Kopfnicken zurück und sagt:

„A—l—s—o... wir müssen schreiben... neue Vorschriften..."

Ich frage: „... zuerst schreiben, oder die Briefe unterschreiben, Herr Geheimrat?"

Ehrlich macht nur eine Handbewegung, wie wenn man Geschriebenes mit dem Löscher ablöscht, setzt sich an den kleinen Tisch links im Laboratorium, auf dem das ganz primitive kleine Holzschreibzeug steht, nimmt seinen 30 cm langen Federhalter und setzt unter jeden Brief ganz schnell in seiner großen Schrift seinen Namen, aber nur „P Ehrl", mit einem großen Schnörkel nach unten, oder — nach einer Anzahl von Unterschriften, „Ehr" mit Schnörkel nach unten, und schließlich nur noch „Eh" mit Schnörkel. Nach jeder Unterschrift macht er mit der linken Hand die Bewegung des Abtupfens mit dem Löscher. Ich lösche mit der rechten Hand ab, nehme den Brief mit der linken fort bis alles unterschrieben ist. Dann, aufstehend, beginnt er sofort:

„... a—l—s—o... jetzt wollen wir schreiben...

„Anweisung für die Salvarsanbehandler. Es hat sich herausgestellt, daß das in den Apotheken vorrätig gehaltene destillierte Wasser in fast allen Fällen mit Luftbakterien stark verunreinigt ist. Deshalb ist es notwendig, zu den Lösungen von 606 stets *frisch destilliertes Wasser* zu verlangen und *nur* solches zu verwenden"...

und mit Kopfnicken, als ich fragend aufschaue:

„An *alle* schreiben..." Dann fährt er fort, auf- und abgehend, wie es seine Gewohnheit ist:

„A—l—s—o:... Lieber Dr. Bertheim, es ist notwendig, neue Lösungsvorschriften für 606 drucken zu lassen und darin die beifolgende Anweisung aufzunehmen...

Ich weiß also, das gibt einen „Block" für Dr. Bertheim... und dann weiter in schneller Folge:

„Herrn Hofrat Dr. Spatz, Münchener Medizinische Wochenschrift, Herrn Prof. Dr. Schwalbe, Berlin, Deutsche Medizinische Wochenschrift... Lieber Herr Kollege, darf ich bitten, die kleine beifolgende Mitteilung... eilig... in der nächsten Nummer Ihrer Zeitschrift zu veröffentlichen... a—l—s—o... „Das häufige Vorkommen von Nekrosen nach intramuskulärer Injektion von 606 hat uns veranlaßt..."

. . . . .

Gleichzeitig schlägt Ehrlich einigen Behandlungsstellen vor, statt der intramuskulären Injektion die subkutane Methode anzuwenden, also Einspritzung unter die Haut, nicht tief in die Muskelpartien. Auch hierbei werden hier und da, bei nicht ganz geschicktem Arbeiten, Infiltrate um die Einstichstelle herum beobachtet, so daß Ehrlich immer und immer wieder seine Anweisungen für sauberstes Arbeiten und strengste Beobachtungen seiner Vorschriften betonen und wiederholen muß.

Bei der genauen Untersuchung einer Nekrose nach intramuskulärer Injektion von 606 in einem besonderen Falle, da die Nekrose sehr langsam abheilte, fand sich darin abgekapselt eine dunkle Materie, bei der durch chemische Untersuchung festgestellt wurde, daß es sich um ein Oxydationsprodukt von 606 handelte. Das Präparat war nach der Einspritzung an dieser Stelle liegen geblieben, also gar nicht in den Blutkreislauf gelangt, und oxydiert, konnte infolgedessen auch nicht wirken, und das Oxydationsprodukt erschwerte zudem noch die Abheilung der Nekrose. Es waren hier offensichtlich mehrere grobe Fehler bei der Anwendung des Präparats zusammengekommen.

Während dieser ganzen Zeit, einige Monate hindurch, erfolgte in den medizinischen Zeitschriften eine Hochflut von Veröffentlichungen von allen Seiten: Beschreibung langer Behandlungsreihen an Patienten, mit Befund und Ergebnis, Mitteilungen über Heilung, frappante Erfolge, Mitteilungen über Nebenerscheinungen, und Ehrlichs Veröffentlichungen über seine Befunde in bezug auf die Ursachen dieser Störungen. Die Zeitschriften waren fast ausschließlich gefüllt mit Artikeln über 606. Auch die Tageszeitungen beschäftigen sich dauernd mit Paul Ehrlichs Person und seiner großen Erfindung.

. . . . .

KAPITEL XIX

KONGRESS DER NATURFORSCHER UND ÄRZTE IN KÖNIGSBERG, SEPTEMBER 1910

Aus ganz Deutschland und aus allen Teilen des Auslandes strömten die Naturforscher und Ärzte zusammen, um so mehr, als viele Salvarsanbehandler ihre eigenen Behandlungsresultate auf dem Kongreß persönlich vortragen wollten.

Der Kongreß war ein ganz großer Erfolg, alles jubelte Paul Ehrlich zu. Aber er wird fälschlicherweise auch heute noch oft als ,,das historische Datum, da Paul Ehrlich seine Erfindung des Salvarsans bekannt gab", bezeichnet. Das ,,historische Datum" ist in Wirklichkeit, wie eingehend beschrieben, der Kongreß für Innere Medizin in Wiesbaden am 19. April 1910. Bis zum Königsberger Kongreß im September 1910 lag — wie schon erwähnt — bereits eine Fülle von Erfahrungen und Erfolgen während fünf Monaten vor.

Und auch hier noch, in Königsberg, mahnt Paul Ehrlich, sich nicht mit Augenblickserfolgen zu begnügen, sondern durch genaue Beobachtung aller Vorsichtsmaßnahmen bei der Anwendung des Mittels, durch Studium über das weitere Verhalten jedes einzelnen Falles am Ausbau und der Verbesserung der Therapie mitzuarbeiten, damit das Gebäude der Chemotherapie auf ganz feste Grundlagen gestellt werden könne. In seiner übergroßen Bescheidenheit läßt Paul Ehrlich seinen Vortrag in den Appell ausklingen: ,,Die Pfosten sind in den Grund getrieben, nun gilt es zu bauen das fertige Haus."

Wie nötig seine Mahnungen an die Ärzte waren, werden wir später sehen.

. . . . .

Zwei kleine Begebenheiten auf dem Königsberger Kongreß und auf der Reise dorthin seien hier vermerkt, weil sie Paul Ehrlichs Schlichtheit und große Bescheidenheit hell beleuchten.

Auf dem Wege nach Königsberg hatte er in Stettin die Fahrt unterbrochen, um einer Einladung von Professor Ernst Neißer, einem Vetter von Prof. Albert Neißer (,,Albertus magnus"), dem großen Breslauer Dermatologen und Paul Ehrlichs langjährigem Freunde, zu folgen. Professor Ernst Neißer, Direktor des Städtischen Krankenhauses in Stettin, hatte sich ebenfalls an der Erprobung von 606 intensiv beteiligt und wollte Paul Ehrlich sein Krankenhaus zeigen.

Es ist alles auf einen „großen und würdigen Empfang" vorbereitet: Der Direktor, Prof. Neißer, die Assistenten, die Schwestern und Patienten warten auf den hohen Besuch. Man hat natürlich den Rundgang zur Morgenvisite verschoben, bis der Gast kommt.

Aber Ehrlich kommt nicht. Man wartet und wartet, die Kranken werden ungeduldig, die Ärzte und Schwestern werden unruhig, und der Direktor muß sich entschließen, die Morgenvisite anzutreten.

Sie gehen zusammen... immer noch zögernd... durch einen oder zwei der Krankensäle, kommen in den nächsten, — und finden dort Paul Ehrlich in lebhaftem Gespräch mit einem Krankenwärter. Es stellte sich heraus, daß Ehrlich an einen Nebeneingang des Krankenhauses gelangt war, dort hineinging, dem ihm begegnenden Krankenwärter flüchtig seinen Namen nannte: Dr. Ehrlich, der aber den Namen nicht verstand und nur den Doktortitel beachtete und daraufhin gern bereit war, dem bescheiden aussehenden Besucher Auskunft zu geben und allerlei zu zeigen, was ihn interessierte. Natürlich gab es bei Ehrlichs Anblick großes Hallo und lebhafte Begrüßung, der Wärter war sehr verlegen, Ehrlich lachte herzlich und vergnügt. Es war allgemeines Aufatmen und große Freude bei Ärzten, Schwestern und Patienten.

Königsberg interessierte Ehrlich sehr als Stadt. Unter anderem besuchte er auch das Kant-Denkmal, das ihn als Monument sehr beeindruckte und von dem er oft sagte, es sei „das schönste Denkmal, das er sich denken könne".

Auf dem Wege zur Kongreßhalle hatte er sich etwas verspätet und fand, als er anlangte — immerhin noch nicht viel später als zu der für den Kongreß festgesetzten Zeit — die Türen schon geschlossen. Ehrlich drückt an verschiedenen Seiteneingängen des Gebäudes auf die Türklinke, die nicht nachgibt, er geht zurück zum Haupteingang, versucht wiederholt, zu öffnen und klopft mehrfach.

Ein großer, baumlanger Cerberus zeigt sich endlich, öffnet die Tür ein wenig, schaut sehr würdevoll und etwas verächtlich auf den „kleinen Ehrlich" herunter und schnauzt:

„Was wollen Sie... Herr?"... „Hier ist alles voll!" und will die Tür wieder schließen. Doch Ehrlich wehrt sich:

„Aber... ich *muß* hinein!"... Er schreit aufgeregt: „Ich *muß*, ich *muß* doch rein!"

Der Türhüter beugt sich etwas vor und sehr von oben herab, mit abwehrender Handbewegung, schnauzt er noch mehr:

„Ganz ausgeschlossen!... Ich habe Ihnen doch gesagt"... Er schreit ganz laut: „daß hier alles voll ist!..."

Durch das Schreien und den Lärm sind einige Gäste drinnen, die ungeduldig im Foyer auf- und abgehen, aufmerksam geworden, denn natürlich wartet alles auf Paul Ehrlich und der Kongreß kann ohne ihn nicht beginnen. Sie kommen zur Tür und fragen:

„Was ist denn um Gottes Willen los?!"

Der Türhüter entrüstet sich, zumal es Ehrlich gelungen ist, sich mit aller Kraft halb in den Türspalt hineinzuklemmen, so daß er die Tür nicht zumachen kann:

„Da ist so ein Kleiner, der absolut noch rein will!"

Ein Kongreßteilnehmer hat Ehrlich im Türspalt entdeckt, stürzt auf ihn zu, den Türhüter beiseite schiebend und ruft:

„Aber das ist ein ganz Großer... Das ist ja doch Ehrlich selbst!"

Und nun wird Ehrlich hereingezogen, von allen Seiten stürmisch begrüßt, während der Cerberus ein ganz dummes Gesicht macht und angstvoll sich so schnell wie möglich in den Hintergrund drückt.

Ich hatte vor nicht langer Zeit Gelegenheit, in Paris den früheren Vertreter einer großen chemischen Fabrik in Berlin kennen zu lernen. Er hatte Paul Ehrlich persönlich gekannt und als wir über die Salvarsanzeit und den Königsberger Kongreß — wo er ebenfalls zugegen war — sprachen, äußerte er in heller Begeisterung, daß er eine so gewaltige Veranstaltung wie diese in seinem ganzen Leben nicht wieder erlebt habe.

. . . . .

Mehr Aufregungen — Die intravenöse Injektion

Vom Königsberger Kongreß zurückgekommen, findet Ehrlich Stapel von Briefen vor mit ausführlichen Behandlungsberichten, die schnell erledigt werden müssen, und die nun folgende Zeit ist wieder besonders stürmisch. Unter den Briefen, die er schon zu Hause durchgelesen hat, zieht er einige hervor, liest sie nochmal durch, raucht heftig, geht auf und ab und sieht sehr verärgert aus. — Ich lege ihm die Disposition für den Salvarsanversand vor, er sieht sie durch, reicht sie mir zurück und sagt merkwürdig verstimmt:

„A—l—s—o... jetzt wollen wir schreiben..."

Professor Sachs kommt herein:

„Tag, Herr Geheimrat... Königsberg war ja ein großer Erfolg..."

Ich nehme die kleine Pause wahr, laufe hinaus mit den Versandanweisungen, damit Kadereit sie schnell hinüberträgt ins Speyer-Haus zur Abfertigung. Sogleich wieder zurückkommend, höre ich Ehrlich zögernd antworten:

„Tag ook, lieber Sachs... ja, war sehr schön..."

Dann aber, sehr aufgeregt, als ob durch den Eintritt von Professor Sachs sich irgend etwas in ihm entladen hätte:

„Sie haben ja keine Ahnung, lieber Kollege…" Er schlägt mit der flachen Hand auf die Briefe, die er in der Hand hält…

„mit was für Hornochsen man zu tun hat!… Die Kerle versauen mir noch das ganze Salvarsan, weil sie meine Vorschriften nicht befolgen…"

„Was ist denn, Herr Geheimrat?" fragt Sachs erschrocken. Er nimmt die Briefe, die Ehrlich ihm gereicht hat und überfliegt sie kopfschüttelnd:

„Unglaublich… immer noch diese Unvorsichtigkeiten mit dem Wasser, Ungeschicklichkeiten bei der Injektion, Einstich in den Muskel…" er sieht Ehrlich erschrocken an: „Doch lauter Ungeschicklichkeiten, die längst überwunden sein müßten… und der arme Patient muß es büßen…

„Der Patient *und* das 606", sagt Ehrlich zornig und mit geballten Fäusten fährt er fort: „ aber ich werde sie zwingen, ich werde ihnen meinen Willen aufoktroieren… ich führe die intravenöse Injektion ein und mache sie ein für allemal für die Salvarsanbehandlung zur Bedingung… damit diese Schweinereien aufhören!!"

„Die Ärzte werden sich sämtlich dagegen wehren", sagt Dr. Sachs bedenklich, „weil sie die intravenöse Injektion, die doch nur im Falle der äußersten Not angewandt wird,… nicht gewöhnt sind…"

„Dann sollen sie es lernen, wie man intravenös injiziert… ich werde es verlangen und sie zwingen…" erwidert Ehrlich laut, vor Aufregung zitternd.

Dr. Sachs antwortet zweifelnd:

„… sie werden daneben stechen und die Vene nicht treffen… oder die Venenwand durchstoßen… in beiden Fällen gibt es Entzündungen.."

„In der ersten Zeit… ja,… aber man wird sich bald gewöhnen und es lernen, wenn man muß, und dann kann nichts Derartiges…" Ehrlich schlägt unwillig auf die Briefe, die er wieder an sich genommen hat…

„mehr passieren… das Blut wird mit jedem Dreck fertig!"

Dr. Sachs nickt zustimmend, und Ehrlich beginnt sein Diktat hierüber. Das beendet, fährt er fort, wieder etwas ruhiger geworden:

„…a—l—s—o… was hatten wir gesagt?…

Lieber Dr. Benda… Ich hege die Vermutung, daß ein bestimmter Rezeptor für den Rest der Essigsäure in den Zellen existieren muß, und daß gerade der Aceticoceptor für die Wirkung des Arsenophenylglyzins und anderer Farbstoffe maßgebend ist…

„Ach… er—lauben—Sie mal…" bricht er plötzlich ab und schon ist er zur Tür hinaus. Sein Gedankenflug hat ihn schon wieder weit weggetragen in seine eigentliche Welt.

Da es gewöhnlich keinen Zweck hat, auf Ehrlichs Rückkehr zu warten, gehe ich nach oben, um zu arbeiten. Aber gelegentlich kommt er doch gleich wieder und ruft dann schon unten am Eingang „M a r k a r t". Dann komme ich schnell wieder herunter und winke unten auf der Treppe Kadereit ab:

„Ich habe schon gehört…"

Ernste Vorkommnisse und deren Erklärung

Endlich, nach dieser unruhigen, mühevollen Arbeitszeit entschließt sich Paul Ehrlich, im Spätherbst 1910, ein paar Wochen auszuspannen und mit seiner Frau nach Baden-Baden zu gehen. Mit mir ist verabredet, daß ich in ein paar Tagen dorthin kommen soll, die eingelaufene Post mitbringe und zur Erledigung der wichtigsten Sachen Diktat aufnehme.

An einem Tischchen in der Halle des Hotels Regina in Baden-Baden liest Paul Ehrlich die Briefe, die ich ihm gebracht habe.

„Es ist auch ein Telegramm aus Wien dabei, Herr Geheimrat"...

Ich reiche ihm das Telegramm, er öffnet es, liest, sieht entsetzt aus...

Seine Gattin ist gerade hinzugekommen, begrüßt mich, sieht erschrocken auf Ehrlich:

„Paul, um Gottes Willen,... was hast Du?"...

Ich flüstere ihr zu: „Ein Telegramm aus Wien..."

Ehrlich, zuerst starr vor Schreck und Entsetzen, fährt sich mit unterdrücktem Aufschrei mit beiden Fäusten an den Kopf:

„... Das ist ... ja nicht zu glauben, das ist ja entsetzlich!"

Seine Gattin nimmt das Telegramm, überfliegt es:

„Mein Gott... nach Salvarsaninjektion... das Gehör verloren... taub geworden... O Gott, was ist denn da nun wieder angestellt worden!?"

Noch zitternd vor Erregung, aber doch schon etwas gefaßter, sagt Ehrlich:

„Natürlich ist da was angestellt!"

Und zu mir — ich bin ebenfalls ganz entgeistert, da ich den Inhalt des Telegramms bisher ja nicht kannte — sagt er sofort:

„Bitte... wir müssen telegraphieren: Klinik Professor Finger, Wien. Erbitte sofortige Drahtantwort welche Dosen wurden injiziert, wie wurde die Injektion gemacht?"... und an Dr. Bertheim: „Bitte sofort feststellen... aus welcher Charge hat Professor Finger Salvarsansendung bekommen... wer hat aus derselben Charge 606 erhalten... und mir umgehend berichten..."

Ich eile hinaus, die Telegramme gleich aufzugeben. Als ich zurückkomme, hat Ehrlich schon seine Entschlüsse gefaßt und alles klar disponiert. Er sagt zu seiner Gattin:

„Ich muß zurück nach Frankfurt... es geht nicht anders."

„Dann werden wir gleich packen und morgen zurückfahren", antwortet seine Gattin.

Ehrlich nickt ernst und sie geht hinauf. Zu mir sagt er:

„Bitte, fahren Sie gleich heute Nachmittag zurück... wir kommen morgen... und bringen Sie Sachs diese Notiz:

„Lieber Sachs, wir müssen drüben im Pathologischen Institut genaue Studien über die anatomischen Verhältnisse im Gehörgang und den angrenzenden Hirnpartien veranlassen... sehr eilig!"

Ich packe alle Briefe wieder zusammen, auch das ominöse Telegramm, und verabschiede mich von Ehrlich:

„Es tut mir schrecklich leid, Herr Geheimrat, daß Sie diese neuen Aufregungen haben..."

Er nickt mir trübe zu und reicht mir die Hand:

„Bis morgen..."

Er sitzt dann noch eine Weile vor dem leeren Tisch mit sorgenvoller Miene, den Kopf in beide Hände gestützt.

. . . .

Bis Ehrlich in Frankfurt eintrifft, liegen schon die Antworten aus Wien und die Feststellungen von Dr. Bertheim vor. Ehrlich sagt zu Sachs:

„Da sehen Sie, trotz aller Mahnungen, keine kleinen Dosierungen anzuwenden, hat Professor Finger dem Patienten 0,1... ich bitte Sie, 0,1 injiziert, die allerkleinste Dosis... und das, was er als Ertaubung mitteilt, ist nichts anderes als ein Rezidiv... ein Rückfall nach ungenügender Behandlung..."

Dr. Sachs nickt: „Die Ergebnisse der anatomischen Studien im Pathologischen Institut werden Sie heute auch noch erfahren."

„Gut, danke, lieber Sachs..." Und zu mir gewandt, fragt er:

„Sind die Telegramme abgegangen an die anderen Stellen, die von derselben Charge 606 bekommen haben?"...

„Ja, Herr Geheimrat, die Antworten müssen schon bald kommen..."

„Gut..."

Es kommt ein Assistent vom Pathologischen Institut der Universität und bringt einen präparierten Schädel mit zur Demonstration. Ehrlich begrüßt ihn:

„Tag ook, lieber Kollege... was haben Sie gefunden?"

„Ich bringe den präparierten Schädel mit, weil daran ganz deutlich die engen anatomischen Verhältnisse im Gehörgang und der Zusammenhang mit den Gehirnpartien zu erkennen ist".

Der Schädel wird genau betrachtet, der Assistent demonstriert mit einer Pinzette Eingang und Verlauf des Gehörganges. Ehrlich nickt und sagt dann, hin- und hergehend und sinnend vor sich schauend:

„Es ist mir jetzt ganz klar... die kleine Dosis von 0,1 Salvarsan hat eher als *Reizdosis* denn als *Heildosis* gewirkt. Es wurden die in den Gehörzentren liegenden Spirochaeten zum Teil abgetötet, aber nicht alle. Die zurückbleibenden, überlebenden, fanden um so größeren Raum und Möglichkeit, sich zu vermehren, wodurch das Gehör leiden mußte und eine Ertaubung eintrat, die aber sicher durch weitere Injektionen mit nicht zu kleinen Dosen zurückgehen wird. Es handelt sich in diesem Falle um nichts anderes als ein „*Neurorezidiv*"."

Kadereit bringt mehrere Telegramme, die Ehrlich sogleich öffnet. Sein sorgenvoller Blick entspannt sich, er reicht eins nach dem andern

Dr. Sachs, und dieser dem Assistenten vom Pathologischen Institut. Ehrlich sagt, aufatmend:

„Die Antworten... alle gleichlautend: Gute Heilerfolge, keinerlei Störung..."

Kadereit bringt noch zwei weitere Telegramme:

„Die hat der Bote vergessen..."

Ehrlich öffnet sie:

„Genau ebenso... wir werden gleich eine Publikation schreiben, die den Fall klarstellt..." Damit wendet er sich zu mir und sagt:

„A—l—s—o... wir wollen schreiben: ‚Zu dem Fall von „Ertaubung" nach Injektion von 606 in der Klinik von Professor Finger, Wien: Die Neurorezidive sind nichts anderes als der Ausdruck einer sterilisatio fere absoluta. Das Auftreten von Neurorezidiven wird vollkommen verhindert durch eine wirklich intensive Initialbehandlung. Wenn ganz vereinzelte Prozesse, insbesondere solche, die in Nerven gelegen sind, sich als schwer zugängig erweisen, können einzelne Keime zurückbleiben, die Anlaß geben zu den Neurorezidiven..." ...„An die Redaktionen der medizinischen Zeitschriften zur sofortigen Veröffentlichung... gleich absenden!"

Professor Finger, Wien, wurde von Ehrlich ersucht, diesen Patienten mit größeren Dosen 606 weiter zu behandeln. Die „Ertaubung" ging danach vollkommen zurück.

. . . . .

Im Dezember 1910 sind die chemischen Fabriken mit der Einrichtung ihrer Apparatur soweit, daß der Fabrikationsprozeß in allen Teilen klappt und schon ein größerer Vorrat des Präparats für den ersten Bedarf in den Apotheken fertig daliegt. Das Salvarsan ist nunmehr in den Apotheken käuflich zu haben, und die Gratisversendung im Georg-Speyer-Hause kann eingestellt werden. Es sind, wie bereits an anderer Stelle gesagt, seit Bekanntgabe der Erfindung von 606 auf dem Wiesbadener Kongreß im April 1910 mehr als 65000 Dosen gratis abgegeben worden. Ehrlichs „Kontrolle" des Versandes an der Innenseite der Schranktür hat die untere Grenze der Tür erreicht und kann abgeschlossen werden.

. . . . .

> „Nicht Schlaf, nicht Nahrungsaufnahme durften die Arbeit dieses bedeutenden Mannes unterbrechen, wenn er mit der Lösung eines Problems beschäftigt war", sagt die „Times", in ihrem Nachruf im August 1915.

Die Zeiten sind nun nicht ruhiger geworden für Paul Ehrlich. Er muß nach wie vor überall raten, helfen, eingreifen, berichten, wenn etwas falsch gemacht worden ist. Nicht nur behält die allgemeine Korre_ spondenz den gleichen Umfang, vermehrt sich sogar noch, sondern auch die genauen Berichte über die mit 606 behandelten Fälle, die nach Ehrlichs Weisung längere Zeit beobachtet werden müssen, werden zahlreicher. Wenn Rezidive (Rückfälle) eintreten, läßt Ehrlich sich genau berichten, welche Dosierungen bei der ersten Behandlung gegeben wurden. Und es sind immer die Stellen, die aus Zaghaftigkeit *kleine* Dosen angewandt haben, die nachher Rückfälle bei den Patienten erleben. Ehrlich muß immer wieder betonen; daß

„die Behandlung nicht mit zu kleinen Dosen verzettelt werden darf, weil die kleinen Dosierungen das Auftreten von Rezidiven begünstigen."

Wo immer genügend große Dosen injiziert werden, kommen keine Rezidive und die Rückfälle an den anderen Stellen, die nach zu kleinen Dosen auftreten, verschwinden, sobald die größeren Dosen angewandt werden.

Unter diesem ständigen Kampf um die Beachtung seiner Anordnungen leidet Paul Ehrlichs Gesundheit ungeheuer. Auch die *endlich geglückte allgemeine Einführung der intravenösen Injektion ist nur durch Kampf erzwungen worden*... Ehrlich gönnt sich keine Ruhe, wagt nicht, ein paar Wochen Ferien zu nehmen und zur Erholung wegzureisen, aus Angst, daß irgendeine Dummheit gemacht wird, wenn er nicht ständig die Hand darüber hält.

Gelegentlich einer im Jahre 1911 herausgegebenen Sammlung wissenschaftlicher Arbeiten über Salvarsan mit einem Vorwort von Paul Ehrlich, äußert sich Professor Heubner, Göttingen, über die Art der klinischen Erprobung von 606 und sagt[1]:

„„.. Es ist ein neues großes Verdienst Ehrlichs, daß er durch die Art und Weise, wie er das Salvarsan durchprüfen ließ, ein mustergültiges Vorbild gegeben hat. Vergleicht man den Inhalt dieses Aufsatzes mit dem nur $7^1/_2$ Monate früheren Wiesbadener Vortrag Ehrlichs, so stellt sich das in der Zwischenzeit erhaltene Resultat als eine organisatorische — fast möchte man sagen „moralische" — Leistung ähnlichen Ranges dar, wie es die Auffindung des wirksamen Moleküls als wissenschaftliche Tat gewesen ist."

. . . . .

Ehrlich hat gerade wieder ein langes Diktat beendet, und ich will das Zimmer verlassen, werde aber durch Kadereits Eintritt, dem der langjährige Freund Ehrlichs, Geheimrat Dr. Arthur von Weinberg, auf dem Fuße folgt, daran gehindert.

Dr. v. Weinberg, Direktor der Chemischen Werke Cassella in Mainkur bei Frankfurt a. M., hat Ehrlich jahrelang, schon lange vor der Gründung des Speyer-Hauses, in seinen chemischen und chemotherapeuti-

---

[1] Therapeutische Monatshefte 1911, Band 25, S. 318.

schen Arbeiten dadurch unterstützt, daß er, wie an anderer Stelle bereits erwähnt, einen seiner Chemiker, Dr. Ludwig Benda in den Werken von Cassella fast ausschließlich für Ehrlich arbeiten ließ.

Ehrlich begrüßt seinen Gast aufs herzlichste:

„Tag ook, lieber Freund,... schön, daß Sie gekommen sind... Wenn der Prophet nicht zum Berge kommt... wissen Sie,... verstehen Sie..."

Beide lachen und Weinberg sagt abwehrend:

„Ja natürlich,... so ist es!"

Beide standen nahe der Tür und ich konnte nicht heraus. Ehrlich auf mich deutend, sagt jovial:

„Sie kennen doch meine rechte und linke Hand, lieber Freund?"

Dr. v. Weinberg begrüßt mich freundlich.

„Wissen Sie, was sie getan hat?" fragt Ehrlich.

„Was hat sie denn angestellt?" sagt Weinberg liebenswürdig, worauf Ehrlich wichtig und lächelnd erwidert:

„Beinahe Tag und Nacht hat sie die ganze Zeit gearbeitet... und nie mehr als vier Stunden Schlaf gehabt... vier Stunden..." und mir freundlich zunickend:

„Aber jetzt muß sie ein paar Wochen Ferien haben..."

„Hat sie ja auch verdient", lacht v. Weinberg liebenswürdig..." Er legt Ehrlich die Hand auf die Schulter:

„Und Sie?... Sie hätten es noch viel nötiger..."

Ehrlich zuckt die Achseln.

„Ich bitte Sie, lieber Freund... ich kann doch nicht fort... die ungeschickten Taperkerle... wissen Sie, verstehen Sie... verderben mir ja die ganze Salvarsantherapie, wenn ich nicht aufpasse auf jede und jede Kleinigkeit..." und ernst fügt er hinzu: „Sie glauben ja gar nicht, wie schwierig es ist, meine Anordnungen durchzusetzen und zu erreichen, daß alles richtig gemacht wird..."

v. Weinberg nickt verständnisvoll:

„Aber Sie werden es zwingen, lieber Freund, mit Ihrem festen Willen und Ihrer Autorität... Sie haben das jetzt auch wieder bewiesen bei der Einführung der intravenösen Injektion... Ich hätte das nie für möglich gehalten. Das ist ungeheuer wichtig bei allen Medikamenten, wenn sie schnell wirken sollen. Stellen Sie sich vor, was das bedeutet für die gesamte Medizin... es ist gar nicht auszudenken!"

Ehrlich ist nun wieder heiter und sagt lachend:

„Ja, natürlich... natürlich... war auch verdammt schwer... aber notwendig!..."

Und dann, befreit aufatmend, zu den Gedanken übergehend, die ihn jetzt besonders beschäftigen:

„à propos... wissen Sie, verstehen Sie... haben Sie meine Schrift gelesen, die ich Waldeyer gewidmet habe?..."

v. Weinberg nickt: „Ausgezeichnet..."

Ehrlich bietet, wie üblich, seine Zigarren an und fährt fort:

„... *eo ipso* bin ich ja zu der Erkenntnis gekommen, daß die organischen Heilsubstanzen nicht nur von einem einzigen Chemoceptor gefesselt werden, sondern daß mehrere derselben in Aktion treten, ebenso, wie ein Schmetterling gleichzeitig an verschiedenen Stellen aufgespannt wird... wissen Sie,... verstehen Sie... so wird — *re vera* — das Arsenophenylglyzin primär durch den Azetococeptor und gleichzeitig durch den Arsenoceptor am Protoplasma verankert, beim Salvarsan tritt der Arsenoceptor und ein Orthoamidophenoloceptor in Aktion. Es wirken, um beim Arsenobenzol zu bleiben — *re vera* — die am Benzolrest angefügten Seitenketten als Organe, mit denen man den verschiedenen Parasiten, je nach der Art der in denselben präformierten Chemoceptoren, den Arsenrest aufzwingen kann[1]."

Seiner Gewohnheit gemäß hat Ehrlich, auf- und abgehend, seine Rede nachdrücklich unterstützt durch Bemalen des Schrankes und der Tür und durch Betupfen von Dr. v. Weinbergs Ärmel und Rock.

„Wieder eine Ihrer grundlegenden Feststellungen"... sagt Dr. v. Weinberg voll Bewunderung.

Ehrlich war niemals zufrieden mit dem Erreichten. Felix Pinkus sagt darüber an einer Stelle seines Nachrufes[2]:

„Bei allem Neuen, Aufklärenden, das seine Arbeiten ergaben,... hatte Paul Ehrlich stets das Gefühl, seinen Weg erst begonnen zu haben. Was der Mitwelt als ein Abschluß großer Forscherarbeit von ihm dargeboten wurde, war für ihn nur der Anfang noch größerer Gedankenflüge. Nie genoß er einen Erfolg in Ruhe, sondern ließ das gewonnene Erlebnis schon wieder weit hinter sich in der sich überstürzenden Fülle der Folgerungen, die zu einem höheren und ebenso schnell wieder überschrittenen Zielpunkt führten..."

. . . . .

---

[1] Wörtlich zitiert aus der seinem Lehrer in Straßburg, Prof. Waldeyer gewidmeten Schrift: „Aus der Theorie und Praxis der Chemotherapie", Folia Serologica, VII, p. 697ff., 1911.

[2] l. c.

KAPITEL XX

EHRLICH MIT SEINEN ENKELKINDERN — FREUNDLICHE FAMILIENBILDER

Da Paul Ehrlich sich auch weiterhin energisch weigert, in Ferien zu verreisen, kommen seine Enkelkinder nach Frankfurt zu Besuch: Hans Schwerin, neun Jahre alt, sein Bruder Günther, die beiden Söhne von Ehrlichs ältester Tochter Steffa, die mit Dr. Schwerin, Breslau, verheiratet war; dann Susi Landau, sieben Jahre, ihre Schwester Dolly, fünf Jahre und deren kleiner Bruder Mathias, drei Jahre alt. Dies waren die Kinder von Ehrlichs zweiter Tochter Marianne, die Dr. Landau, Mathematikprofessor an der Universität Göttingen, geheiratet hatte.

Nun war Ehrlichs Haus in der Westendstraße voll Leben und Treiben, woran der Großpapa seine Freude hatte. Hans Schwerin und Susi Landau waren schon ein paarmal bei den Großeltern zu Besuch und kannten die Gewohnheiten des Großvaters besser als die jüngeren Geschwister. Sie machen daher bei allem die Anführer.

Früh an einem Sonntagmorgen kommen die Kinder auf den Zehenspitzen aus ihren Schlafzimmern im Giebelstock und stellen sich horchend vor Großvaters Zimmertür. Sie hören Großpapa drinnen singen: „Am grünen Strand der Spree". Sie kichern, denn er singt falsch. — Das tut er stets. — Hans faßt sich zuerst ein Herz, er klopft ganz leise an und öffnet die Tür ein wenig. Flüsternd fragt er zum Türspalt hinein:

„Großpapa?"......, worauf von drinnen Ehrlichs Stimme zurückkommt.

„Tag ook, Hänsche..."

Hans und Susi zwängen sich durch den Türspalt und Hans sagt wichtig: „Die Kinder warten..." und Susi kichert:

„Ach Großpapa, Du hast ja noch ganz dunkel!"

„Ja, im Dunkeln ist gut munkeln..." ertönt Ehrlichs Stimme zurück. „Kommt nur alle herein... aber leise..."

Sie gehen alle auf Zehenspitzen hinein und lassen den Türspalt offen. Dann hört man Wasserplanschen, Kinderjubel und Gelächter, in das Ehrlich mit einstimmt, aber dann dämpft er wieder den Jubel und macht „pscht... pscht... leise... leise..."

Nun öffnet sich die Tür etwas weiter, die Kinder kommen wieder heraus, Hans voran. Er trägt eine Flasche mit giftgrüner Flüssigkeit vorsichtig vor sich her und die anderen folgen ihm behutsam und leise im Gänsemarsch auf Zehenspitzen.

Paul Ehrlichs Gattin hat ihre Zimmertür geöffnet, kommt im Morgenanzug heraus und sagt lachend zu den Kindern:

„Kinder, was habt ihr denn nun schon alles angestellt? Ihr habt den Großpapa sicher gestört... Was hast Du denn da, Hans?"

Sie nimmt die Flasche mit der giftgrünen Flüssigkeit und betrachtet sie kopfschüttelnd, wozu Hans wichtig erklärt:

„Ich habe nämlich mit Großpapa schon chemisch gearbeitet... Wir haben ein wunderbares Haarwasser hergestellt..."

Die Großmama gibt die Flasche zurück und sagt lachend:

„Das sieht aber gar nicht so verführerisch aus mit der giftgrünen Farbe, Hänschen..."

„O doch, Großmama..." repliziert Hänschen energisch und mit Nachdruck, „und es ist wirklich sehr wirksam... Du mußt es auch einmal versuchen, Großmama..."

Hans will ihr die Flasche wiedergeben, aber sie wehrt lachend ab:

„Nein, nein, Hänschen, das mußt Du für dich ganz allein behalten."

Die anderen Kinder hatten mit schiefgehaltenen Köpfchen lauschend dabeigestanden, Dolli hält ihr Brüderchen Mathias bei der Hand und sagt bittend:

„Oma... wir möchten doch auch den Laubfrosch sehen..."

Alle klatschen in die Hände und rufen begeistert:

„Ach ja, Oma,... den Laubfrosch..."

„Also, dann kommt..."

Sie gehen alle in Ehrlichs Studierzimmer, wo an dem einen Fenster das hohe Glas mit dem Laubfrosch steht. Er sitzt unten auf dem Boden des Glases, halb verborgen im Grünen. An der Innenwand des Glases steht das Leiterchen. Die Kinder schauen und staunen.

„Er muß doch auch mal rauskommen aus seinem grünen Garten und das Leiterchen raufsteigen..."

„Das tut er nur, wenn schönes Wetter kommt", sagt die Großmama...

„Ich glaube, es gibt heute kein schönes Wetter..."

„Ach... Oma..." sagen die Kinder bedauernd.

Ehrlich kommt herein aus seinem Schlafzimmer, rauchend. Er legt die Zigarre beiseite, als er die Kinder sieht. Durch die halbgeöffnete Tür sieht man dicken Zigarrendampf in seinem Schlafzimmer. Er hat sein Zigarrenkistchen und die unvermeidlichen „Blöcke" in der Hand, kommt zu den Kindern und schaut mit zu.

Gleich kommt auch Kadereit zur anderen Tür vom Gang herein mit der dicken Aktentasche voll Briefe, begrüßt von dem Ruf der Kinder, in den auch Ehrlich hell mit einstimmt:

„Kadereit... Kadereit... die Fliegen, die Fliegen!"

Kadereit schmunzelt und eilt sich, die Kinder zu befriedigen. Aus seiner Aktentasche kommen Stöße von Briefen zum Vorschein, dann ein großes Reagenzglas, dessen Öffnung mit einem großen Wattebausch sorgfältig verstopft ist und das mit Fliegen ganz gefüllt ist.

Mit schalkhaftem Seitenblick auf Kadereit sagt Ehrlich:

„Kinder, Ihr wißt doch, daß Kadereit die Fliegen alle im Instituts-Stall züchtet... er hat nämlich eine ganz besondere Zucht dafür eingerichtet... und dann fängt er sie, wenn sie groß genug gewachsen sind, ... mit dem Schmetterlingsnetz..."

Kadereit will ihm das Glas mit den Fliegen reichen, und die Kinder, die jede Bewegung verfolgen, rufen protestierend:

„Ach, Opa, das ist doch gar nicht möglich, die fliegen doch alle wieder davon durch die großen Maschen..."

Ehrlich tut geheimnisvoll:

„Nein,... wißt Ihr... Kadereit hat darin eine ganz besondere Geschicklichkeit..." Er schaut die Kinder über die Brille hinweg mit großen Augen an: „und wenn die Fliegen einmal im Netz sind, können sie nie mehr heraus, dann sind sie durch Zauber gebannt..."

„Durch Zauber... Opa?" wiederholen die Kinder erstaunt und andächtig... „Wie wird denn das gemacht?"

Ehrlich nickt ernst und feierlich, seine Gattin lacht hell auf, und Kadereit verzieht zu allem keine Miene, reicht Ehrlich das Glas mit den Fliegen über die Köpfe der Kinder hinweg, die ungeduldig danach greifen wollen und sagt:

„Ja, det is jarnich so einfach... aber heut' waren viele Fliegen da, ick jloobe et jibt Regen."

Der Großpapa hat angefangen, den Frosch mit den Fliegen zu füttern, worauf sich jetzt alle Aufmerksamkeit der Kinder richtet. Sie sind begeistert und jubeln, wenn der Frosch hochspringt und nach den Fliegen schnappt. Der Frosch klettert ein paar Stufen die Leiter hinauf, um die Fliegen besser fangen zu können, und Ehrlich erklärt das sogleich als eine Besserung der Wetteraussichten:

„Seht Ihr, Kinder, Kadereit braucht bloß zu kommen, dann wird das Wetter gleich besser... das bringt Kadereit nämlich mit..."

Die Kinder rufen ungläubig:

„Ach, Opa... wo hat er denn das gehabt... wie hat er denn das mitgebracht?"

Ehrlich tätschelt die Kinder liebevoll:

„Wie habt Ihr denn das schöne Wetter mitgebracht?... Schon Euer bloßes Da—sein ist Sonnenschein. Aber nun müßt Ihr spazieren gehen, Kinder, Opa muß arbeiten..."

„Mußt Du denn heute, am Sonntag, auch wieder ins Institut?" fragt seine Gattin.

„Ja, natürlich,... natürlich... Sonntags kann ich am allerbesten arbeiten... nicht, Kadereit?... da stört uns niemand."
Kadereit nickt mit sauersüßer Miene.
Frau Ehrlich sagt bedauernd: „Ja, wenn es denn sein muß" und streckt die Hand nach den Kindern aus: „Dann kommt, Kinder."

. . . . .

Am Nachmittag auf der kleinen Terrasse hinter dem Eßzimmer finden wir sie wieder alle versammelt. Es ist ein kleines Fleckchen Grün hinter dem Hause, mit Blumen an der seitlichen Mauer, kleinem Rasenplatz in der Mitte, von niedrigen Rosen umsäumt, die wunderschön blühen. An der hinteren Umfassungsmauer einige Sträucher und ein paar hohe Bäume: ein paar Birken, Pappeln und Ebereschen. Aber da in dem Häuserblock von allen Häusern hinten ebensolche kleinen „Gärtchen" zusammenstoßen und das Gebüsch die Mauern verdeckt und die anderen Häuser hinter den Bäumen auch nicht sichtbar sind, sieht man nur das Grüne, die Bäume, die Sträucher und Blumen und hat den Eindruck einer kleinen Parkanlage.

Von der Terrasse, auf die man durch das Eßzimmer gelangt, führen seitlich ein paar Steinstufen nach unten in den kleinen Garten. Oben ist ein großer Teetisch gedeckt, Frau Ehrlich und die Kinder sind schon anwesend, und eben kommt auch der Großpapa mit Zigarrenkistchen, „Blöcken" und Schreibmaterial. Dora schenkt Tee ein, für die Kinder Schokolade, und sie sitzen alle heiter am Tisch.

Hans fragt: „Warst Du sehr fleißig, Großpapa?"

„Ja, natürlich,... natürlich, Hänsche... ich muß immer fleißig sein... Aber nun wollen wir mal sehen, was das Bäumchen macht..."

Die Kinder springen auf und laufen hinunter. Der Sämling auf der abgestorbenen Pappel an der hinteren Mauer ist schon eine kleine Eberesche geworden.

„Seht nur, Kinder, jetzt ist das Bäumchen schon wieder ein ganzes Stück gewachsen..." Die Kinder drängen sich heran und schauen: „Ach ja... ja..." und Ehrlich breitet die Arme aus:

„Ach... ist das schön!... Aber nun müssen wir auch noch die Vögel füttern..." ... „Hört Ihr, sie warten schon auf ihr Futter... kommt!"

Dora hat den Tisch abgeräumt, das Arbeitsmaterial Ehrlichs und die Zigarren zurechtgestellt, auch einen Teller mit Brosamen mitten auf den Tisch. Auf dem Geländer der Terrasse und in weiterer Entfernung sitzen die Vögel in Menge und lärmen. Ehrlich hat sich an den Tisch gesetzt, streut den Vögeln Brosamen und sagt zu den Kindern:

„Kommt lieber nicht zu nahe an den Tisch, damit Ihr die Vögel nicht verscheucht..."

Die Vögel kommen auf den Tisch gehüpft und picken die Brosamen auf, zum großen Jubel der Kinder, die, behütet von Frau Ehrlich und Dora, etwas nach der Eßzimmertür zu zurückgetreten sind.

„Da seht nur das Blaumeischen... das kommt immer wieder", ruft Ehrlich ihnen zu.

Die Kinder recken die Hälschen und rufen: „Ach ja... ach ja!"

„Und jetzt wollen wir doch mal sehen, ob der Herr Gimpel lieber kleine Brocken nimmt oder große," sagt Ehrlich und legt zwischen die Krumen ein paar größere Brocken. Aber es ist nicht der Gimpel, der die großen Brocken holt, sondern ein paar Tannenmeischen machen sich darüber her und schleppen mühsam die großen Brocken mit sich fort. Ehrlich lacht:

„Da seht doch nur die kleinen Frechdächse..." Die Kinder jubeln laut und klatschen in die Händchen... und die ganze Vogelgesellschaft fliegt davon.

„Und nun muß Opa aber arbeiten, Kinder..." Er nickt den Kindern und seiner Gattin zu:

„Auf Wiedersehen, Kinder..."

„Auf Wiedersehen, Opa..."

Und Ehrlich arbeitet wieder, emsig schreibend und ebenso emsig rauchend.

.   .   .   .   .

Ehrlich erzählt den Kindern auch gern Märchen, meist selbsterfundene, bei denen immer Verwandlung und Zauberei eine Rolle spielen. Hierin kommt seine Einstellung als Chemiker voll zum Ausdruck. Folgende kleine Beschreibung hat mir sein Enkelsohn Hans Schwerin vor längerer Zeit einmal mitgeteilt:

Früh am Abend, als die Kinder im Kinderzimmer beim Nachtmahl sitzen, kommt der Großpapa zu ihnen herein:

„... A—l—s—o, Kinder,... was habt Ihr denn da Schönes?"

„Reisspeise, Opa... " — Der Großpapa reckt den Hals:

„Ach, wie gut...

„Die Speise
vom Reise
die lobt jeder Weise,
die loben die Greise,
sie sitzen im Kreise...

„Opa, Du kannst ja auch dichten," jubeln die Kinder.

„Natürlich kann ich das, und Märchen weiß ich... und alles habe ich selbst erlebt..."

Die Kinder springen auf, umringen ihn:

„Erzähle, Opa,... bitte,... bitte!"

„Also, da wollen wir uns alle mal hierhersetzen..." Er setzt sich auf das Sofa, die Kinder holen ihre Stühlchen herbei und setzen sich um ihn herum. Und Ehrlich beginnt:

„... A—l—s—o,... heute morgen bin ich in den tiefen Wald gegangen..."

„Aber Opa, Du warst doch im Institut..." ruft Günther.

„Ja,... natürlich... aber vorher, da war ich im tiefen Walde... dort war ein Zauberer... und der Zauberer hatte es auf einen Baum abgesehen.

„Der Zauberer hat den Baum verzaubert,

„Der arme Baum hat sich entlaubert...

Der Baum nämlich war gar kein Baum, sondern ein... Esel... Aber auch mit dem Esel hatte es so seine Bewandtnis. Der war nämlich eigentlich aus einer Perle herausgekrochen... Und die Perle, das war auch keine Perle. Das war eine verzauberte Königstochter..."

Die Kinder haben ganz andächtig zugehört; Susi fragt:

„Opa, — hast Du den Zauberer *ganz wirklich* gesehen?"

„Ja, *ganz wirklich*,... der hatte nämlich grüne Haare."

Dora ist inzwischen hereingekommen und will die Kinder zu Bett bringen.

„Glaubt Ihrs nicht, Kinder?... Nun, der Herr war so freundlich, mir seinen Kopf zu überlassen... Dora, holen Sie doch mal den Zauberer..."

Den Kindern gruselt es ein bißchen, Dora geht hinaus und kommt wieder mit Ehrlichs großer Aktentasche, die sie ihm reicht und Mühe hat, ernst zu bleiben.

Ehrlich öffnet die Tasche und nimmt ein in weißes Seidenpapier eingewickeltes Etwas heraus. Die Kinder machen große Augen und können vor Erwartung nicht mehr ruhig bleiben. Ehrlich packt das „Etwas" aus und stellt es auf den Tisch, um gleich darauf in ein kindlich-übermütiges Lachen auszubrechen. Da stand ein Tonkopf, auf den Gras gesät war, das grün und zart wie Haare aus dem Kopf herauswuchs. Jedes Kind wollte das „Haar" streicheln und des Jubels war kein Ende...

Dora hat auch mitgelacht und nun mahnt sie:

„Kinder, jetzt müßt Ihr aber schlafen gehen..."

„...A—l—s—o... Gute Nacht, Kinder", verabschiedet sich der Großpapa. Dann, als er sich umdreht, um zur Tür zu gehen, sagt er: „Wißt Ihr, Kinder, neulich, als ich verreist war, habe ich Euch so viel mitgebracht... aber ich habe es in der Bahn liegen lassen..."

„Oh, was war denn das, was Du uns mitgebracht hattest?" fragen die Kinder neugierig.

Der Großpapa dreht sich nochmal um zu ihnen, nickt und sagt: „Ja... das war... das war eine ganze Erdkugel mit Menschen und Eisenbahnen ... und lebendigen Tieren... Aber nun wird sich wohl der Schaffner, der es gefunden hat, mit seinen Kindern darüber freuen..."

„Ach Opa,..." rufen die Kinder bedauernd... eine ganze Erdkugel... wie schade!"

Ehrlich ist schon an der Tür: „Schlaft schön, Kinder... wenn ich wieder verreise, vergesse ich es ganz gewiß nicht..."

„Gute Nacht, lieber Opa..."

Von einer früheren gemeinsamen Ferienzeit der Großeltern Ehrlich mit den Kindern, schrieb mir Hans Schwerin ebenfalls, daß er mit dem Großpapa zusammen in einem großen Schwarzwaldhotel in den Speisesaal gehen wollte und an der Tür die Bemerkung machte:

„O, da werden aber die Leute vor meinem Großpapa staunen!" worauf Ehrlich lächelnd erwiderte:

„Sie werden gar nicht staunen, Hänsche, sie werden ruhig ihre Suppe weiteressen."

. . . . .

KAPITEL XXI

WEITERE FESTSTELLUNGEN ÜBER SYPHILIS —
GUTE UND SCHLECHTE NACHRICHTEN

Ich komme aus den Ferien zurück und melde mich bei Ehrlich, der in seinem Laboratorium Reagenzglasversuche macht und in seinen chemischen Präparaten kramt:
„Guten Tag, Herr Geheimrat."
Ehrlich unterbricht seinen Versuch, kommt erfreut auf mich zu und schüttelt mir die Hand:
„Schön, daß Sie wieder da sind..."
Ich bin beglückt über den Willkommensgruß, der mir zeigte, daß er mit meiner Arbeit nicht unzufrieden war. Ein schöneres Lob konnte ich mir nicht wünschen.
Ganz unvermittelt sagt Ehrlich dann — er hat die Reagenzglasversuche schon wieder aufgenommen:
„A—l—s—o... jetzt wollen wir mal schreiben:
„Lieber Freund Gabriel, ich werde jetzt wirklich Deinem Rat folgen, etwas weniger Dampf zu geben und die Maschine zu schonen. Übrigens habe ich mich mit Arbeiten gar nicht so sehr überanstrengt, sondern es waren nur die ekelhaften Aufregungen und Verdrießlichkeiten, die mit der Sache verknüpft waren, die mir so an die Nerven gegangen sind. Wenn ich wieder einmal nach Berlin komme, erzähle ich Dir von den vielen Schwierigkeiten, die ich gehabt habe.
„Laboratoriumsarbeit ist ja ein Kinderspiel dagegen; entweder geht eine Sache, oder sie geht nicht und die Feststellung hat nichts Aufregendes. Wenn man aber auf Hunderte von Mitarbeitern angewiesen ist, von denen es jeder besser zu machen meint als der andere,... so kann einem das Leben doch recht erschwert und verbittert werden."

. . . .

und Heilerfolge...

Kadereit meldet einen Besuch; Sanitätsrat Dr. Sternthal aus Braunschweig[1], eifriger Salvarsanbehandler seit der ersten Erprobungszeit.

---
[1] Dr. Sternthal lebt jetzt in USA. als Emigrant.

Er berichtet über wirkliche Heilerfolge unter seinen Patienten; besonders den Fall eines Tabikers, der sich zuvor nur am Stock mühsam bewegen konnte und nach der Behandlung mit 606 eine so frappante Besserung erlebte, daß er jetzt auf die fahrende Trambahn aufspringen kann. Ein Neurologe hatte zwar über den Fall geäußert, er habe sich „etwas gebessert". Ehrlich sagt lächelnd und mit feiner Ironie:

„... ich bitte Sie... etwas gebessert... verstehen Sie, ... und er springt auf die fahrende Trambahn!... *Glänzend* ist das Resultat!"

In „regulären Zeiten", d. h. vor der Bekanntgabe der Salvarsanerfindung, kamen Besucher gewöhnlich zwischen 11 und 1 Uhr, und bis 3 Uhr war schon viel Diktat und Korrespondenz getan, vorausgesetzt, daß nicht zu viel „chemische Ablenkung" dazwischenkam. Hatte Paul Ehrlich dann später den letzten Brief unterschrieben und das Tagespensum war zur Zufriedenheit erledigt, sagte er oft:

„So nach dreie, das ist doch unsere beste Zeit, — da können wir am besten arbeiten, nicht?"

Zu dieser Zeit arbeiteten die Assistenten emsig in den Laboratorien, sie hatten vollauf zu tun, die Dispositionen des Chefs auszuführen; sie kamen nicht, wenn sie nicht besonders gerufen wurden.

Das ist nun freilich alles ganz anders geworden, unruhiger, aufregender, mit dem unaufhörlichen Hin und Her zwischen den beiden Instituten, da Ehrlich ständig darüber wachen mußte, daß im Speyer-Hause alles richtig gemacht wurde, da die Assistenten mehrmals am Tage zum Chef kamen mit ihren Anliegen, den ganzen Tag Besucher Ehrlich sprechen wollten.

Von allen Seiten kommen erfreuliche Nachrichten über Besserungen, Heilungen. Trotzdem will Ehrlich Frankfurt nicht verlassen; er will nicht weichen. Bei der ungeheuer großen Zahl von Kranken, die jetzt behandelt werden, kann auch einmal ein Unheil eintreten, und dann muß er zur Stelle sein. Er gönnt sich nach wie vor kaum Ruhe und Rast und muß wiederholt erinnert werden, daß er wenigstens mittags eine Tasse Suppe, die Frau Kadereit für ihn heiß gemacht hat, die er aber längst wieder hat kalt werden lassen, zu sich nimmt. Auch kommen nachmittags immer noch viele Besucher, jeden Tag verläßt er seine Arbeitsstätte später, trotz wiederholter telephonischer Mahnung seiner Gattin, nach Hause zu kommen.

Selbst wenn er schon in Hut und Mantel bereit ist zu gehen, legt er nochmals ab, wenn ein neuer Besuch kommt, und es wiederholt sich zum ungezählten Male seine in stets gleicher Liebenswürdigkeit an den Gast gerichtete Aufforderung: „Bitte setzen Sie sich," — eine Einladung, der ein Gast niemals folgen kann, weil weder das Kanapee noch die im Zimmer befindlichen Stühle wegen der darauf ruhenden Bücherstapel zum Sitzen benutzt werden können. So bleiben die Besucher stehen — es sei denn, daß der unermüdliche Kadereit aus einem anderen Zimmer Stühle herbeiholt. Ehrlich setzt sich infolgedessen auch nicht, und so vollzieht sich die ganze, oft eine Stunde während Unterredung stehend.

. . . . .

Natürlich kamen manchmal auch schlechte Nachrichten. Professor Johan Almqvist, Stockholm, einer der ersten Salvarsanerprober, hatte Ehrlich in Frankfurt aufgesucht und ihm über viele Heilerfolge berichtet. Aber er mußte ihm außerdem leider von einem Todesfall Mitteilung machen. Professor Almqvist schrieb mir über diesen Besuch vor längerer Zeit und sagte, daß Ehrlichs Verhalten bei dieser Gelegenheit den tiefsten Eindruck auf ihn gemacht habe. Er schrieb:

„Es war mein erster Todesfall nach Salvarsanbehandlung, und zwar an Encephalitis haemorrhagica interna (Blutungen im Gehirn). Jede Einzelheit der Behandlung, des Krankheitsverlaufs, der Sektionsbefunde mußte ich Paul Ehrlich vortragen. Andauernd durch Besucher unterbrochen, kam er immer wieder auf den Fall zurück, ging bald lebhaft sprechend, bald nachdenklich im Zimmer auf und ab, und als er schließlich glaubte, eine Erklärung für die Hirnveränderungen gefunden zu haben, sagte er wiederholt, immer noch in Gedanken, wie zu sich selbst:

„Das ist die Sache, wissen Sie, — das ist die Sache!" Und dann ruhte er nicht, bis eine Publikation ausgearbeitet war, die auf alle Einzelheiten aufmerksam machte, die in diesem Falle zum Tode geführt hatten. Er konnte Professor Almqvist anschließend eine Reihe ähnlicher Fälle mitteilen, in denen nach Salvarsanbehandlung erhebliche Besserung erzielt wurde, Fälle, wie sie Professor Almqvist selbst erlebt hatte und bestätigen konnte.

. . . .

So allgemein bekannt war Ehrlichs kritisches Empfinden und hohes Verantwortungsgefühl, daß seine Gepflogenheit, allen Nebenerscheinungen bei der Behandlung mit 606 auf den Grund zu gehen, einmal von einem spanischen Arzt als List benutzt wird. Der spanische Kollege hatte sich vergeblich bemüht, den Meister persönlich zu sprechen, und Kadereit mußte ihm mit aller Bestimmtheit sagen:

„Es ist ihm wirklich heute nicht möglich, Sie zu empfangen."

Aber der Spanier mußte noch am selben Abend abreisen und er hatte es sich in den Kopf gesetzt, den „großen Ehrlich" persönlich zu sprechen. So stellte er sich im Korridor des Instituts auf und wartete. Ehrlich kam heraus, um wegzugehen. Der Besucher stellt sich vor, sagt, er habe es sich nicht versagen können, Ehrlich zu begrüßen und ihn zu seinem großen Werk zu beglückwünschen, wenn er auch nicht glaube, daß das Salvarsan sich bewähren werde."

„Wieso denn... wieso denn?" inquiriert Ehrlich sogleich und beginnt ihn zu fragen, ob er es denn selbst angewandt habe, welche Dosen er injiziert habe, ob er Nebenerscheinungen gesehen, welche Erfahrungen er damit gemacht habe, wobei er ihn in sein Arbeitszimmer zieht. Nachdem er das erreicht hatte, gesteht der Gast ihm drinnen seine List, erzählt, daß er über ausgezeichnete Resultate berichten könne und sehr zufrieden sei. Die Unterredung währt fast zwei Stunden, an deren Schluß der Besucher sich noch Ehrlichs Photographie mit Namensunterschrift erbat und mit dieser hochbeglückt von dannen zog.

. . . . .

Ein anderes kleines Intermezzo, das Ehrlichs Liebenswürdigkeit hell beleuchtet, sei hier erwähnt:

Dr. Gonder, Assistent am Speyer-Hause, der über Tropenkrankheiten arbeitete, wollte noch am Spätnachmittage den Chef auf einen auffälligen Befund aufmerksam machen und sich besondere Weisungen von ihm erbitten. Kadereit hatte ihm gesagt, soviel er wisse, sei Ehrlich nicht in seinem Zimmer, und nachdem Dr. Gonder ihn in einigen Abteilungen vergeblich gesucht hatte, kam er schließlich doch in Ehrlichs kleines Laboratorium.

Ungestüm anklopfend, ungestüm eintretend, ruft er ungeduldig, da er den Chef nicht erblickt:

„Zum Donnerwetter, wo steckt er denn nun wieder, der Chef?!" — ehe ich es durch ein Zeichen verhindern konnte.

Ehrlich hatte hinter dem großen Laboratoriumstisch gehockt und in seinen chemischen Fläschchen gekramt. Er wollte eine chemische Fabrik bitten, für seine Versuche ein bestimmtes Präparat noch einmal herzustellen, so wie sie es schon früher getan hatte. Um genaue Angaben machen zu können, hatte er das vor längerer Zeit erhaltene Fläschchen hervorgesucht.

Bei Dr. Gonders stürmischem Eintritt und Ausruf richtet Ehrlich sich auf und, als habe er nichts gehört, begrüßt er ihn mit seinem jovialen

„Tak ook, lieber Gonder, was gibts denn Neues?" — obwohl er Dr. Gonder am Vormittag schon ein paarmal gesehen und begrüßt hatte, und ohne eine Antwort abzuwarten, malt er mit Farbstift — in der anderen Hand das Fläschchen — die darauf verzeichnete chemische Formel an die Schranktür. Er macht noch eine scherzhafte Bemerkung zu Dr. Gonder über das Wetter und knüpft dann gleich ein Gespräch an über eine biologische Beobachtung, von der er wußte, daß sie Dr. Gonder interessieren würde. Damit hilft er dem zuerst wie zu Stein erstarrten ertappten Sünder über das Peinliche der Situation hinweg. Dr. Gonder, der zuerst nur ein paar Worte stottern kann, erholt sich dabei rasch von seinem Schreck und nimmt schließlich befreit am Gespräch teil. Befriedigt und glücklich verläßt er das Zimmer und der Vorfall ist vergessen.

. . . .

Altsalvarsan — Neosalvarsan

Unter den im Speyer-Hause dann weiter hergestellten Präparaten der Salvarsanreihe zeigte nach dem eigentlichen Salvarsan (606) erst das Präparat 914 wieder besondere Wirksamkeit im Tierversuch. Ehrlich hatte wiederholt betont: ,,In der Chemotherapie müssen Hunderte von Präparaten hergestellt und untersucht werden..." Die mehr als dreihundert höhere Nummer 914 ist ein Beweis dafür.

Wieder mußte an großen Tierreihen — nachdem die Wirkung im Tierversuch festgestellt war — die Verträglichkeit und die Heilwirkung einwandfrei feststehen, wieder die Erprobung in der menschlichen Therapie durch eine Anzahl der erfahrensten Salvarsanbehandler vorgenommen werden.

Die Urteile lauteten von allen Seiten übereinstimmend dahin, daß 914, — ,,*Neosalvarsan*" genannt — nicht so stark wirksam sei wie 606, das ,,*Altsalvarsan*". Aber trotz der geringeren Wirksamkeit fanden sich nach der Veröffentlichung der Versuche an Tier und Mensch in den medizinischen Zeitschriften viele Fürsprecher unter den Klinikern und Ärzten, das Altsalvarsan durch das Neosalvarsan allgemein zu ersetzen, weil es viel leichter löslich ist als das schwieriger zu handhabende Altsalvarsan und dadurch dem behandelnden Arzt die Arbeit wesentlich erleichtert wurde. Das Drängen der Ärzte wurde von den Fabriken lebhaft unterstützt, denn auch die fabrikatorische Darstellung von 914 war leichter und erforderte, namentlich in den Zwischenstadien der chemischen Darstellung, nicht so schwer zu befriedigende Vorsichtsmaßnahmen wie das Altsalvarsan.

Es wurde Ehrlich nicht leicht, seine Zustimmung zu geben. Sein Wunsch, und das Ziel, dem er zustrebte, war die *Therapia sterilisans magna, die Heilung mit einem Schlage*, die mit dem Altsalvarsan in sehr vielen Fällen erreicht wurde, nicht nur bei der Brustseuche der Pferde und der in den Tropen so sehr gefürchteten Framboesie, sondern auch bei Syphilis, wo oft bei Fällen im Frühstadium mit großen Dosierungen bis zu 0,9 gr in einer einzigen Injektion geradezu phantastische Erfolge erzielt wurden. Aber diesmal mußte Paul Ehrlich nachgeben, sich schweren Herzens zu dieser Konzession an die Bequemlichkeit der behandelnden Ärzte verstehen.

Es war ein Kompromiß. Mit der Einführung des Salvarsans vor mehr als vierzig Jahren, die eine vollkommene Umwälzung mit sich brachte in der Behandlung der Syphilis — der unheimlichen, unheilvollen Erkrankung, die man sich damals, vor 1910, scheute, überhaupt in der Öffentlichkeit zu diskutieren —, wurde die Ärzteschaft vor ungeheuer schwierige Aufgaben gestellt. Ehrlichs Vorschriften für die Auswahl der zu behandelnden Fälle, Festsetzung der zu verabreichenden Dosierung, Herstellung richtiger Lösungen, Vorsichtsmaßnahmen bei der Injektion, Kontrolle und Weiterbeobachtung der Kranken, das alles war so überwältigend neu und verantwortungsvoll, daß Ehrlich sich dem inständigen Drängen und Bitten, durch Ausgabe des Neosalvarsans den Ärzten die Behandlung zu erleichtern, nicht entziehen konnte. Alles, was der moderne Mediziner heute als selbstverständlich betrachtet in der Behandlung der Syphilis und alle dabei notwendigen Maßnahmen, die er täglich, gewissermaßen spielend aus dem Handgelenk macht, erforderte damals ein besonderes Studium, besondere Einübung. Die intravenöse Injektion, die nach den ersten Nebenerscheinungen bei intramuskulärer und subkutaner Anwendung von Ehrlich kategorisch verlangt wurde und die eben aus diesem Grunde, dank der energischen Forderung Ehrlichs, heute zum allgemeinen Rüstzeug jedes Arztes gehört, mußte damals erst gelernt werden, denn zu jener Zeit wurde sie nur im Falle der Not angewandt, und die Ärzte mußten ihre große Scheu vor der allgemeinen Applikation erst überwinden.

Nicht wenige der Salvarsanbehandler blieben trotz alledem auch nach Einführung des Neosalvarsans dem ursprünglichen „Altsalvarsan" treu, und es gab sogar einige unter ihnen, die sich kühn erlaubten, einfaches Leitungswasser zu den Lösungen zu verwenden, an Stelle von frisch destilliertem oder sterilisiertem Wasser, nie eine Nebenerscheinung oder Störung sahen und mit Dosierungen von 0,9 gr in einer einzigen Injektion „*mit einem Schlage*" ihre Kranken heilten.

Es kann gar keine Frage sein für den, der Paul Ehrlich kannte, daß, wenn er nur noch ein paar Jahre länger gelebt und die Behandlung mit seinem großen Verantwortungsgefühl und der ihm eigenen Energie weiter überwacht hätte, er die Wiedereinführung des Altsalvarsans oder einer vielleicht veränderten, noch stärkeren Form, die sich aus der unaufhörlichen weiteren chemischen Bearbeitung ergeben hätte, gefordert und durchgesetzt haben würde, sobald erst einmal alle „Adepten" die Erfordernisse der neuen Therapie vollkommen beherrschten.

. . . . .

Im Verlauf der folgenden Jahre, als das Salvarsan sich immer mehr Bahn bricht in der Therapie der menschlichen Syphilis, wird Ehrlich oft von großen Laien-Gesellschaften oder Vereinen, die sich Aufklärungsarbeit in bezug auf Geschlechtskrankheiten zum Ziel gesetzt hatten, und von Krankenkassenverbänden gebeten, Vorträge vor dem großen Kreise ihrer Mitglieder über die Behandlung mit Salvarsan zu halten, weil die Vorstände dieser Vereinigungen es für äußerst wertvoll halten, ihre Vereinsmitglieder gerade von so autoritativer Seite wie Paul Ehrlich selbst über das Präparat und seine Anwendung aufgeklärt zu sehen. Ehrlich ist sich des ethischen Nutzens einer solchen öffentlichen Aufklärung großer Laienkreise voll bewußt, und kaum ein zweiter würde auf diese Gelegenheit, zu einem großen Kreise von Laien zu sprechen, verzichten. Aber er lehnt jedesmal prinzipiell ab, „weil er sich nicht dem Vorwurf der Reklame aussetzen wolle". Selbst das Zureden verschiedener Freunde vermag ihn von diesem Entschluß nicht abzubringen. Ich möchte einen solchen Absagebrief hier im Wortlaut folgen lassen, weil er charakteristisch ist für die Denkart und große Bescheidenheit Ehrlichs. Er schreibt am 8. Juni 1912 an die Freie Vereinigung der Krankenkassen der Provinz Brandenburg, Berlin:

„Ich danke Ihnen bestens für Ihre freundliche Aufforderung, in der VIII. Provinzialkonferenz der Krankenkassen der Provinz Brandenburg einen Vortrag über Salvarsanbehandlung zu halten. Ich würde derselben gern entsprochen haben, leider ist mir das aber aus prinzipiellen Gründen nicht möglich, und ich habe einen gleichen Wunsch des Ihnen wohl persönlich bekannten Sekretärs der hiesigen Krankenkassen, Herrn Graef, der auf Grund seiner Erfahrungen warmer Anhänger der Salvarsantherapie ist, ebenfalls nicht Folge geben können.

„Maßgebend war für mich einerseits der Umstand, daß ich selbst gar keine Praxis ausübe, andererseits aber die Befürchtung hege, daß ein derartiger Vortrag von gegnerischer Seite — an der es ja leider nicht fehlt — gegen mich ausgebeutet würde. Wenn ich einen solchen Vortrag halte, werden die Gegner zunächst sagen: „Es ist ja ganz selbstverständlich, daß Ehrlich als Erfinder für das Mittel ist." Und Böswillige werden vielleicht noch hinzufügen, daß ich „die Notwendigkeit empfinde, Reklame zu machen".

. . . . .

Der Nachweis von Syphilisspirochaeten im Gehirn und Rückenmark von Paralytikern und Tabikern

Über eine äußerst wichtige Feststellung für die Behandlung der Parasyphilis (Paralyse und Tabes) wird von Professor Noguchi vom Rockefeller Institute for Medical Research, New York, der am 10. Februar 1914 Ehrlich besuchte, persönlich berichtet.

Er hatte durch Färbung mit Silbernitrat in Präparaten von Gehirn und Rückenmark von Paralytikern und Tabikern den einwandfreien Nachweis erbracht — was bisher noch mit keiner anderen Färbungsmethode gelungen war —, daß die Syphilisspirochaeten in das Gehirn und Rückenmark eindringen und dort die fürchterlichen Verheerungen anrichten, von denen viele Forscher bisher annahmen — da der Nachweis von Spirochaeten in gar keiner Weise möglich war —, daß sie vielleicht indirekt durch die Erkrankung verursacht würden.

Professor Noguchi trägt am 14. Februar 1914 seine Beobachtungen, die er in Verfolgung anderer und gleichzeitiger Versuche in den Vereinigten Staaten gemacht hatte, in dem überfüllten Hörsaal der Mezidinischen Klinik der Universität Frankfurt vor. Die Medizinische Fakultät, die Studenten und alle Ärzte der Stadt Frankfurt sind anwesend. Professor Noguchi sagt zum Schluß:

„Mit dem Auffinden der *Spirochaeta pallida* in den Fällen der sogenannten Parasyphilis beginnt ein Dämmerlicht auf dieses gigantische Problem der Therapie zu fallen. Haben wir doch gegen die wohlbekannten Formen der manifesten Syphilis, deren Erreger dieser Organismus ist, im Salvarsan und Neosalvarsan eines der machtvollsten Kampfmittel in der Hand und ist doch der Dämon jetzt kräftiger gebannt, denn zuvor... Kann es angesichts solcher Errungenschaften zuviel erwartet heißen, wenn wir der Hoffnung Raum geben, daß Ehrlichs Genius nochmals uns den Pfad der therapeutischen Eroberung dieser speziellen Art syphilitischer Erkrankung bahnen möge, die der menschlichen Gesellschaft nur allzu tiefen Schaden zugefügt haben und gegen welche wir bisher völlig hilflos dastehen?"

„Welch ein *historischer Augenblick, — ein Markstein in der Geschichte der Medizin*!" hört man nach dem Vortrag, der tiefen Eindruck machte, von allen Seiten.

Die Teilnehmer können sich dann noch im Hörsaal der Universität selbst und im Georg-Speyer-Haus — an Präparaten unter dem Mikroskop — von der Tatsache überzeugen, daß die Syphilisspirochaeten im Gehirn des Paralytikers *wirklich* vorhanden sind. Bei dieser Demonstration hörte ich Ehrlich über einen der Teilnehmer sich aufgeregt äußern:

„Dieser ungeschickte Taperkerl sieht nichts!... Nicht einmal richtig sehen kann er... und dabei liegen die Spirochaeten in den Präparaten in Haufen!"

Augenscheinlich war jemand unter den Zuhörern, der das Mikroskop nicht richtig zu behandeln verstand.

. . . . .

Vorträge hält Paul Ehrlich nun nicht mehr; die schriftlich mitgeteilten und persönlich vorgetragenen Berichte, die Korrespondenz mit den Salvarsanbehandlungsstellen; seine Direktiven, Ratschläge, um die er gebeten wird, nehmen — außer seinen weiteren Experimenten — seine ganze Zeit in Anspruch. Auf seinem langen Arbeitswege, von den „Beiträgen zur Kenntnis der Anilinfärbung und ihrer Verwendung in der mikroskopischen Technik" als 23jähriger cand. med. bis zu seinen Funden in der Chemotherapie hatte er in allen Etappen nicht nur eine überaus reiche Literatur publiziert, sondern auch zahlreiche Vorträge auf großen Kongressen und vor bedeutenden wissenschaftlichen Gesellschaften in Deutschland und im Auslande gehalten. Er hatte eine Schar von Anhängern Schritt für Schritt in seine Gedankenwelt eingeführt, sie durch alle Pfade seiner wissenschaftlichen Entdeckungen geleitet. Jede seiner Publikationen, seiner Vorträge brachte Neues, Wichtiges zur Bereicherung der wissenschaftlichen Kenntnisse und Erkenntnisse, und er gab einer Schar von Hörern immer etwas Besonderes.

Seine Vorträge im Auslande, zu denen er eingeladen war, waren stets besonderen Anlässen gewidmet. So folgte er 1899 der Aufforderung des

Jenner Institute of Preventive Medicine, London, zu einer schriftlichen Darlegung seiner Befunde über die „Konstitution des Diphtherietoxins" da sich das „seinen englisch sprechenden Kollegen als hilfreich erweisen, würde"; sie ist in den „Transactions" dieser Forschungsstätte abgedruckt.

Im März 1900 erhielt Ehrlich, „summoned by The Royal Society", London, die berühmte „Croonian Lecture" (Conf. S. 92) und sprach „Über Immunität mit besonderer Beziehung zum Leben der Zelle". Er demonstrierte darin zum ersten Male in gezeichneten Tafeln seine Auffassung der „Seitenketten".

In demselben Jahre, August 1900, sprach er auf dem XIII. Internationalen Kongreß für Medizin in Paris über „Leukocytose"; auf dem XIII. Internationalen Kongreß für Hygiene und Demographie in Brüssel im Jahre 1903 über „die besten Methoden zur Messung der Aktivität der Sera" (Quelles sont les meilleurs méthodes pour mesurer l'activité des Serums?").

1904 führte ihn sein Weg nach den Vereinigten Staaten, wo er in der XV. Convocation der Universität Chicago im Kent Theater „Die Bindungsverhältnisse zwischen Toxin und Antitoxin" erläuterte, und in den „Harben Lectures" für 1907, zu denen Ehrlich vom Royal Institute of Public Health, London eingeladen war, sprach er 1. „Über Immunität mit besonderer Berücksichtigung der Beziehungen zwischen Verteilung und Wirkung der Antigene", 2. „Über athreptische Funktionen", 3. „Über chemotherapeutische Trypanosomenstudien".

Nach Verleihung des Nobelpreises für 1908, für seine Arbeiten auf dem Gebiet der Immunitätsforschung (zusammen mit Professor Metschnikoff vom Institut Pasteur, Paris), hielt Ehrlich im Dezember 1908 seinen großen Vortrag über „Partialfunktionen der Zelle" vor dem Nobel-Komitee in Stockholm.

Nachdem er auf dem 27. Kongreß für Innere Medizin am 19. April 1910 in Wiesbaden seine Erfindung des „606" öffentlich bekanntgegeben hatte, und auf der 82. Tagung Deutscher Naturforscher und Ärzte in Königsberg im Oktober 1910 die ersten, sich über sechs Monate hinziehenden „Behandlungen der Syphilis mit Dioxydiamidoarsenobenzol" („606") von Kranken berichtet wurde, war es — nach einigen weiteren Tagungen und Kongressen in 1911 und 1912 — wiederum London, wohin ihn — zum letzten Male — sein Weg führte. Seine beiden Vorträge auf dem XVII. Internationalen Kongreß der Medizin im August 1913 „Über Chemotherapie" und „Die Behandlung der Syphilis mit Salvarsan und verwandten Stoffen" sind noch in vieler Erinnerung und es wird berichtet, daß Paul Ehrlich bei jedem Erscheinen auf der Rednertribüne von der Versammlung jubelnd begrüßt wurde und daß nach Beendigung jeder Vorlesung der Applaus der gefüllten Kongreßhalle zu einem donnerähnlichen Sturm anschwoll, der das Haus niederzureißen drohte.

. . . . .

KAPITEL XXII

DER SECHZIGSTE GEBURTSTAG

„L'ensemble du personnage est aussi sympathique qu'intéressant. Inépuisable fournisseur d'idées directrices, Ehrlich est un des maîtres qui comptent de plus d'élèves, tous lui restent attachés, car il est en même temps le plus affable des hommes".

Professor Metschnikoff und Professor Roux vom Institut Pasteur, Paris, in einem Artikel zu Paul Ehrlichs 60. Geburtstag (14. März 1914).

Am 14. März 1914 feiert Paul Ehrlich seinen sechzigsten Geburtstag. Alle Zeitungen bringen lange Artikel, einige haben reich illustrierte Sondernummern. Auch in den medizinischen, chemischen und naturwissenschaftlichen Zeitschriften wird Ehrlichs Person und sein Werk, alles was er getan hat zur Förderung der Wissenschaft und zum Heil der Menschheit, gefeiert.

Hunderte von Telegrammen und Glückwunschbriefen aus allen Ländern laufen ein, und zu einer kleinen intimen Feier in Ehrlichs Hause sind viele Freunde von auswärts eingetroffen. Überall herrscht feierliche Stimmung. Die beiden Empfangszimmer im Hause Ehrlichs in der Westendstraße sind ausgeräumt und können die Zahl der engeren Freunde, Assistenten, Mitarbeiter und früheren Schüler kaum fassen.

Vor zehn Jahren, zu seinem fünfzigsten Geburtstage, hatten seine Schüler ihm eine schöne künstlerische Bronzeplakette dediziert. Diesmal ist eine Paul Ehrlich gewidmete Festschrift über sein Wirken und Schaffen, mit Beiträgen von allen seinen prominenten Schülern und Mitarbeitern entstanden, ein stattlicher Band von 668 Seiten[1], dessen Überreichung den Auftakt und das Hauptstück dieser kleinen Feier bildet.

Unter den Gästen sind besonders zu nennen: Sein langjähriger Freund und Förderer Dr. Arthur von Weinberg, Professor Max Neißer, Prof. Hans Sachs, Professor Morgenroth war von Berlin herübergekommen, wo er seit ein paar Jahren als Leiter einer wissenschaftlichen Abteilung in den Bahnen der von Ehrlich gegründeten Chemotherapie erfolgreich

---

[1] Paul Ehrlich, Eine Darstellung seines wissenschaftlichen Wirkens, l. c.

arbeitet. Seine engere Familie, sein Vetter Prof. Felix Pinkus, Berlin, und viele andere sind herbeigekommen, Paul Ehrlich zu ehren. Von seinen Instituten sind die Mitarbeiter und Assistenten, drei der älteren Laboratoriumsassistentinnen, Kadereit und ich anwesend.

Dr. von Weinberg teilt der Festversammlung mit, daß entsprechend seiner Anregung die Freunde und Schüler Paul Ehrlichs einen Anbau zum Serum-Institut und darin ein neues, vollständig eingerichtetes und aufs modernste ausgestattetes Laboratorium gestiftet haben, das ganz nach seinen Wünschen und Angaben eingerichtet werden solle. Anschließend war ein schönes großes Arbeits- und Empfangszimmer mit großem Schreibtisch und bequemen Sesseln, Bücherschränken usw. und ein Schreibzimmer für mich vorgesehen. Die Vollendung dieser Räume, die im Bau fertig seien, und ihre Ausstattung stehe nahe bevor. Es solle dadurch außer besseren Arbeitsbedingungen auch etwas Bequemlichkeit für Ehrlich geschaffen werden.

Paul Ehrlich dankt gerührt, begrüßt jeden mit Händeschütteln und freundlichen Worten. Von großen offiziellen Festlichkeiten ist er kein Freund, daher nur diese kleine Feier im Hause.

Nach wie vor aber blieb er natürlich in seinen alten Arbeitsräumen, da die neuen ja noch nicht fertig eingerichtet waren. Während die Ausstattung dieses Anbaues fortschreitet, das große neue Laboratorium seiner Vollendung entgegengeht, das schöne Arbeits- oder richtiger Empfangszimmer mit Möbeln ausgestattet wird, macht Ehrlich einmal einen Besuch zur Besichtigung der neuen Räume, um dann — aufatmend — wieder in seine alte, ihm liebgewordene Umgebung zurückzukehren. Er kann sich nicht entschließen, die Vorbereitungen für die Übersiedlung zu treffen.

. . . . .

Jugenderinnerungen

An einem Nachmittag kommt Besuch, über den er sich sehr freut. Ein Spielgefährte aus seiner frühesten Jugend, um etwa zehn Jahre jünger als er, sucht ihn auf. Es ist der Nachbarssohn aus seiner Heimatstadt Strehlen, der — damals erst 7 Jahre alt, mit dem Schwarm Strehlener Jugend die Ferientage des Gymnasiasten Paul Ehrlich, des „Studente", verlebte, für ihn schwärmte, auch später in Berlin als Assistent unter ihm gearbeitet hatte, und nun seit Jahren in Hamburg als Arzt tätig ist, Dr. Meyer.

Ehrlich und Dr. Meyer stehen beide — es ist ja, wie immer, nur Ehrlichs eigener Stuhl frei —, sie rauchen und unterhalten sich lebhaft, wie Freunde zu tun pflegen, wenn sie sich nach langen Jahren wiedersehen.

„Sie wissen doch," sagt Dr. Meyer, „daß ich von klein auf unmittelbarster Zeuge Ihres Lebens gewesen bin und es hat mir immer ungeheuer imponiert, wie unerhört viel Sie gearbeitet haben, während in der Schule und im Gymnasium doch viel Allotria getrieben wurde..."

Ehrlich tupft ihm lachend auf den Arm: „Ja... natürlich... natürlich... die Faulheit ist nämlich ein Ventil für das arbeitende Gehirn... wenn ich nicht so viel verbummelt hätte... auch später noch,... wissen Sie,... verstehen Sie... in der Periode der jugendlichen Bohême... zigarrenumwölkt... See von Bier... Vergnügungen und Ablenkungen... „Sauerstoffbedürfnis des Organismus", wissen Sie... wäre ich schon längst im Irrenhause..."

Beide lachen herzlich und Dr. Meyer sagt:

„Freilich... das erinnert mich daran, daß Sie einmal einen ganzen Winter Ihren Sommermantel trugen, weil der andere nicht zu finden war, bis sich herausstellte, daß er während der ganzen Zeit im Auditorium hing..."

Ehrlich lacht hell auf.

„Und dann, während unserer Zusammenarbeit in Berlin haben Sie — was ich immer bewundert habe — verstanden, ein Arbeitsgebiet zu verlassen — einfach hingeworfen — wenn nichts dabei herauskam — und anderes angefangen, neue Wege eingeschlagen... Und was das Wunderbarste war: Sie haben immer vorausgeahnt, was sich später auch wirklich als richtig erwies... Darin sind Sie schlechthin unerreicht!"

Ehrlich sinnt lächelnd vor sich hin und sagt:

„Ja, man muß das bearbeiten, was aktuell werden wird und nicht das, was schon aktuell ist. — Und sehr wichtig ist, daß man ein Arbeitsfeld nicht erst verläßt, wenn es abgeerntet ist, sondern man muß noch eine Ernte für andere lassen..."

„Das haben Sie wirklich immer befolgt... und wie viele haben davon profitiert!"... nickt Dr. Meyer zustimmend.

„Vor allem" fährt Ehrlich fort „gehören zum erfolgreichen Arbeiten doch immer die vier „Großen G":

> Geduld, Geschick,
> Geld und Glück"...

„wobei das vierte „G" schon von selbst kommt, wenn die anderen drei vorhanden sind und richtig angewandt werden..." fällt Dr. Meyer nachdrücklich ein.

Ehrlich steht gedankenverloren und lächelt:

„Mit tausend Masten zog ich hinaus aufs Meer der Entdeckungen..."

„Es war nicht vergeblich", bemerkt Dr. Meyer voll Bewunderung... „Alle diese himmelstürmenden Theorien, die sich als richtig erwiesen und die ganze Medizin umgewälzt haben..."

,,Sie sehen, lieber Kollege... ich war damals doch auch nicht gerade ein Esel..." sagt Ehrlich lachend.

. . . .

Ein ihm innewohnendes großes Feingefühl läßt Ehrlich manchen Menschen, mit denen er in nähere Berührung kommt, leicht vertrauen, während er zu anderen kein Zutrauen fassen kann. Allerdings lassen sein optimistischer, froher Sinn und sein offenes Wesen ihn leicht Freunde finden, und so bleibt ihm doch manche Enttäuschung nicht erspart, selbst da, wo er glaubt, auf jahrelange Freundschaft vertrauen zu können. So gesteht er mir einmal, als er nach seiner Erfindung des 606 überall gefeiert wird, als Ruhm und Ehren sich häufen, nach dem Besuch eines seiner liebsten Jugendfreunde mit schmerzlicher Klage:

,,Selbst er ist neidisch und mißgönnt mir den Erfolg"... und es war doch ein Forscher, der auch in seinem Leben sehr erfolgreich war.

Wenn unangenehme Vorkommnisse ihn an der Zuverlässigkeit und Vertrauenswürdigkeit eines Freundes zweifeln lassen, werden nach einem Zerwürfnis die guten Beziehungen wohl rein äußerlich wieder hergestellt, aber der Riß bleibt, und das alte Vertrauen, das er sonst in so verschwenderischem Maße ausschütten kann, kehrt nicht wieder. Er trägt schwer an diesen Enttäuschungen.

. . . . .

KAPITEL XXIII

EHRUNGEN UND AUSZEICHNUNGEN

An Höhepunkten mit äußeren Ehrungen hat es Paul Ehrlich, namentlich in den letzten Jahren seines Lebens, nicht gefehlt. Nach der Erfindung und Einführung des Salvarsans wird er mit Ehrenbezeugungen und Anerkennungen überschüttet. Er wird Ehrenmitglied einer großen Zahl in- und ausländischer wissenschaftlicher Gesellschaften, Ehrendoktor verschiedener Universitäten des In- und Auslandes; er erhält Orden über Orden; er wird vom Preußischen Ministerium zum Wirklichen Geheimen Rat mit dem Titel Excellenz und von der Stadt Frankfurt zum Ehrenbürger ernannt. Die Straße, in der sich seine Institute befinden, bis dahin Sandhofstraße, wird ihm zu Ehren ,,Paul-Ehrlich-Straße" genannt. Das macht ihm natürlich Freude, ohne daß er aber einen allzu großen Wert darauf legt. Dagegen empfindet er eine wirklich herzliche und reine Freude, als er von der als sehr wählerisch und exklusiv bekannten ,,Deutschen Chemischen Gesellschaft" zum Ehrenmitglied ernannt wird, — eine Ehrung und Anerkennung von autoritativer chemischer Seite, wie sie sonst nur den ,,zünftigen" Chemikern zuteil wird.

Ebenso große Freude bereitet ihm die Korrespondenz mit Professor Emil Fischer, dem großen Chemiker, und dessen unumwundene Anerkennung. Und was ihn besonders beglückte, war die erste einfache Postkarte eines geheilten Patienten. Er hütete dieses Zeichen der Dankbarkeit wie einen Schatz und trug ihn ständig im Portefeuille in der Brusttasche seines Rockes mit sich.

An einem Spätnachmittag meldet Kadereit einen Besuch und sagt leise etwas zu Ehrlich, der sogleich aufgeregt und erfreut ausruft:

,,Ach... wirklich?..."

Und im Nu ist er schon auf den Korridor hinaus gelaufen. An Kadereits Zimmertür steht ein weißhaariger Herr wartend. Ehrlich läuft zu ihm und beide begrüßen sich aufs herzlichste. Es ist Emil Fischer. Ganz gerührt sagt Ehrlich:

,,Daß Sie kommen, mich besuchen, lieber..."

,,Aber, lieber Freund", unterbricht ihn Emil Fischer lachend, ,,ich muß doch unsern großen Ehrlich,... Ehrenmitglied der Deutschen Chemischen Gesellschaft,... auch einmal in seiner Werkstatt sehen... Was haben Sie denn jetzt Neues und Überwältigendes? — Das kommt doch bei Ihnen alle Tage vor..."

Ehrlich lacht: „Als Neuestes habe ich wirklich zwei wundervolle Überraschungen. Mir wird von verschiedenen Behandlungsstellen gemeldet, daß die bisher ja nicht heilbare Brustseuche der Pferde"... mit erhobener Stimme... „mit einer einzigen Salvarsaninjektion geheilt wird!"

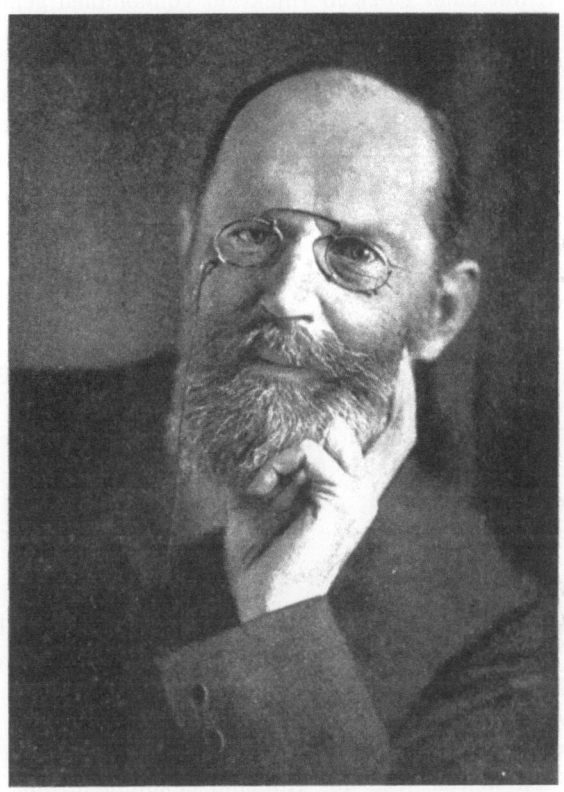

Professor Emil Fischer,
Vorsitzender der Deutschen Chemischen Gesellschaft Berlin

„Aber das ist ja wunderbar!" entgegnet Emil Fischer. „Wirtschaftlich wird sich das fabelhaft auswirken... und mit einer einzigen Injektion. ... Damit — so kann man wohl sagen — wird diese gefährliche Seuche zu einer harmlosen Erkrankung."

Ehrlich erwidert zustimmend:

„Die *Therapia sterilisans magna*, ...*das Ziel, dem ich zustrebe*!...Allerdings beim Menschen, dem Syphiliskranken, wird dieses Ziel nicht so leicht zu erreichen sein... Immerhin... Die zweite Überraschung:

Dr. Baermann berichtet mir aus Niederländisch-Indien, daß dort in einem Krankenhaus alle an Frambösie erkrankten Eingeborenen... die abscheuliche Tropenkrankheit, wissen Sie,... verstehen Sie,... bei der der Körper mit Geschwüren bedeckt ist, die wie Erdbeeren aussehen..."

Emil Fischer nickt: „Daher auch der Name „Erdbeerkrankheit" und sieht Ehrlich mit gespannter Aufmerksamkeit an.

„... alle... mit einer einzigen Injektion vollkommen geheilt..." mit erhobener Stimme: *„vollkommen geheilt sind!"*

„Fabelhaft!" sagt Emil Fischer bewundernd.

„Dr. Baermann schreibt": fährt Ehrlich fort: ,Das Krankenhaus konnte geschlossen werden', und Hata, der nach Tokio zurückgegangen ist — wissen Sie, verstehen Sie —, der schreibt fast gleichzeitig genau dasselbe von einem japanischen Frambösie-Krankenhaus. Man hat dort große Feiern veranstaltet und Hata persönlich dazu eingeladen. Die Kinder haben Reigen aufgeführt und Lieder gesungen. Hata sagt in seinem Brief: *,und ich habe vor Rührung getränt'.*"

Beide, Ehrlich und Fischer lächeln. Dann legt Emil Fischer die Hand auf Ehrlichs Schulter und sagt gerührt:

„Machen Sie so weiter, lieber Ehrlich... Wenn ein Mensch Erfolge verdient hat, dann sind Sie es..."

Ehrlich begleitet ihn hinaus bis zum Ausgang, kommt dann in sein Zimmer zurück, sehr nachdenklich und in sich gekehrt, die Brille an einem Seitenbalken tragend... Bei besonderem Lob, aus dem Munde eines so berühmten Mannes wie Emil Fischer, ist er gerührt und verschüchtert wie ein Kind.

. . . . .

Gleich danach klopft ein in feierliches Schwarz gekleidetes Ehepaar an Kadereits Tür, offenbar Ausländer. Kadereit öffnet, sie sprechen leise mit ihm. Er zuckt die Achseln, macht ein wichtiges Gesicht:

„Ick wees nich, ob dat heute noch mehlich is..."

„Aber wir müssen den Herrn Professor sprechen", insistieren die beiden. „Wir sind den weiten Weg aus Rußland gekommen, nur, um ihn zu sehen."...

„Denn will ick mal sehen", antwortet Kadereit und geht zu Ehrlich ins Zimmer.

Er meldet, ein russisches Künstler-Ehepaar wolle den Meister sehen und sich nicht abweisen lassen.

„Aber es ist doch schon so spät", wendet Ehrlich ein, der gerade nach Hause gehen will.

Kadereit macht ein verzweifeltes Gesicht:

„Es sind Patienten, die man bloß juten Tag sagen wollen und danken..."

„Dann mögen sie kommen", antwortet Ehrlich und setzt den Hut wieder ab.

Kaum werden sie hereingeführt, stürzt die Frau Ehrlich zu Füßen, umklammert schluchzend seine Knie und bedeckt seine Hände mit Küssen, während der Mann in tiefer Ehrfurcht mit gesenktem Haupt ernst und feierlich dasteht. Ehrlich wehrt ab, erschreckt und beschämt:
„Aber nicht doch... nicht doch!... ich bitte Sie!!"
Schließlich hat die Frau sich soweit gefaßt, daß sie und ihr Gatte berichten können, stockend und immer noch aufs tiefste ergriffen: Sie seien beide Mitglieder eines russischen Theaters. Ihr Mann sei an Tabes schwer erkrankt gewesen und habe nicht mehr auftreten können. Verdienstlosigkeit und Not habe vor der Tür gestanden. Da habe sich ihr Mann mit 606 behandeln lassen, und nun sei er ganz wiederhergestellt und habe auch schon wieder seine Rollen spielen können. Und immer wieder bricht unter erneutem Schluchzen ein Dankesschwall hervor, daß er nun gerettet und das Gespenst der Not gebannt sei.

Selbst aufs tiefste ergriffen, lehnt Ehrlich, gütig und bescheiden, jeden Dank ab und ermahnt, nicht allzu fest auf eine dauernde Heilung zu bauen, die bei veralteten Fällen der Erkrankung sehr schwierig zu erreichen sei, sondern unbedingt unter ärztlicher Kontrolle zu bleiben. Und als die beiden beglückten Menschen gegangen sind, sagt Ehrlich mit einem seltsamen Gemisch von Rührung und kindlicher Verlegenheit zu mir:
„Diese Russen sind doch merkwürdig leidenschaftliche Menschen, nicht?"...

Auch ich bin erschüttert und kann nur zustimmen. Dieser Besuch macht mir einen ungemein tiefen Eindruck und zeigt mir den Menschen Paul Ehrlich wieder wie so oft schon in all seiner Güte, Menschenfreundlichkeit und Bescheidenheit.

. . . . .

FÜNFTER ABSCHNITT
DEM ENDE ZU

KAPITEL XXIV

VERLEUMDUNG UND SCHMÄHUNG

Nach dem Wiesbadener Kongreß für Innere Medizin an 19. April 1910 wurde Paul Ehrlichs Erfindung — wie wiederholt ausgeführt — sehr gegen seinen Willen in die breite Öffentlichkeit gezogen. Die Tagespresse brachte Wahres und Falsches. Ein kleines Frankfurter Lokalblättchen hatte Ehrlich in übertriebener Weise dichterisch verherrlicht, worüber er sich ärgerte und es als eine Geschmacklosigkeit bezeichnete. Er war demgegenüber machtlos, um so mehr, als jede Minute seines Tages mit anstrengendster und aufreibendster Arbeit ausgefüllt war. Aber von den Gegnern des Salvarsans wurde diese journalistische Entgleisung zu einer maßlosen Hetze mißbraucht, die selbst vor Ehrlichs Person nicht Halt machte. Man kann es verstehen, wie tief sein Stolz gebeugt wurde, als, aus diesen Quellen schöpfend, eine Interpellation im Preußischen Landtag eingebracht wurde.

Schlimmer noch ist, daß manche Ärzte, die gewohnt waren, ihre syphilitischen Patienten ihr ganzes Leben lang in Behandlung zu behalten, ihr Einkommen durch die schnelle Heilung der Patienten mit 606 geschmälert sahen und deshalb dem Salvarsan kritiklos feindlich gegenüberstanden. Sie unterstützten sogar die Hetze eines anderen Lokalblättchens, das der Herausgeber selber in den Cafés und Gasthäusern vertrieb — worauf wir noch näher zu sprechen kommen werden —, und sekundierten jeden, selbst den unsinnigsten Angriff auf Salvarsan.

Gerade unter diesen häßlichen Schmähungen und Angriffen hat Paul Ehrlichs empfindliche Seele unsagbar gelitten, und diese seelische Qual mußte bei einem so fein besaiteten Menschen auch auf das körperliche Befinden den denkbar ungünstigsten Einfluß haben. *Sachlicher Kritik* war Ehrlich jederzeit gewachsen, aber diese hetzerischen Angriffe drückten ihn zu Boden und brachten ihn dem Zusammenbruch nahe.

In Briefen an seine Freunde klagt Ehrlich in dieser Zeit häufig darüber und stellt schmerzlich ergriffen fest, daß er doch „immer nur das Beste gewollt habe und es als eine Schmach empfinde, in so unwissenschaftlicher Weise von ein paar Impfgegnern, Naturheilkundigen und Ignoranten angegriffen zu werden".

Einer dieser Angriffe, die längere Zeit dauerten, sei hier besonders erwähnt:

Am Hauptverkehrsplatz der Stadt Frankfurt am Main, der Gegend Roßmarkt, Schillerplatz, Zeil, mit der alten „Hauptwache" vor dem Schillerdenkmal, jetzt Café Hauptwache im Mittelpunkt, und Mittelpunkt der Stadt, herrscht stets reges Leben und Treiben. Man sieht täglich im Café Hauptwache und um dieses herum, einen merkwürdigen Menschen in brauner Mönchskutte, mit Strick umgürtet, barfüßig in Sandalen, an den Kaffeetischen hin- und hergehen, in das Café hineingehen und wieder herauskommen, unter dem Arm einen Stoß seiner Zeitungen, für die er selbst die Artikel schreibt, als Herausgeber zeichnet, sie druckt und selbst vertreibt, sie von Tisch zu Tisch gehend anbietet: *„Die Wahrheit"*... *„Die Wahrheit"*... *Sensationelle Enthüllung über „606" im Frankfurter Krankenhaus."*...

Es ist der „Naturheilkundige" Karl Waßmann, merkwürdiger Typ eines psychopathischen Menschen, Maniaken, mit glattrasiertem Gesicht, schwarzem Haar, dunklen Augen, die einen sonderbar faszinierenden, ja hypnotisierenden Ausdruck haben, worin sich solche Psychopathen häufig ähneln. Er hatte kein tapsiges Auftreten, gab sich im Gegenteil gewandt und geschmeidig, hatte nicht unangenehme Gesichtszüge. Eine Haarsträhne, die etwas gewellt als „Schmachtlocke" in die Stirn fiel, wurde häufig mit genialer Handbewegung zurückgestrichen.

Das war im Frühjahr 1914. Jeder lachte und mokierte sich, nahm ihn nicht ernst, manche kauften sein „Schandblättchen" mit der großen Kopfaufschrift „Die Wahrheit" aus Sensationslust.

Ich habe in jener Zeit einmal in der Frankfurter Trambahn diesen merkwürdigen Menschen gesehen, ohne zu wissen, daß es Karl Waßmann war. Er trug an dem Tage keine Mönchskutte, in der ich ihn dann später öfter auf der Straße sah — offenbar wechselte er ab in der Art sich zu kleiden —, sondern einen dunklen Anzug, sehr hohen, steifen Kragen, mit breiter schwarzer Halsbinde nach Biedermeierart, und hellen Überzieher, unter dem der dunkle Rock seines Anzugs handbreit hervorsah. Zu dieser Kleidung aber trug er einen kleinen, schwarzen gestutzten Schnurrbart.

Er knüpfte ein Gespräch mit dem Schaffner an, sprach mit merkwürdig tiefer, klarer, leicht vibrierender Stimme, gab sich sehr „jovial" im Gespräch beim Lösen des Fahrscheins, wobei er viel Wesens machte, — offenbar um sich selbst zu hören und die Aufmerksamkeit der anderen Fahrgäste auf sich zu lenken. Er gab auch dem Schaffner, der ein Geldstück wechseln mußte, ein gutes Trinkgeld, wofür dieser sich sehr bedankte. Dann sah er die anderen Fahrgäste der Reihe nach an und fixierte sie scharf, und bevor noch sein Blick in die Ecke kam, in der ich saß, hatte ich ein unheimlich unruhiges Gefühl, das mich veranlaßte, früher auszusteigen als ich beabsichtigte. Man weiß ja, daß solche psychopathischen Menschen andere Menschen merkwürdig beeinflussen können.

Waßmann richtete in seinem Schandblättchen heftige Angriffe gegen Ehrlich, gegen das Präparat 606 und gegen das Frankfurter Krankenhaus, indem er behauptete, im Städtischen Krankenhaus Frankfurt würden die Prostituierten zur Behandlung mit 606 „gezwungen" und „gegen ihren Willen zur Injektion geschleppt"... Er schrieb Ungeheuerlichkeiten über „Nebenerscheinungen" und gegen Ehrlich persönlich.

Der Direktor des Frankfurter Krankenhauses, Professor Herxheimer, wollte diese Anpöbelungen nicht ruhig hinnehmen und obwohl Ehrlich und andere ihm rieten, gar nicht darauf zu reagieren, strengte er Klage wegen Verleumdung gegen Waßmann an. Er hielt das für nötig, weil eine Anzahl praktischer Ärzte sich durch diese Hetze gegen 606 doch beeinflussen ließen.

Zu der Hauptverhandlung des Prozesses, die im Mai 1914 vor dem Frankfurter Amtsgericht stattfand, wurde Paul Ehrlich als Sachverständiger hinzugezogen. Er litt ungeheuer darunter, daß er in diesen Prozeß überhaupt hineingezogen wurde. Jeder, der ihn damals sah, war erschüttert über sein Aussehen. Er empfand es — wie er sich selbst ausdrückte, — als „die schlimmste Schmach, einem *solchen* Menschen gegenübergestellt zu werden. Er sei stets bereit, mit Kollegen und Sachverständigen über begründete Einwände und Kritiken zu diskutieren und sie zu entkräften, aber mit solchen Psychopathen könne man doch nicht argumentieren."

Freunde und Kollegen Ehrlichs, die während des Prozesses zugegen waren, erzählten nachher, daß Ehrlich schmerzvoll und bleich auf die Fragen des Gerichtsvorsitzenden Auskunft gab und nur mit Mühe seine Aufregung beimeistern konnte. Sie alle waren der Ansicht, daß dieser Prozeß und sein Hineinziehen Paul Ehrlich gesundheitlich so schwer geschädigt hatte, daß sein wenig mehr als ein Jahr später erfolgter Tod mit auf diese seelischen Erschütterungen zurückzuführen sei.

Als Sachverständiger über die Art der Behandlung mit 606 im Städtischen Krankenhause befragt, konnte Paul Ehrlich ja nichts anderes sagen, als daß sogenannte „Nebenerscheinungen", wie Durchstechen der Injektionsvene und als Folge davon Schwellung und Entzündung am Arm im Anfang der Salvarsantherapie auch an anderen Behandlungsstellen vorgekommen seien, aber mit Verbesserung der Technik und größerer Übung der Ärzte in der intravenösen Injektion bald überwunden wurden. Er konnte auch nichts anderes sagen, als daß er volles Vertrauen zu Professor Herxheimer, dem Direktor der Dermatologischen Klinik des Städtischen Krankenhauses und zu seinen Assistenten gehabt habe und noch habe. Und er konnte bei dieser Gelegenheit, wie das auch sonst nachher oft der Fall war, nur bestätigen:

„Ich habe immer das Beste gewollt und bin jederzeit bereit und in der Lage, sachgemäße Einwände zu berichtigen und zu entkräften."

Ob die Prostituierten, die Waßmann Geld gegeben hatten, damit er seine Hetzartikel schrieb, und die in der Gerichtsverhandlung vernommen wurden, wegen Bestechung und Anstiftung zu Verleumdungen ebenfalls unter Anklage standen, konnte nicht festgestellt werden. Verurteilt wurden sie nicht. Auf ihre Behauptungen, sie seien zur Behandlung mit 606 „gezwungen" worden, konnten Professor Herxheimer, Assistenten und andere Zeugen nur feststellen, daß es nicht leicht sei, mit solchen widerspenstigen Patienten ganz ohne einen gewissen „Zwang" auszukommen. Aber demgegenüber stand die große Zahl der anderen, ebenso behandelten und geheilten Patienten, die ihnen und Paul Ehrlich dankbar waren.

Ich weiß nicht, ob Waßmann in dieser Hauptverhandlung in Straßenanzug, steifem Kragen, schwarzer Binde, hellem Überzieher und mit kleinem Schnurrbart, — oder in strickumgürteter Mönchskutte, Sandalen und ohne Schnurrbart vor Gericht erschienen war. Leider war ich bei der Verhandlung nicht zugegen und muß mich auf das beschränken, was ich von Ehrlichs Freunden hierüber hörte. Aber man kann sich vorstellen, daß er sich theatralischer Gesten und leerer Phrasen bei der Vernehmung bedient hat. Seine Anpöbelungen und Schmähungen aber wurden zurückgewiesen, es wurde bewiesen, daß er sich durch die Prostituierten und ihre Geldzahlungen zu den Hetzartikeln hatte anstiften lassen. Er wurde der Verleumdung schuldig befunden und zu einem Jahr Gefängnis verurteilt. Die Frankfurter Tageszeitungen brachten nur eine kurze Notiz über das Urteil, keinen Verhandlungsbericht. In auswärtigen Zeitungen wurde dieser schmachvolle Prozeß überhaupt nicht erwähnt.

Waßmann war kaum zwei Monate im Gefängnis. Er fiel unter die Amnestie bei Kriegsausbruch, erwähnte Salvarsan nicht mehr, nannte sein Blatt „Die Liebe" und stellte es in den Dienst anderer Tendenzen.

.   .   .   .   .

KAPITEL XXV

DAS LETZTE LEBENSJAHR

Nie vergesse ich, mit welchem Entsetzen und Herzklopfen ich die Schreckensnachricht aufnahm:

Der Krieg ausgebrochen... die in Sonderblättern der Zeitungen mit großen Schlagzeilen Ende Juli 1914 verbreitet wurde. Menschenansammlungen standen vor den Zeitungsaushängen, Menschen mit skeptischen Gesichtern, bedrückten Mienen... herausfordernden Mienen... Es war unaufhörliches Hin und Her... Militär... Marschieren... Marschieren...

Im Seruminstitut in der inzwischen — zu Ehrlichs 60. Geburtstag am 14. März 1914 — umbenannten früheren Sandhofstraße, jetzt „Paul-Ehrlich-Straße" entsteht sofort nach Kriegsausbruch lebhaftes Treiben, weil die Serumgewinnung für das Heer sofort auf großen Umfang umgestellt werden muß. Alle Räume werden für diese Arbeit in Anspruch genommen, alle Arbeitskräfte werden dafür eingesetzt.

Paul Ehrlichs neues Laboratorium, in dem er nur ein einziges Mal zur Besichtigung war, in dem er aber niemals gearbeitet hat, ist für die prüfungstechnischen Arbeiten der in den Fabriken in großem Maßstabe hergestellten Sera ohne weiteres beschlagnahmt. In dem neuen Empfangs- und Arbeitszimmer Ehrlichs und dem neuen Schreibzimmer für mich, das immer noch nicht fertig eingerichtet ist, türmen sich die versandbereiten Kisten mit gebrauchsfertigem Serum, weil wegen der großen Eile auch die Abfüllung der Sera gleich nach der Prüfung im Institut vorgenommen werden muß. Ehrlich, der sich mit der Neuerung nicht befreunden konnte, hatte ganz richtig vorausgefühlt, daß er in die neuen Räume niemals einziehen würde. — Es war wie eine Vorahnung...

Er war, sehr erschöpft von der übermenschlichen Arbeit und niedergedrückt von den Anfeindungen, zu kurzem Ferienaufenthalt nach Baden-Baden gereist und kommt nun sofort nach Bekanntwerden des Kriegsausbruches nach Frankfurt zurück. Ich sehe noch sein entsetztes Gesicht, wie er sich mit beiden Händen an den Kopf greift und ausruft:

„Das ist ja der reine Wahnsinn!... Das geht nicht gut aus!"...

Aber in diesem Institut mit dem turbulenten Getriebe, mit Hin und Her und großen Versandkisten, die ständig durch die langen Korridore geschleppt werden, fühlt er sich fremd und heimatlos. Nur sein altes

Laboratorium und sein vollbepacktes Arbeitszimmer bleiben ihm als Zufluchtsstätte.

Man hatte seine Ferienabwesenheit benutzen wollen, um sein Laboratorium mit den unzähligen Flaschen und Fläschchen, den zum großen Teil kostbaren, für ihn besonders hergestellten chemischen Substanzen in das neue Laboratorium umzuräumen. Als er vor seiner Abreise nach Baden-Baden von dieser Absicht erfuhr, erhob er ganz energischen Widerspruch:

„In meiner Abwesenheit wird nichts angerührt... Ich will das selbst überwachen!..."

hatte er zum Laboratoriumsdiener Göldner mit Bestimmtheit gesagt, und der mußte sich fügen. Es war ein Glück, denn hätte man ohne Ehrlich das Vorhaben ausgeführt, würde er bei seiner plötzlichen Rückkehr überhaupt nichts mehr gefunden haben. Im neuen Laboratorium hätte er nicht arbeiten können und das alte wäre ausgeräumt und leer gewesen. Es ist unvorstellbar, wie unglücklich er darüber gewesen wäre. Er geht nur ein- oder zweimal hinüber in den neuen Flügel, sich den „Betrieb" anzusehen, und ich sehe ihn danach in sich gekehrt durch den Korridor des Instituts zurückkommen in seine alten Arbeitsräume, deren Tür er resigniert hinter sich schließt.

Fast bis zum letzten Augenblick seines Lebens arbeitet er weiter an der Verbesserung des Salvarsans, kramt in seinen chemischen Kostbarkeiten, macht Reagenzglasversuche... Nach wie vor gilt auch sein tägliches Interesse den Karzinomversuchen in der Krebsabteilung des Seruminstituts. Paul Ehrlich war auf Grund seiner langjährigen Karzinomstudien zu der Überzeugung gekommen, daß der Krebs nicht auf bakterieller Grundlage beruht, wie manche Forscher annahmen, sondern daß es sich bei den Krebsgeschwülsten um *Gewebswucherungen* handelt, bei denen *die Ernährungsverhältnisse der Zelle* eine große Rolle spielen. Bei seinem Tode waren die Versuche noch mitten im Gange. Bald nach ihm starb auch der Leiter der Krebsabteilung, Professor Apolant, an einer Herzaffektion.

Auch im Georg-Speyer-Hause hat sich vieles verändert durch die Einberufungen zum Kriegsdienst. Sein Chemiker Dr. Bertheim wird gleich nach Kriegsausbruch nach Berlin zu seinem Truppenteil als Kavallerist eingezogen. Schon in den ersten Tagen seiner Einberufung ereilt ihm das Unglück: Bei Verlassen seiner Berliner Wohnung bleibt er auf der Treppe mit den Sporen im Treppenläufer hängen, stürzt die Treppe herunter und erleidet einen Schädelbruch, der den sofortigen Tod zur Folge hat. Zwei weitere Mitarbeiter verliert er in Ausübung oder als Folge ihrer Kriegsdienst-Tätigkeit als Lazarettärzte.

Kurze Zeit vor Ausbruch des Krieges hatte Paul Ehrlich aus Zürich den jungen talentvollen Chemiker Dr. Paul Karrer an das Georg-Speyer-

Haus berufen, mit dem er sehr gut zusammenarbeitete und an den er sich in freundschaftlichem Verhältnis näher anschloß. Mit ihm konnte er alle seine Reagenzglasbeobachtungen besprechen und ihm Weisungen geben für die weitere Bearbeitung. Verschiedene Publikationen über Silberverbindungen des Salvarsans sind in dieser Zeit entstanden. Dr. Karrer ging später nach Zürich zurück, wurde dort Professor am Chemischen Institut der Universität und erhielt im Jahre 1939 den Nobelpreis für Chemie für 1938.

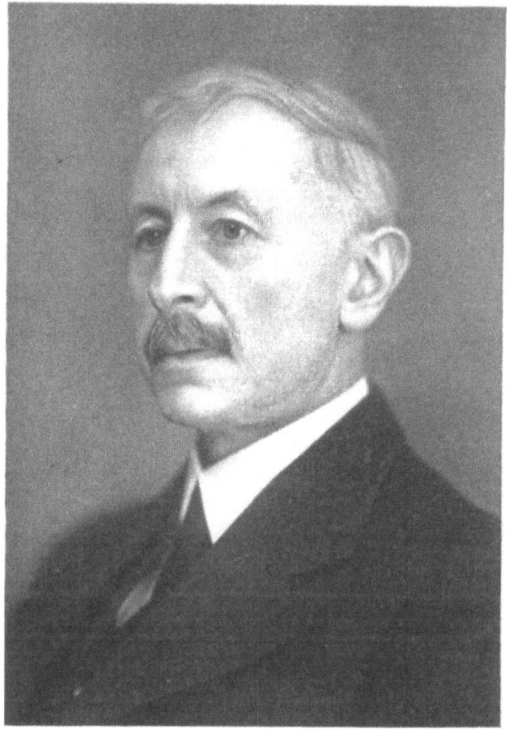

Dr. Paul Karrer, Chemischer Assistent im Georg-Speyer-Hause

Trotz des Krieges kam eine Nachricht aus England, die Ehrlich Freude machte. Sein Schüler Dr. Carl H. Browning hatte nach seiner Rückkehr in Glasgow an den unter Ehrlichs Leitung begonnenen Versuchen mit Trypanfarbstoffen weiter gearbeitet, unter anderen auch mit dem gelben Farbstoff „Trypaflavin"[1]. Er fand, daß dieser Farbstoff eine ganz aus-

---

[1] Die heute allgemein bekannten und gebrauchten „Flavintabletten" oder „Panflavintabletten", auf dieser Basis hergestellt, sind wirksam gegen infektiöse Halsentzündung und als Prophylaktikum gegen Erkältungen und Infektionen der Schleimhäute.

gezeichnete desinfizierende und heilende Wirkung bei großen Wunden zeigte. Diese Beobachtung wurde in der englischen Armee in großem Umfange ausprobiert und hatte sich wunderbar bewährt, namentlich auch in bezug auf die schnelle Schließung der Wundränder. Neuere Ergebnisse Prof. Brownings auf dem Gebiet der Chemotherapie sind die erfolgreiche Behandlung afrikanischer Rinderherden mit Phenantridinium gegen eine im Kongogebiet weit verbreitete Trypanosomeninfektion.

Über die Schwierigkeiten der Desinfektion des infizierten Körpers bei Menschen und Tieren ließ sich Ehrlich einmal dahin aus:

,,Als die Aufgabe vorlag, ein Zimmer zu sterilisieren, ist es erst im Lauf langer Jahre möglich geworden, diesen Zweck in sicherer Weise zu erreichen. Natürlich wäre die Aufgabe noch viel schwieriger, wenn es sich nicht um ein leeres Zimmer handelte, sondern um ein solches, das mit allerhand Materialien vollgepfropft ist. Wenn nun aber noch die Kondition gegeben wäre, daß der Inhalt und die Wände des Zimmers aus lebendem Material bestünde und die Abtötung der Parasiten ohne Schädigung des lebenden Inhalts erfolgen müßte, so würde man eine solche Aufgabe für ausgeschlossen halten.

,,Und doch ist diese Aufgabe bei den Trypanosomen zu lösen, und zwar zu lösen in der glattesten Weise durch einen einzigen Eingriff mit Dosen, die für das Tier sozusagen ungefährlich sind. Es liegt hier das Ideal einer Therapie vor, der *Therapia magna sterilisans.*"

,,Aber das Gebiet ist doch immerhin ein so kompliziertes und schwieriges, daß man in demselben nicht mit Eilzugsgeschwindigkeit vorwärtsstürmen kann, sondern zufrieden sein muß, wenn nur überhaupt ein allmählicher Fortschritt erreichbar ist.

,,Ich habe gerade im Anfang meiner chemotherapeutischen Studien meine Mitarbeiter, die durch die Eintönigkeit der Arbeit und den langsamen Fortschritt oft entmutigt waren, immer und immer damit getröstet, daß sie doch überlegen sollten, wie minimal unsere Fortschritte im Laufe von Jahrhunderten gewesen sind!"

. . . . .

In dem nun folgenden ersten Kriegs- und letzten Lebensjahre Paul Ehrlichs verschlimmert sich sein Leiden so, daß strenge ärztliche, namentlich Diätvorschriften befolgt werden müssen. Das jahrelange zu starke Rauchen unter Vernachlässigung der Ernährung hat auf seine Gesundheit schädigend gewirkt, und es wird ihm nicht ganz leicht, das strikte Rauchverbot zu befolgen, trotzdem er stets behauptete, das Abgewöhnen sei ,,gar nicht so schwer" gewesen.

Dann kommen im weiteren Verlauf Ernährungsschwierigkeiten und Ehrlich, der sich nie die Zeit gegönnt hatte, während des Tages eine richtige Mahlzeit zu sich zu nehmen, empfindet es als eine Last — über die er in allen seinen Briefen klagt —, nun in solcher Weise für seinen Körper und für richtige Kalorienzufuhr sorgen zu müssen. Dabei leidet er an völliger Appetitlosigkeit, und es ist ihm meist „direkt eine Qual", die vorgeschriebene Nahrungsmenge zu sich zu nehmen. Da er aber selbst die Notwendigkeit besserer Ernährung einsieht, gibt er sich alle Mühe dazu.

Gelegentlich seines Besuches in den Vereinigten Staaten hatte er die Grapefruit (Pampelmuse), die damals ausschließlich in Florida und Californien gezogen wurde, kennengelernt und in der Folgezeit gern genossen, um seinen stets mangelnden Appetit etwas anzuregen. Nach Ausbruch des Krieges, als jegliche Zufuhr aus dem Auslande aufhörte, wird es schließlich unmöglich, die Frucht zu beschaffen. Da wird ihm gesagt, die Grapefruit werde auch in Italien angebaut. Ehrlich schreibt an seinen früheren Schüler und Freund, Professor Maurizio Ascoli in Catania, sie ihm zu besorgen. Nach vielen Nachforschungen und mancherlei Mühen gelingt es diesem auch, die in Italien damals nur an einer einzigen Stelle zu findende seltene Frucht aufzutreiben. Paul Ehrlich entschuldigt sich, so viel Mühe verursacht zu haben, und schreibt an seinen Freund Professor Ascoli ganz beschämt:

„Nun haben Sie wirklich doch zuwege gebracht, daß Sie den einzigen Menschen in Europa, der Grapefruit hat, ausfindig gemacht haben und ihn veranlaßten, mir den Rest seiner Habe mit elf Früchten zu übersenden! Dieselben sind hier, hellzitronengelb, in bester Kondition angekommen und schmecken mir ausgezeichnet."

„Es ist ja vielleicht eine große Narrheit, daß man auf solche kleinen Liebhabereien solchen Wert legt. Aber wenn man so lange appetitlos ist, bekommt man schließlich Gelüste quasimodo gravida."

Es will nicht mehr besser werden mit ihm. Als um die Weihnachtszeit 1914 ein leichter Schlaganfall eintritt, ist es — trotzdem die unmittelbaren Folgen in wenigen Tagen behoben sind, — doch wie ein erster ernster Warnungsruf. Sein Leiden verschlimmert sich, ohne daß er selbst oder seine Umgebung die nahe Gefahr ahnen. Er klagt nur oft in Briefen an seine Freunde, daß er „sich nicht mehr so frisch fühle".

Am Neujahrsmorgen 1915, als Paul Ehrlich die Folgen des ersten Schlaganfalles noch nicht ganz überwunden hatte und sich schonen mußte, kam Kadereit in die Wohnung, um ihm zum Neuen Jahre zu gratulieren. Ehrlichs Gattin hielt es nicht für richtig, bei seinem leidenden Zustande Besuch zu ihm zu lassen und Kadereit ging wieder fort.

Am nächsten Tage schon wieder im Institut, klagte Ehrlich:

„Kadereit, Sie sind mir ja gestern weggelaufen, und es war doch Neujahr; Sie haben mir nicht einmal Glück gewünscht!"

Worauf Kadereit nur eine Entschuldigung stammeln konnte.

. . . . .

Erst kurz vor Ausbruch des Krieges hatte Paul Ehrlich sich überreden lassen, ein Auto anzuschaffen zur größeren Bequemlichkeit bei den Fahrten zum Institut und nach Hause. Bei Kriegsausbruch wurde das Auto sofort requiriert, und Ehrlich kehrte zu seiner alten Gewohnheit, der Pferdedroschke, zurück.

In dieser letzten Zeit seines Lebens hole ich ihn täglich vormittags in seiner Wohnung ab. Wir fahren, namentlich im Frühling und Frühsommer 1915, bei gutem Wetter nur bis zum Hippodrom bzw. dem Beginn der

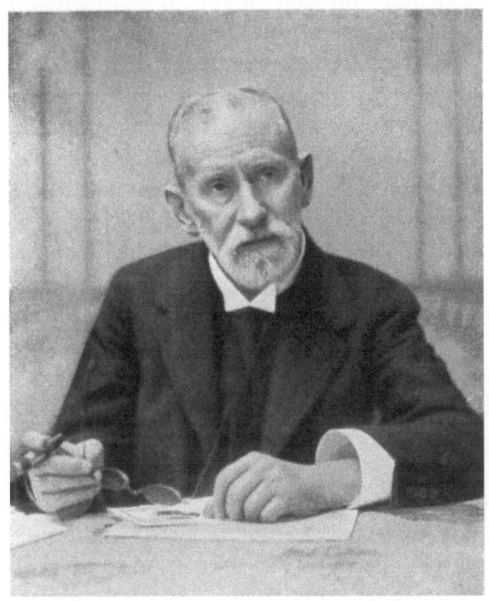

Letzte photographische Aufnahme Paul Ehrlichs, 1914, ein Jahr vor seinem Tode

Paul-Ehrlich-Straße und gehen zu Fuß die Straße herunter bis zum Institut. Dieser Teil der Paul-Ehrlich-Straße war an einer Seite noch nicht bebaut, es waren eingezäunte Bauplätze mit Gras, Büschen und einigen Bäumen, darunter Akazien und Hollunder. Paul Ehrlich liebt starke Blumendüfte — wie auch leuchtende Farben — und wo ein solcher Baum oder Strauch in Blüte steht, bleibt er auf dem Wege stehen, atmet den Duft ein und freut sich an den Blüten. Dann pflegt er nur zu sagen, mit leichtem Kopfnicken:

„Schön... nicht?"

Unterwegs, während der Droschkenfahrt, sitzt er oft lange Zeit schweigend, vor sich hinbrütend, wenn auch sein lebhaftes Mienenspiel verrät, wie seine Gedanken arbeiten. Dann wage ich nicht, ihn durch eine Bemerkung zu stören, bis er schließlich selbst in abgerissenen Bemerkungen zu erkennen gibt, was seinen Geist bewegt — meist sind es die Sorgen um sein Salvarsan... die Unruhe, was während des Krieges alles damit geschehen würde.

Ungeduldig ist er, wenn er über seine Erkrankung spricht. Wenn ich dagegen einwende, er müsse mehr Geduld haben, ein Leiden, das durch jahrelange Vernachlässigung seiner Ernährung langsam entstanden sei, könne nicht so schnell beseitigt werden, schüttelt er nur den Kopf, sieht eine Weile vor sich hin und sagt, mehr zu sich selbst als zu mir:

„Das wird doch nicht wieder gut." —

Oft äußert er sich in tiefer Erregung über den Krieg, dessen Ausgang ihn von Anfang an mit banger Sorge erfüllt und der nach seiner Ansicht hätte vermieden werden *müssen*. Schon gleich Anfang 1915 sieht er ein schlimmes Ende voraus. Fürchtet für sein Salvarsan, da durch die Kriegsverhältnisse eine ordnungsmäßige Behandlung nicht durchführbar sei und ist in Sorge, daß die ausländischen Konkurrenzpräparate — nicht so sorgfältig durchgearbeitet — vielleicht mehr Nebenerscheinungen verursachen könnten, die dann dem Salvarsan zur Last gelegt würden. Besonders aber sind es die gestörten wissenschaftlichen Beziehungen zu den Freunden im Auslande, die ihn sehr schmerzen.

Ich muß dann mahnen, er dürfe sich nicht so aufregen, und versuchen, das Gespräch in harmlosere Bahnen zu lenken, und er folgt willig mit einem

„Ja, ja, Sie haben recht, es hat auch keinen Zweck."...
und spricht dann liebevoll über seine Enkelkinder, die in dieser Zeit häufiger zu Besuch kommen. Er macht auch wohl eine scherzhafte Bemerkung über eine komische Straßenszene oder ein merkwürdiges Firmenschild.

Oder er plaudert ganz heiter über seine wissenschaftlichen Zukunftspläne. Und meint einmal:

„Eigentlich brauchte ich Neues überhaupt nicht mehr zu arbeiten. Wenn ich die Gedanken und Probleme, die in meinen „Blöcken" niedergelegt sind, und die ich wegen der Salvarsanarbeiten oder anderer wichtigerer Probleme beiseite liegen lassen mußte, nochmal durcharbeite und weiter verfolge, kann ich noch jahrelang ein Dutzend Chemiker damit beschäftigen. Die „Blöcke sind doch eine wahre Fundgrube"...

Das ist durchaus richtig. Es waren darin so viele seiner Ideen niedergelegt, die er wegen Mangel an Zeit niemals entwickeln und weiter verfolgen konnte. Ich las kürzlich eine seiner Publikationen in den „Annalen der Charité" aus dem Jahre 1885: „Über Wesen und Behandlung des Jodismus", worin er über seine Versuche mit Patienten berichtet, die während einer Jodkur heftige Nebenerscheinungen zeigten, die als „Jodismus" bekannt sind: Schwellung der Augenlider, daß die Augen fast zugeschwollen waren und kaum mehr geöffnet werden konnten, quälenden Nasenkatarrh usw. Ehrlich versuchte, diese Erscheinungen des „Jodismus" mit Sulfanilsäure zu behandeln und beobachtete, daß alle Symptome innerhalb einer Stunde „wie durch Zauber" verschwanden. Diese Wirkung hielt zwölf Tage an und bei Wiedererscheinen der Reaktion erzeugte die gleiche Behandlung mit Sulfanilsäure jedesmal das schnelle Verschwinden der lästigen Nebenerscheinungen. Trotz sehr starker Dosen zeigten sich bei den Patienten keinerlei Komplikationen.

Daß Paul Ehrlich sich nicht gleich hiernach daranmachte, diese wundertätige Wirkung der Sulfanilsäure eingehend zu untersuchen, wie das sonst seine Gewohnheit war, mag durch die äußeren Umstände seines Lebens zu jener Zeit erklärlich erscheinen. Sein verständnisvoller Chef, Professor von Frerichs, der ihm freie Hand gegeben hatte, seine Forschungsarbeiten nach Wunsch zu verfolgen, starb in dem gleichen Jahr, und sein Nachfolger ersparte Ehrlich nichts an den zeitraubenden Pflichten eines jungen klinischen Assistenten. Wir wissen, daß Ehrlich sich dann eine Laboratoriumsinfektion mit Tuberkulose zuzog und zu deren Ausheilung zwei Jahre nach Ägypten ging. Nach seiner Rückkehr wurde er durch die Arbeiten der folgenden Jahre: Tuberkuloseforschung mit Robert Koch, Diphtherie-Antitoxinversuche mit Emil von Behring, die Serum-Kontroll- und Forschungsarbeiten am Steglitzer Institut für Serumforschung und Serumprüfung auf andere Forschungsgebiete gedrängt. Es kam die offizielle Aufgabe der Wertbestimmung des Diphtherieheilserums; dann war er, in der Ausarbeitung seiner „Seitenkettentheorie" — wie jeder sagte „ganz von Seitenketten erfüllt" und von seinen Chemotherapeutischen Arbeiten über die Arsenverbindungen, die ihn zum „606" führten — wie er selbst sagte „besessen" — und es blieb ihm kein Augenblick zu retrospektivem Nachdenken über frühere Versuche. Aber ich bin überzeugt, und es kann kein Zweifel darüber bestehen, wenn es Ehrlich beschieden gewesen wäre, nur noch ein paare Jahre länger zu leben und zu arbeiten, und wenn er dabei in die „Fundgrube" seiner früheren Forschungsversuche und seiner „Blocknotizen" hinabgestiegen wäre, würde er sehr wahrscheinlich auch auf seine Versuche mit Arsanilsäure gestoßen sein. Und es ist sicher nicht phantastisch oder auch nur „unvernünftig" zu glauben, daß er vielleicht veranlaßt worden wäre, auch die Wirkung des Amids, des Sulfanilamids, damals zu untersuchen, das dann zwei Dekaden warten mußte, bevor seine bemerkenswerten chemotherapeutischen Eigenschaften ans Tageslicht kamen.

Im Januar 1914 schrieb Ehrlich an seinen Freund Prof. William Welch in Baltimore über ein „Institut für Vitale Färbung", das er mit Hilfe ausländischer Freunde für Professor Goldmann in Freiburg, seinen besten Schüler auf diesem Gebiet, gründen wollte, damit seine Ideen über die Färbung lebender Zellen weiter bearbeitet würden. Er sagte darin:

„Es wäre ja eigentlich schade, wenn so vieles, was ich im Kopf habe, sang- und klanglos mit mir verschwände."

Aber Professor Goldmann starb in demselben Jahr, 1914, der Krieg brach aus, und der Plan fiel ins Wasser...

. . . .

Die niedergedrückte Stimmung ist vorherrschend. Hier müssen wir leider erleben, daß Paul Ehrlich, dessen Elastizität nie versagte, wenn es galt, selbst die größten äußeren Schwierigkeiten bei seinen experimentellen Arbeiten zu überwinden; der mit stets gleichbleibender zäher Ausdauer Versuch auf Versuch türmte, um einer von ihm erfaßten Konzeption die wissenschaftlichen Grundlagen zu geben; dessen gigantischer himmelstürmender Optimismus alle seine Schüler und Mitarbeiter anfeuerte und mitriß... mutlos wurde. Er, der bei fehlenden Geldmitteln stets neue Quellen zu erschließen wußte zur Fortführung der Versuche und in überzeugendster Weise die polemische Fehde führte, hier erlahmt er, wird kleinlaut und versagt, weil sein feinempfindender physischer und psychischer Organismus den großen Widerständen und persönlichen Anfeindungen nicht standzuhalten vermag. Paul Ehrlich ist kampfesmüde geworden.

. . . .

Letzte Ferien...
die einmünden in die Ewigkeit

Anfang August 1915 geht Ehrlich mit seiner Familie nach Bad Homburg, um sich bei einem seiner Freunde einer Sanatoriumsbehandlung zu unterziehen.

Nur wenige Tage des Ausruhens darf er noch genießen, liebevoll umhegt von seiner Gattin, seiner Tochter Marianne und den Enkelkindern. Ich sollte ein paarmal hinauskommen, damit sich während der Ferien nicht zuviel Arbeit anhäufe, und erhielt einen Ruf seiner Gattin, zu bestimmter Zeit zur Arbeit zu kommen. Ich war fassungslos, bei meinem Eintreffen zu hören, daß während der Nacht die Katastrophe eingetreten war. Ein zweiter Schlaganfall hatte seinem Leben ein plötzliches Ziel gesetzt und führte zum Tode. Paul Ehrlich erkannte mich noch, wir konnten noch ein paar freundliche Worte austauschen. Aber das, was ich ihm so brennend gern erzählt hätte, weil ich wußte, er würde ihn freuen: daß ich im Begriff war, aus dem kleinen Taunusort, wo ich wohnte, nach Frankfurt überzusiedeln, um ihm mehr zur Verfügung zu stehen, als das bei dem Auswärtswohnen möglich war — das konnte ich ihm nicht mehr mitteilen, es hatte keine Bedeutung mehr. Ich habe das stets als eine besondere Tragik empfunden und tief bedauert.

Seine Tochter Steffa und die beiden Schwiegersöhne waren auf telegraphischen Ruf herbeigeeilt, sie und die treue Lebensgefährtin weilten

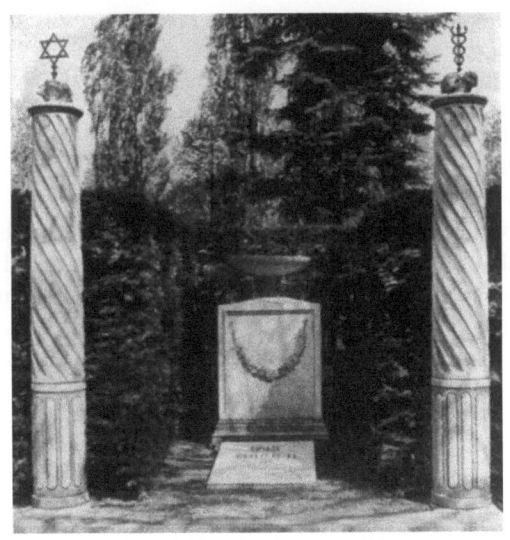

Paul Ehrlichs letzte Ruhestätte

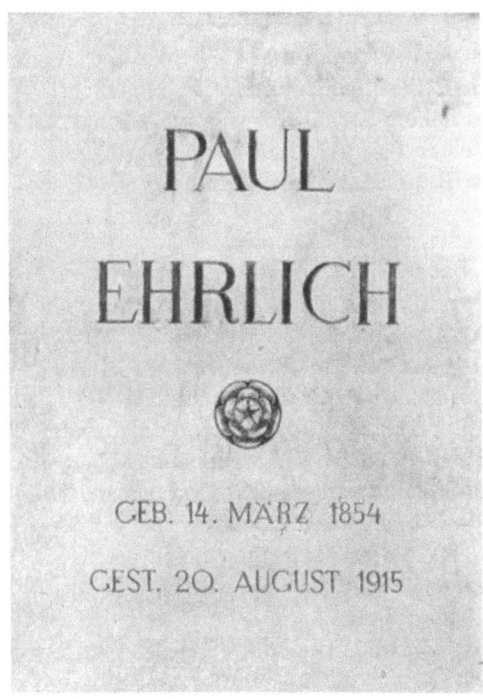

Die Inschrift der Grabplatte

bei ihm bis zu seinem letzten Atemzug, als er am 20. August 1915 für immer die Augen schloß.

. . . .

Wie in meinem kleinen Buch „Paul Ehrlich als Mensch und Arbeiter"[1] möchte ich auch hier aus dem Nachruf von Dr. Arnold Berliner[2] folgende Worte an den Schluß setzen:

„Eine Vorstellung der alten Völker — so ist bei Goethe zu lesen — ist ernst und kann furchtbar erscheinen. Sie dachten sich ihre Vorfahren in großen Höhlen, ringsumher auf Thronen sitzend, in stummer Unterhaltung. Dem Neuen, der hereintrat, wenn er würdig genug war, standen sie auf und neigten ihm einen Willkommen. Die Vorfahren sind die Großen, deren Verdienste um die Menschheit in das Buch der Ewigkeit eingetragen sind. Dem jetzt Hereintretenden werden sie sich in tiefer Ehrfurcht neigen."

Wir Überlebende denken an diesen überragenden Geist und sein vorbildliches Menschentum in dankbarer Ergriffenheit.

Zwei hohe Säulen am Eingang der buchsbaumumfriedeten Ruhestätte auf dem Frankfurter Isrealitischen Friedhof tragen hoch oben, weithin sichtbar, den Davidstern und die Äskulapschlange. Seine Grabstätte deckt eine große Platte aus den Marmorbrüchen seiner schlesischen Heimat. Nur sein Name und darunter die beiden Daten von Beginn und Ende dieses reichen Lebens sind darauf tief eingraviert. Und dahinter, am Kopfende, auf hohem Sockel, aus einem Findlingsblock geschnitten, ranken sich aus einer Porphyrschale Rosen herab, die mit einer Fülle von Blüten seinen Ruheplatz überschütten.

. . . .

Die Lücke, die sein allzu früher Tod gerissen hat, ist unausfüllbar geblieben. Weit schlimmer noch als damals, vor mehr als dreißig Jahren, war die Welt in sechs neuen Kriegsjahren verwüstet und aufgewühlt und angesichts dieser unermeßlichen, unmenschlichen Verheerungen und Grausamkeiten kann uns nur das leuchtende Vorbild eines großen Menschen, der während seines ganzen, dem Wohl der Menschheit gewidmeten Lebens nie in seinem edlen, anfeuernden Idealismus, seinem Optimismus und Glauben wankend wurde, bis er vor Erschöpfung zusammenbrach, davor bewahren, kleinlaut und verzagt zu werden. Der wissenschaftlichen Forschung, die nur dazu dienen soll, Leid zu überwinden und die Menschheit glücklicher zu machen, galt Paul Ehrlichs ganzes Leben. Sein unerschütterlicher Glaube an den Fortschritt dieser Forschung war wie eine wärmende Flamme, die sein ganzes Leben durchstrahlte. Er er-

---

[1] l. c.
[2] Naturwissenschaften, Heft 36, 3. September 1915.

wähnte einmal den Ausspruch des Apostels Paulus 2. Corinther 4,13:

    „Nos credimus propter et loquimur"
    (Wir glauben und daher reden wir,)

und offenbar in diesem starken Glauben, unter der bestimmten Vorstellung, daß es ihm einst möglich sein würde, aus der Ewigkeit zurückzublicken auf sein irdisches Leben, variierte er diesen Ausspruch für sich selbst:

    „Credidi propter quod receptus sum et mortuus sum"
    (Ich habe geglaubt und darum habe ich geredet und bin gestorben).

In ihrem Nachruf zum 20. August 1915 schrieb die „Times", sich über die Beeinflussung der Empfindungen durch den Krieg in souveräner Weise hinwegsetzend:

„The vast number of problems he set himself bear witness to the strength of his imagination. He opened ‚new doors to the unknown' and the whole world at this hour is his debtor."

    .   .   .   .   .

PERSONALDATEN

1854 geboren den 14. März in Strehlen, Oberschlesien. Elementarschule in seiner Vaterstadt, Gymnasium in Breslau. Studium der Medizin an der Universitäten von Breslau, Straßburg, Freiburg i. B. und Leipzig.

1878 Inauguraldissertation und Promotion als Dr. med. an der Universität Leipzig. In demselben Jahr Berufung als Assistent an die I. Medizinische Klinik der Charité in Berlin unter der Direktion von Prof. v. Frerichs. Ehrlich blieb dort als Oberarzt bis 1887.

1884 Verleihung des Professortitels.

1887 Privatdozent an der Universität Berlin. Während seiner Forscherarbeit und klinischen Tätigkeit über Tuberkulose zog Ehrlich sich eine Tuberkelinfektion zu, die ihn zwang, seine Arbeit zu unterbrechen. Er ging nach Ägypten, wo er vollkommene Heilung fand.

1889 Nach zwei Jahren Rückkehr nach Berlin, wo er ein eigenes kleines Privatlaboratorium einrichtete, doch da er hier nicht die erforderlichen reichlichen Mittel und Arbeitsmöglichkeiten zur Verfügung hatte, folgte er

1890 einer Einladung Robert Kochs an sein neugegründetes Institut für Infektionskrankheiten in Berlin. Ehrlichs Studien über Immunität in diesem Institut Robert Kochs waren von großer Bedeutung und kamen auch Emil v. Behrings neuer Entdeckung der Diphtherieserum-Therapie in hohem Maße zustatten. Ehrlich arbeitete die Grundlagen der Diphtherieserum-Therapie in einer so zuverlässigen und bestimmten Weise aus, daß seine Methoden in die Behandlung der menschlichen Diphtherie-Infektionen eingeführt und in der ganzen Welt angenommen wurden, wo sie noch heute als Standard für die Diphtheriebehandlung anerkannt sind.
In demselben Jahr

1890 wurde Ehrlich zum außerordentlichen Professor an der Universität Berlin ernannt.
Der Direktor im Preußischen Ministerium für Kultur-, Unterrichts- und Medizinalangelegenheiten, Dr. Althoff, der die Bedeutung von Paul Ehrlichs Forschertätigkeit und seine große Genialität früh erkannt hatte, schlug der Preußischen Regierung die Gründung eines Staatlichen Instituts für Serumforschung und Serumprüfung vor, mit Paul Ehrlich als Direktor. Es wurde

1896 in dem kleinen Vorort Berlins, Steglitz, eröffnet und Ehrlich fand hier eine eigene Arbeitsstätte für seine Forschungen. Bald danach konnte Dr. Althoff den Oberbürgermeister von Frankfurt a. M. Dr. Adickes dafür gewinnen, in Frankfurt ein bedeutend größeres Institut für Experimentelle Therapie zu schaffen und

1898 wurde das Staatsinstitut für Serumforschung und Serumprüfung von Steglitz nach Frankfurt a. M. mit viel weiter gefaßten wissenschaftlichen Aufgaben transferiert, an dessen Spitze Paul Ehrlich als Direktor eingesetzt wurde.

Einige Jahre später konnte Frau Franziska Speyer aus der Frankfurter Familie Speyer-Ellissen, die sich für Ehrlichs Forschungen sehr interessierte, veranlaßt werden, eine große Stiftung zu machen für den Bau eines Forschungsinstitutes, das ausschließlich Ehrlichs Studien über Chemotherapie gewidmet sein sollte. Für dieses Lieblingsgebiet von Ehrlichs Forschungen, deren Ideen schon in den frühesten Jahren seiner Universitätsstudien entstanden waren, und an denen er begann zu arbeiten, sobald er an sein Institut in Frankfurt kam, wurde das „Georg-Speyer-Haus" für Chemotherapie erbaut und

1906 eröffnet. Das Institut erhielt seinen Namen in Erinnerung an den verstorbenen Gatten von Frau Speyer; es wurde errichtet auf dem der Stadt Frankfurt gehörenden Grundstück neben dem Institut für Experimentelle Therapie, ausgestattet mit reichlichen Mitteln für die laufenden Arbeiten. Paul Ehrlich hatte nun zwei Institute als Direktor zu betreuen und mit seinem Geist zu erfüllen, und seine Arbeiten führten ihn zu ungeahntem Erfolg.

1897 wurde Paul Ehrlich zum Geheimen Medizinalrat von der Preußischen Regierung ernannt;
1907 erfolgte seine Ernennung zum Geheimen Obermedizinalrat und
1911 erhielt er den höchsten Titel eines Wirklichen Geheimen Rats mit dem Titel Excellenz.
1908 wurde Paul Ehrlich, gemeinsam mit Professor Elias Metschnikoff vom Institut Pasteur in Paris der Nobelpreis für Medizin für das Jahr 1908, für erfolgreiche Arbeiten auf dem Gebiet der Immunitätsforschung verliehen.
1912 Die frühere Sandhofstraße mit den beiden Instituten Ehrlichs erhält ihm zu Ehren den Namen „Paul-Ehrlich-Straße" und die Stadt Frankfurt ernennt ihn zum Ehrenbürger.

Am 20. August 1915 starb Paul Ehrlich im Alter von 61 Jahren. Seine Grabstätte befindet sich auf dem Isrealitischen Friedhof in Frankfurt a. M.

DOCTORATE HONORIS CAUSA

1904	Universität Chicago	L. L. D.
1905	Honorarprofessor der Medizinischen Fakultät der Universität Göttingen	
1907	Universität Oxford	D. Sc.
1911	Medizinische Fakultät der Universität Athen	M. D.
1912	Universität Breslau	Dr. phil. h. c.

EHRENBÜRGER

1912 Ernennung zum Ehrenbürger der Stadt Frankfurt am Main.
1912 Die Straße, in der beide Institute Ehrlichs sich befinden, wird ihm zu Ehren „Paul-Ehrlich-Straße" genannt.
1912 Ernennung zum Ehrenbürger der Stadt Strehlen, Oberschlesien, seiner Geburtsstadt.

EHRENPREISE

1887 Tiedemann-Preis der Senckenbergischen Naturforschenden Gesellschaft, Frankfurt-Main.
1906 Ehrenpreis d. XV. Internationalen Kongresses für Medizin, Lissabon.
1908 Nobelpreis für Medizin, gemeinsam mit Prof. Elias Metchnikoff, Institut Pasteur, Paris, für ihre Studien über Immunität.
1911 Liebig-Medaille des Vereins Deutscher Chemiker.
1914 Cameron-Preis 1914, Edinburgh.

ORDEN UND EHRENZEICHEN

Preußen	Kronenorden II. Kl. — Roter Adlerorden II. Kl.
Baden	Ritterkreuz des Großherzoglichen Ordens Berthold I. von Zähringen.
Bayern	Bayrischer Maximilians-Orden.
Norwegen	Kommandeurkreuz II. Kl. d. Königl. norwegischen St. Olaf-Ordens.
Dänemark	Kommandeurkreuz II. Kl. des Danebrogordens.
Serbien	Großkreuz des Savaordens.
Spanien	Großkreuz d. Civilordens Alfonso XII. Stern und Kreuz.
Rußland	St. Annenorden I. Kl. mit Brillanten, Stern und Kreuz.
Japan	Zur aufgehenden Sonne III. Kl.
Venezuela	Orden der Büste Bolivars II. Kl. mit Kleinodien.
Rumänien	Kreuz für Sanitäre Verdienste I. Kl.

EHRENMITGLIEDSCHAFTEN, MITGLIEDSCHAFTEN

1887	10. 5.	Senckenbergische Naturforschende Gesellschaft, Frankfurt-Main	Korrespond. Mitglied
1899	Dez.	Senckenbergische Naturforschende Gesellschaft, Frankfurt-Main.	Arbeitendes Mitglied
1900	7. 4.	Königl. Dänische Gesellschaft der Wissenschaften, Kopenhagen	Auswärtiges Mitglied
1900		Balneologische Gesellschaft, Berlin	Ehren-Mitglied
1902	13. 2.	Deutsche Chemische Gesellschaft Berlin	Ausschuß-Mitglied
1902		Internationale Gesellschaft zur Bekämpfung der Tuberkulose, Berlin.	Ehren-Mitglied
1903		Königl. Akademie der Medizin, Turin Italien.	Korrespond. Mitglied
1903		Schlesische Gesellschaft für Vaterländische Kultur, Breslau.	Korrespond. Mitglied
1904		Societas therapeutica Mosquana, Moskau.	Ehren-Mitglied
1904		National Academy of Sciences, Washington, U. S. A.	Auswärtiges Mitglied
1904	Jan.	Königl. Akademie der Wissenschaften, Bologna, Italien.	Korrespond. Mitglied
1904	27. 1.	Gesellschaft f. Innere Medizin, Wien.	Ehren-Mitglied
1904	18. 3.	K. u. K. Gesellschaft der Ärzte, Wien.	Ehren-Mitglied

EHRENMITGLIEDSCHAFTEN, MITGLIEDSCHAFTEN

1904	2. 4.	New York Academy of Medicine.	Ehren-Mitglied
1904	Okt.	Kgl. Gesellschaft der Wissenschaften, Göttingen.	Mitglied der math.-phys. Klasse
1904	Dez.	Kgl. Gesellschaft der Medizin und Naturwissenschaften, Brüssel.	Korrespond. Mitglied
1905		Medizinische Fakultät der Universität Göttingen.	Honorar-Professor
1905	23. 5.	Académie de Médecine Paris.	Auswärtiges Mitglied
1905		Societas Regia Medicorum, Budapest (Medizinische Gesellschaft).	Ehren-Mitglied
1906	Febr.	Medizinische Gesellschaft von Finland, Helsingfors.	Ehren-Mitglied
1906	10. 10.	Ärztlicher Verein, München.	Ehren-Mitglied
1906	22. 12.	Societé de Biologie, Paris.	Mitglied
1907		Society of Tropical Medicine & Hygiene, London.	Ehren-Mitglied
1907	10. 6.	Pathological Society of Great Britain & Ireland.	Ehren-Mitglied
1907	12. 7.	R. Academia dei Lincei, Rom.	Auswärtiges Mitglied
1907	13. 7.	Royal Institute of Public Health, London.	Ehren-Mitglied
1907	18. 12.	Berliner Medizinische Gesellschaft.	Ehren-Mitglied
1908	14. 2.	Société de Pathologie Exotique (Institut Pasteur, Paris).	Ehren-Mitglied
1908	27. 6.	Physikalisch-medizinische Societät, Erlangen.	Ehren-Mitglied
1908	10. 10.	Gesellschaft für Natur- und Heilkunde Dresden.	Ehren-Mitglied
1908	25. 10.	Schwedische Medizinische Gesellschaft, Stockholm.	Ehren-Mitglied
1908	14. 12.	Physikalischer Verein, Frankfurt-Main.	Ehren-Mitglied
1909	Febr.	Medizinische Gesellschaft, St. Petersburg.	Ehren-Mitglied
1910	28. 1.	Mikrobiologische Gesellschaft, St. Petersburg	Ehren-Mitglied
1910	19. 2.	Physiological Society of London.	Ehren-Mitglied
1910	20. 5.	Kgl. Akademie der Medizin, Turin.	Ehren-Mitglied
1910	Juni	Royal Society of London.	Ehren-Mitglied
1910	7. 9.	Société Médicale Impériale du Caucase, Rußland.	Ehren-Mitglied
1910	3. 10.	Internationale Kommission z. Studium der Ursachen geistiger Erkrankungen und deren vorbeugende Bekämpfung, Berlin.	Ehren-Mitglied

EHRENMITGLIEDSCHAFTEN, MITGLIEDSCHAFTEN

1910	6. 10.	Deutsche Tropenmedizinische Gesellschaft, Hamburg.	Ehren-Mitglied
1910	7. 11.	Société Khédivale de Médecine, Cairo.	Ehren-Mitglied
1910	7. 11.	Ärzte-Gesellschaft, Odessa, Rußland.	Ehren-Mitglied
1910	20. 11.	Commission Internationale pour l'étude des causes des maladies mentales et leur prophylaxie, Rom.	Ehren-Mitglied
1910	25. 11.	Jekaterinoslawsche Medizinische Gesellschaft, Jekaterinoslaw, Rußland.	Ehren-Mitglied
1910	14. 12.	Wiener Dermatologische Gesellschaft.	Ehren-Mitglied
1910	21. 12.	Serbische Medizinische Gesellschaft, Belgrad.	Ehren-Mitglied
1910	27. 12.	Physico-Medizinische Gesellschaft, Saratow, Rußland.	Ehren-Mitglied
1910		Königlich Schwedische Gesellschaft der Wissenschaften, Stockholm.	Auswärtiges Mitglied
1911		Deutsche Chemische Gesellschaft, Berlin.	Auswärtiges Mitglied
1911		Kaiserl. Institut f. Experimentelle Therapie, St. Petersburg.	Ehren-Mitglied
1911	1. 2.	Verein der St. Petersburger Kinderärzte.	Ehren-Mitglied
1911	18. 2.	Société Imperial de Médecine, Konstantinopel, Türkei.	Ehren-Mitglied
1911	16. 6.	Academia Romana, Bukarest, Rumänien.	Ehren-Mitglied
1911	17. 11.	Ärzte-Verein, Smolensk, Rußland.	Ehren-Mitglied
1911	27. 11.	Vereeniging voor Microbiologie, Delft, Niederlande.	Korrespond. Mitglied
1911	19. 12.	Royal Medical Society, Edinburgh.	Ehren-Mitglied
1911	30. 12.	Academie Royale de Médecine, Brüssel, Belgien.	Ehren-Mitglied
1911		K. Vetenkaps Societeten, Upsala, Schweden (Königl. Societät der Wissenschaften).	Ordentliches Mitglied
1912	28. 3.	Charkower Veterinär-Institut, Charkow, Rußland.	Ehren-Mitglied
1912	3. 4.	Badischer Landesverein für Krebsforschung, Heidelberg	Ehren-Mitglied
1912	18. 4	Academia National de Caracas, Venezuela.	Korrespond. Mitglied
1912	5. 7.	Sociedade Brazileira de Dermatologica (Brasilianische dermatologische Ges.), Rio de Janeiro.	Ehren-Präsident
1912	6. 11.	Société Royale des Sciences Médicales et Naturelles, Brüssel.	Ehren-Mitglied
1912	Nov.	Deutsche Gesellschaft für Kaufmanns-Erholungsheime, Berlin.	Komitee-Mitglied

1912	Dez.	Medizinische Gesellschaft von Athen, Griechenland.	Ehren-Mitglied
1912	Dez.	Senckenbergische Naturforschende Gesellschaft, Frankfurt-Main.	Komitee-Mitgl. f. d. Sömmering-Preis
1912		Physiological Society of London.	Ehren-Mitglied
1912		Dermatologische Gesellschaft Odessa, Rußland.	Ehren-Mitglied
1913		Harveian Society of London.	Auswärtiges Korrespond. Mitglied
1913		Gesellschaft für Innere Medizin, Berlin.	Ehren-Mitglied
1913		Gesellschaft deutscher Nervenärzte, Berlin.	Ehren-Mitglied
1913		Medizinische Gesellschaft Orel, Rußland.	Ehren-Mitglied
1913	11. 2.	Verein für Naturwissenschaft, Braunschweig.	Ehren-Mitglied
1913	28. 4.	Deutsche Chemische Gesellschaft, Berlin.	Ehren-Mitglied
1913	Juli	Verein Odessaer Ärzte, Odessa, Rußland.	Ehren-Mitglied
1913	25. 7.	Ärztlicher Verein, Archangelsk, Rußland.	Ehren-Mitglied
1913	Okt.	Gesellschaft d. Veterinärärzte des Veterinärinstituts Kasan, Rußland.	Ehren-Mitglied
1913	10. 12.	Societa Italiana di Dermatologia e sifilografia, Rom.	Ehren-Mitglied
1913	30. 12.	Société de Biologie, Paris.	Ehren-Mitglied
1914	4. 3.	Societa Medico-Chirurgica di Bologna, Italien.	Korrespond. Mitglied
1914	4. 3.	Gesellschaft israelitischer Ärzte des Osmanischen Reiches, Konstantinopel, Türkei.	Ehren-Mitglied
1914	April	Norwegische Videnskaps Selskabet, Christiania.	Ausw. Mitgl. d. Nat.-wiss. Klasse
1914	19. 3.	Kinderärztliche Gesellschaft Moskau, Rußland.	Ehren-Mitglied
1915	Juli	Pharmazeutische Gesellschaft Berlin.	Ehren-Mitglied

If you have any concerns about our products,
you can contact us on
ProductSafety@springernature.com

In case Publisher is established outside the EU,
the EU authorized representative is:
**Springer Nature Customer Service Center GmbH
Europaplatz 3, 69115 Heidelberg, Germany**

Printed by Libri Plureos GmbH
in Hamburg, Germany